土家医康复治疗学

主　审　袁德培

主　编　刘哨兵　张生玉

副主编　杨付明　曾楚华　陈秀宇

编　委　(以姓氏笔画为序)

向　勇　陈益敏　陈　斌

袁　林　廖康林　潘　墩

科学出版社

北　京

内容简介

本书对土家医传统康复学的理论、方法进行了全面的整理。全书分上、中、下篇和附篇。上篇为基础理论,讲述土家医"三元"学说、病因病理和诊法。中篇为操作技术,讲述土家针类疗法、土家推拿疗法、土家罐类疗法等土家医常用外治疗法。下篇为临床应用,讲述土家医内科、外科、骨伤科、女科、儿科和七窍病证常见病的传统外治疗法。附篇为小儿推拿。

本书适合土家族医药学领域的医师、研究人员、本科生、研究生,以及民间爱好者阅读参考。

图书在版编目(CIP)数据

土家医康复治疗学 / 刘哨兵,张生玉主编. —北京:科学出版社,2016
ISBN 978-7-03-050209-4

Ⅰ.①土… Ⅱ.①刘… ②张… Ⅲ.①土家族-民族医学-医学康复 Ⅳ.①R297.3

中国版本图书馆 CIP 数据核字(2016)第 240892 号

责任编辑:曹丽英 郭海燕 贾冬梅 / 责任校对:李 影
责任印制:李 彤 / 封面设计:陈 敬

科 学 出 版 社 出版

北京东黄城根北街 16 号
邮政编码:100717
http://www.sciencep.com

天津市新科印刷有限公司 印刷
科学出版社发行 各地新华书店经销

*

2017 年 1 月第 一 版 开本:787×1092 1/16
2023 年 7 月第五次印刷 印张:12 1/4
字数:290 000
定价:68.00 元
(如有印装质量问题,我社负责调换)

前　言

　　土家族医药学是中国民族医学中的一颗璀璨明珠。土家医传统外治疗法，特色鲜明，方法多样，疗效确切，适应证广，千百年来，深受土家族人民喜爱。然而由于各种原因，许多传统治疗方法散在于民间，未加以系统的挖掘、整理，阻碍了土家医传统治疗方法的提高、推广。2011年国家公共卫生专项资金项目"民族医药文献整理及适宜技术筛选推广"的实施，为全面收集整理土家医传统康复治疗技术提供了良好的机遇。我们编写了土家族传统治疗技术操作文本以便于广泛的临床观察，并在我校2014、2015级康复治疗学专业本科教学中试用。在此基础上，本着"凝练技术关键环节、规范可控临床操作、安全经济适于推广"的原则，几易其稿，编写了这本《土家医康复治疗学》。

　　本书分上、中、下篇和附篇。上篇为基础理论，讲述土家医"三元"学说、病因病理和诊法。中篇为操作技术，讲述土家针类疗法、土家推拿疗法、土家罐类疗法等土家医常用外治疗法。下篇为临床应用，讲述土家医内科、外科、骨伤科、女科、儿科和七窍病证常见病的外治疗法。附篇为小儿推拿。

　　本书编写过程中，得到诸多同仁及湖北民族学院中医学专业部分硕士研究生的指导和帮助，在此谨向他们致以诚挚的感谢。

　　由于各种原因，本书难免存在诸多不足之处，真诚希望各位读者提出修改完善意见，以便进一步修订和提高。

编　者

2016年9月

目　　录

下篇　临床应用

附篇　小儿推拿

绪　　论

土家医康复治疗学是以土家医理论为指导,研究土家医传统外治方法,探讨运用土家医康复疗法防治疾病规律的一门学科。它是土家医学的重要组成部分,具有适应证广、疗效明显、经济安全、应用方便等特点。

一、土家医康复治疗学发展简史

土家族是中国历史悠久的一个民族,世居湘、鄂、渝、黔毗连的武陵山区。通常认为,土家族的先祖即为古“巴人”。考古资料显示,早期古文字殷墟甲骨文就有五块提到“巴方”——即巴人居地。周武王伐纣,巴人参战,以其不寻常的勇锐建功,故武王封巴为“子国”,称“巴子国”,占有湘西、鄂西、渝东、黔东北一带,即今土家族聚居的武陵山区。

始有人类,就有医药,土家族医药的起源,同其他兄弟民族一样,与人类最初的生产生活活动紧密相连。土家先民在与大自然的抗争中,在长期的社会生活实践中,在与疾病的长期斗争中,积累了许许多多防病治病的经验,并通过代代相传,从而创造了本民族的医药知识。土家族康复治疗学也是在此基础上萌芽并逐渐发展起来的,其形成经历了一个漫长的历程,大致可分为如下四个阶段。

(一) 萌芽阶段

由于土家族仅存本民族语言而无文字,故土家族关于康复治病的历史形成源于何时,溯源颇难稽考。但可以肯定,土著原始人类在这块高山峻岭,溪河密布,森林纵横的土地上集体出猎、打鱼捕蟹、采摘果实、共同生活的谋生过程中,因误食中毒、意外受伤,遭受山岚瘴气、瘟疫而患病。他们无意或有意去寻找一些植物、动物、矿物来尝一尝、敷一敷、刺一刺,偶然的机会,就把毒解了,外伤治好了,痛止病愈。在长期的医疗实践中,人们的康复知识不断积累,越来越丰富。如在最原始的烤火取暖时,土家先辈们或许因为巧合,发现把烧热的石头、植物根茎或果实以及动物的皮毛等烤热包裹好后放在身体相应部位时,可以减轻或消除某些原因引起的肚子痛、骨节痛等疾病,从而就从中受到启发,学会了利用原始的捂热法来治疗病痛。现今的蛋滚法、扑灰碗、烫法等外治法,都是承传千百年来一直流传在土家族民间的原始捂热法发展起来的。同时,先民们在生活实践中,因患脓疮痈疖,偶然的机会,被石块或树枝的断端划破,而自身感觉病痛减轻了,疾病迅速愈合,久而久之又摸索和创造出一些简单的治疗工具和方法,这些都是土家族民间的最原始的康复治疗疾病的雏形。

至秦汉以前,土家先民仅是采用零星而粗陋的办法来减轻病痛,也即是土家族康复治疗疾病的萌芽阶段。

(二) 发展阶段

从秦汉到元朝以前,这一时期是土家族传统康复治疗的逐步发展阶段。早在秦汉时期,生活在今三峡一带的巴子国盛产的井盐冠闻天下,故称“盐巴”。食盐作为食疗两用食物,性寒、味咸,其功能为涌吐、消火、凉血、解毒等,主治食停上脘、心腹胀痛、胸中痰癖、二便不通、齿龈出血、喉痛、牙痛、疮疡、毒虫咬伤等。土家族先民将其炒热外敷于上脘、神阙、下脘等肌表穴位,治疗一些虚寒性疾病,如胃痛、肠炎等。北宋药物学巨著《经史证类备急本草》收载药物1558种,其中记载了许多用于外敷的土家药,如用温水调敷治疗恶肿敛口的石合草、瓜藤;用于治疗跌打损伤、筋骨疼痛的金棱藤;煎汤淋洗治疗风毒疮肿的都管草;冷水调敷治疗疮痈肿毒的红茂草、土茯苓;用于治疗毒虫咬伤的露筋草;鲜用捣烂外敷治疗疮痈恶毒不散之白药等。由北宋苏颂等集体编著的《图经本草》,收载药物780种,其中收载施州(今湖北省恩施自治州)产及施州土人采用的有20多种药草,如用于外敷疗法的清解热毒的野猪尾,续筋接骨的马节脚,主治疮毒殊效的刺猪苓,镇静清心之辰砂。如此等等,都体现了这一时期土家族在康复治疗及保健方面取得了一定的发展和进步,并推动其逐步走向成熟。

(三)成熟阶段

从元、明、清至新中国成立以前这一时期,土家族的先民们在传统康复治疗的理论与实践方面,逐渐趋于成熟。

元明至清初土司制度时期,土家族医药土医的出现,使土家族传统康复疗法得到发展,并日趋全面和成熟。在元明时期,土家族医学发展主要有以下三个特点:一是土医、药匠、水师、接生婆的出现,使土家族医药进入了有专门的"土医"的时代。由于土医、药匠、水师、接生婆的出现,土家族医药也开始出现了分科诊疗疾病,如接生婆接生婴儿及医治妇人病,水师、药匠以封刀接骨、治疗骨伤、跌打损伤为特长,土医已是较为全面的医生了,兼治各种病证。二是土家医康复疗法的成熟与临床应用。如由梯玛或水师掌握的"刀针(或瓦针)破疮"、"封刀接骨"、"推抹按摩"、"火罐疗法"、"灯火疗法"、"瓷针(瓦针)放血"等外治疗法,及土医常用的"凉水止血"、"童尿解毒"、"火罐退热"等疗法。土家医后辈们将其总结为"刀、针、水、火、药"五术一体的土方医术,其内容丰富多样,具有鲜明的土家族特色。其中最具有代表性的要数火功疗法、推抹疗法等一系列康复疗法,在这一时期已逐渐成熟,并共同构成土家族医疗体系而世代相传,同时在土家民间广泛运用于临床。

清雍正年间"改土归流"后,朝廷在土家族聚居区设立府、县,革除"汉不入峒、蛮不出境"等土司禁令和各种陋规,加强了土家族聚居区与外界经济、政治、文化等方面的交流,加快了土家族地区发展。在医学方面,出现了许多的坐堂土家民族医,他们坐堂看脉诊病。这些药匠或草医,将土家族的康复治疗方法广泛应用,并开始著书立说。明、清以来土家族民间出现了许多医药手抄本,这些抄本一般以相互传抄或师徒传抄等形式手抄流传。到了清末,土家族医生中的有识之士,将千百年流传下来的医药经验和康复疗法,进行收集整理、归纳,并结合土医本人临证经验,编写了有关土家族医药验方、验案及综合性著作,其中不乏丰富多样的康复治疗内容。

明清时期土家族医药从医理到本草,从诊断到治疗得到较快的发展,为后人继承和发展打下了较好的基础。民国时期,是土家族地区民族民间医药从农村走进集镇,从家庭药园或药铺到集镇开诊所或药铺较为活跃时期。湖北省鄂西、贵州省铜仁等土家族聚集地区也相继开设了中草药诊所及中草药铺。各地诊所、药铺的出现,促进了当地传统医药,特别是土家族传统康复方面的发展。其次,在民国时期,土家族民间的土医、药匠在师承学医的基础上,对师传经验进行了文字抄记,出现了较多的医学手抄本。如湘西民间的《七十二症》、《二十四惊证》、《二十四惊风》,鄂西民间的《草药三十六反》、《草药汇编》、《医疗精选》、《玲珑医鉴》《医学萃精》《中草药考证》《验方集锦》等。这些手抄本,既是先辈们传下来的医药精华,又有抄者的临床经验,其中也包含了丰富的康复治疗内容,这从实质上促使了土家族康复治疗方面飞速的发展,并走向了成熟。

(四) 完备阶段

中华人民共和国成立以来,党和政府十分重视民族传统医药的发展,并将其写进了宪法。1951 年,卫生部制定了《全国少数民族卫生工作方案》,方案中指出:"对于用草药土方治疗之民族医,应尽量团结与提高。"1984 年卫生部、国家民委(中华人民共和国民族事务委员会)在内蒙古自治区召开的全国民族医药工作会议指出:"发展民族医药学,不仅是一个重要的学术问题,而且是执行国家根本大法的问题,是提高民族自尊心,继承发展民族文化的重要内容,对促进民族团结加速民族医药卫生事业建设,都有积极意义。"中共中央、国务院在《关于卫生改革与发展的决定》中指出:"各民族医药是中华民族传统医药的组成部分,要努力发掘、整理、总结、提高,充分发挥其保护各民族人民健康的作用"。2002 年 10 月 19 日,中共中央、国务院在《关于加强农村卫生工作的决定》中指出:"要认真发掘,整理和推广民族医药技术。"

20 世纪 50 年代初,土家族各地民间医生或坐堂医生加入当地的联合诊所,从民间"走方"形式转变为坐堂行医。有的地方卫生行政主管部门组织当地的民族医、草医开展中草药采集及献方献技活动。如湘西自治州于 1959 年在全州范围内进行中医采风访贤活动,广大民族医、草医人员将自己多年行医的经验、单方验方、医疗技术无私的奉献给国家。湘西自治州政府卫生科编印了《中医验方集锦》,将全州名老中草医药人员的医药经验编入集锦中。其中收集到了许多土家族康复治疗的特色疗法和方药,如土家族骨伤专家罗秉周将祖传的"梧桐接骨术"治疗骨伤疾病的医术也献了出来。在献方献技、开展中草医药研究的同时,还开展了中草药资源调查,以摸清家底,了解中草药资源情况,为中草药的广泛应用打下了用订基础。各地编写了中草药汇编,把民族常用、来源清楚、疗效确切的民族药及验方、单方,收入汇编中。应该说是土家族药物及方药第一次规模较大,由地方卫生行政主管部门编撰的中草药专著或单验方汇编,是一次民族药及方药的初步总结,其中收集到了丰富的土家康复内容,为后来土家族传统康复治疗学的继承、发展奠定了基础。

1984 年 9 月 1 日至 5 日,卫生部、国家民族事务委员会联合在内蒙古呼和浩特市召开了全国第一次民族医药工作会议。本次会议制定了我国民族医药"七五"发展规划,对民族医药发展的基本方针、主要发展目标、主要任务和措施都作了具体要求。会后为了贯彻和落实国家关于发展民族医药的方针和政策,各民族地区都采取相应的措施,保证民族医药政策的落实和民族医药的发展。在土家族地区,为了加强土家族医药的发掘、整理、总结和提高工作,湘、鄂、川(渝)、黔有关地方成立了民族医药机构,负责民族医药的科研工作。例如,1983 年 10 月,成立湘西土家族苗族自治州民族医药研究所,所内组建土家族医药研究室,专门负责土家族医药调查研究工作。鄂西(现恩施)土家族苗族自治州民族医院也成立民族医药研究所,负责鄂西民族医药调研工作。其他地区及县市也组织了土家族医药调研活动,如湖北省宜昌市的长阳土家族自治县、五峰土家族自治县;四川省秀山土家族苗族自治县(现属重庆市)、酉阳土家族苗族自治县;贵州省铜仁地区的沿河土家族自治县、印江土家族苗族自治县等,都开展了土家族医药的调查工作。土家族地区普遍开展了调查、收集土家族医药工作,并在土家族康复诊疗这一块取得了可喜的成绩。

近二十年来,各地的土家族医药工作者对土家族民间流传的医药经验、医疗技术专长及流传的医药抄本进行了系统的收集整理研究,先后在有关专业杂志上公开发表了学术论文100余篇,在省以上学术会议上交流200余篇。湘西土家族苗族自治州民族医药研究所出版了《土家族医药学》(中医古籍出版社,1994年)、《土家医疗法》(收入《中国传统疗法集成》一书中)、《土家医》(收入《中国传统医药概览》一书中)。湖北省恩施土家族苗族自治州编著出版了《恩施州民族医药丛书》一套六册。湘西自治州民族医药研究所编纂出版了《土家族奇效良方》、《土家族医药研究》等。同时还有湖北民族学院的《中国土家族医药学》、《土家族医技医法精粹》、《土家族医药学概论》,湘西吉首大学医学院的《土家族常用药物生药学研究》等。在收集整理土家医药资料的同时,还在土家族地区多次开展土家族医药科研项目活动,加快土家族医药的开发和临床应用,开展对外的土家族学术交流活动,扩大土家族医药在国内外的影响力,建立科研学术机构,加强对土家族专门医药人才的培养。其中湖北民族学院率先在国内成立土家族医药研究中心,建立土家族医药科、教、研基地;该院于2010年开始招收"民族医药理论与临床运用"研究方向的硕士研究生,是目前国内层次最高的土家族医学高等教育的尝试。同时开展专科专病建设,其目的在于恢复土家族康复治疗的临床活力,更好地为广大人民群众健康服务。所有这些举措,都大力推动了土家族医药及康复治疗的发展,并不断日趋走向完备。

二、土家医康复治疗学学术体系及特色

土家族传统康复医学是中国传统医学中的一颗璀璨明珠,在21世纪的今天,它仍然越来越受到多国人民的欢迎,并日益引起中国康复医学界和国际有识之士的关注。土家族传统康复治疗学是民族医学的重要组成部分,但由于在中国古代还未形成康复医学的概念,因而其相关内容散在于土家医各科之中,而未见专门的土家康复医学专著,未形成一个独立学科。

(一)三元学说为理论基础

土家医受自然哲学、民族传统文化和传统医学文化的影响,从《周易》和《黄帝内经》得到启迪,借自然界的天、地、水之说来认识人体,创造性地建立了"三元学说"。

"三元学说"将人体从解剖部位分为上、中、下三大部位,也即是所谓的上、中、下三元。上元即胸腹以上部位,包括上元脏器、上元孔窍、上元骨架;中元为胸、腹,包括中元脏器、中元孔窍、中元骨架;下元即腹部以下及四肢,包括下元脏器、下元孔窍、下元骨架。同时土家医还提出了体内三元物质"气、血、精"及体外三元物质"筋、肉、骨",认为气、血、精是人体生命活动赖以生存的精微物质,均由三元脏器所产生,且受三元脏器功能的调控,同时三者之间也相互转化;筋、肉、骨三物质具有连接和约束骨节、主持运动、保护内脏的功能,同时也依赖气血精三物质的营养。

(二)内外结合以析因识病

土家医在传统的诊疗中,病因上注重外感病因的辨析,其多由外邪中的"毒气"致病,如风、寒、水、湿、火、热、瘟等。在毒气的治疗方法上采用攻毒、败毒、赶毒、消毒、排毒、拔毒、化毒、散毒、提(放)毒、调毒等多种治法。在内因上更加注重饮食、情志、劳逸等因素对机体的

影响。在病机上以气血精三者的变化为基础,从而导致阴阳不相协调,阳不统阴,气血逆乱与冷热失衡为发病病理。

(三) 诊法丰富,主次结合

土家医诊断疾病的过程中,诊法独特,内容丰富多样。诊治疾病有一套系统完整的方法和理论,讲究一看、二问、三听、四摸、五号、六指、七掌、八卦。各类诊法详细丰富,如仅在脉诊上,就有30多种脉象。总的来说,土家医以看、问、听、摸、脉五诊为主要诊法,辅以指、掌、卦三法,全面观察和了解疾病的发生、发展、变化,并分析判断疾病的性质、机理和临床表现,从而弄清疾病的实、虚、寒、热和所属病症及预后,最后得出疾病的正确诊断和治疗原则及治疗方法。

(四) 疗法多样,五术一体

五术一体疗法是指"刀、针、水、火、药"五法为一体的治疗方法,是土家医在传统康复方面采用的经典疗法。其是由早期的土家梯玛、药匠、土医生在长期的疾病诊治过程中不断总结出来,并由后世逐渐丰富和完善,对土家康复医学的发展做出了不可磨灭的贡献。

由传统的"五术"疗法发展到今天的土家族康复疗法更具民族特色。有土家族民间用火为引治疗疾病的火攻疗法,如火罐、油火、火针、灯火、烧艾、火灰碗等,具简、便、廉、效的特点,群众易于接受。有经济方便、疗效显著的推抹疗法,丰富多样,或自阅古医籍而来,或跟师学习得来,或祖传几十代,不断积累提升而来。其仅仅采用土家药匠的一双手,不借助任何药物器械,在患者身体上施行推、拿、揉、搓、捏、摩、按等手法,从而起到祛病之目的,适用于肚子痛、小儿发烧、走胎、腰痛、伤食、风湿麻木、肌肉酸病、中风瘫痪、吐气病、妇女痛经、咯吼、抽筋、夜尿多、大便干结、昏迷、脑壳痛、面黄肌瘦等多种疾病。因其操作简便,无毒副作用,深受当地患者的青睐。又如梯玛疗法,是融精神、药物、手法于一体的综合疗法,通过奉行"法事"、画水、念咒语等形式,首先使患者得到精神安慰,心理平衡,再辅以药物或施以手法对症治疗,增强抗病能力,达到康复目的。此外,还有封刀接骨法、棒击疗法、扑灰碗法、提风法、药浴法、蛋滚法等20多种。

正因有土家医的五术一体的医疗方术,促进了土家族传统康复医药的发展。现今流传在土家族民间的20多种传统外治法,就是从"五术"中延伸和发展起来的,经土家先贤医家们历代的不断努力,土家族康复医药才能够延续至今。

(五) 内外兼治,侧重外治

土家医对疾病的康复治疗,讲究的是内外兼治,提倡一种综合的治疗手段,外治疏经通络,疗伤止痛,内治调理气血,协调阴阳。在土家医发展早期,由于受当地恶劣自然条件的限制,土家药匠、土医生及梯玛们对疾病的认识还比较肤浅,他们更多地采用外治法,直接针对外在病灶用药施治。外治常用的中草药,如接骨木、三百棒、四两麻、大救架、八里麻、打不死、碧血莲等,具有消肿止痛、活络通经、止血疗伤、解毒凉血的功效,常用于骨折、跌打损伤、脱臼、扭伤,蛇虫蚊蚁咬伤等疾病。而诸多疗法器械则多取自于现实生活中日常用品,如刮痧用的汤勺、铜钱、银元等,赶油火疗法中的桐油、菜油等,酒火疗法中的独具特色的土家苞谷酒,扑灰碗疗法中的土碗及灶火灰等,这些都是土家康复重要的治疗措施。由于土家族地区交通不便,而瘟毒感染、摔伤骨折、毒蛇咬伤等危急重症较多,因此土家医治病首先考虑的是简便易行的治疗方法。而各种外治疗法很好地满足了土家医和患者的需求,同时也促使土家医们更多的对外治疗法进行探索研究,从而形成了土家康复注重外治的特点。

(六) 舞体疗疾,练功强体

土家族民俗文化丰富多彩,并带有浓烈的原生态色彩。如民族歌舞摆手舞、毛古斯舞、八宝铜铃舞、土狮舞、跳高脚马舞、灯舞等,民族体育打飞棒、爬竹竿、踢毽子、打秋千、跳跛跛脚、丢手帕、放风筝、打波螺、武术、躲兜兜等,饮食文化吃社饭、熏腊肉、腊血豆腐、盖碗肉等,此外还有劳动习俗、酒文化、茶文化、性文化、婚俗、信神等民俗文化。

土家族人民在生活实践中将民俗文化与养生康复保健有机地结合在一起,形成了独特的养生防病的健身之道。如患肩周炎者,可以通过土家打波螺来疗疾止痛,缓解病情;湿重头痛者,可以通过饮用土家茶来清利头目,止痛醒神;心情抑郁,气结胸腹疼痛者,可以通过跳土家民族舞蹈或唱土家民歌来疏泄郁气,行气活血;颈椎不好者,可以放风筝来加强颈部功能的锻炼,理筋活血;心肺功能不好者,可以习练武术来强身健体,如此等等。这些都突出体现了土家康复治疗密切结合土家人日常生活文化、亲切实用的特点。

土家医还讲究起居有常,劳体结合,顺应自然,调食养神,避害祛邪,保元采气,延年益寿等。在民间还常运用各种药物及饮食进行预防康复保健。如三月三(古历)用地米菜煮鸡蛋,吃后不生疤疮;五月初五,将菖蒲、艾叶、松柏叶等新鲜药物挂到门外,以防疫毒避邪;洒雄黄酒到室内外,防虫蛇入室袭人;食用红薯叶、南瓜叶来减肥;将蒿菜做粑,清香可口又降血压;把冷粉树叶捣烂过滤后,在滤液中加入灶火坑之火碱,凝固结晶成凉粉,湘西称斑鸠豆腐,鄂西俗称"神豆腐",嫩滑爽口,解暑止渴,为夏天食用之佳品。还有食用野果养生疗疾,如羊奶奶,即胡颓子,对月经不调、气虚咳嗽、腹泻有疗效;野核桃补益三元脏器;板栗强筋健骨;糖罐子,即金樱子,外布小刺,有固精缩尿之功,等等。

另外,土家族居民世居湘、鄂、渝、黔四省(市)边区,这里山高林密、溪河纵横、雾浓湿重、原始封闭,交通不便。土家先民在长期与这种恶劣自然环境作斗争的艰难谋生过程中,常常遭遇各种外伤,其中尤以跌伤、扭伤、碰撞伤、烧伤、烫伤、刀伤和蛇虫疯狗咬伤最常见。因而,土家医在外伤出血、跌打损伤的断筋接骨、消肿止痛和毒蛇咬伤的急救治疗方面积累了很多宝贵经验,很有独到之处,这就奠定了土家康复治疗学的发展,从而给土家康复提供了诸多实践资料。故土家医有"土王百棒酒,任你打出手;土王止血丹,血止痛就散;土王接骨散,断骨把原还;土王蛇药丹,肿痛立消散"之说。

三、土家医康复治疗学学习方法

土家族医学是土家族地区土生土长的医学,具有鲜明的土家文化特点,同时又深受中华传统文化的影响。土家医学在其发展之初就与古代哲学思想紧密结合,所以又具有鲜明的哲学特色,因此在学习土家国传统康复治疗学理论时就必须紧紧把握这一点。为了更好地掌握土家传统康复治疗学的内容,须做到以下几点。

(一) 必须理解土家康复医学基本的理论基础

取类比象是传统医学基本的思维方式,土家医也是如此。从本质上说,"取类比象"思维方法是一种模型思维方法。所谓"象"指直观可察的形象,即客观事物的外在表现。据"象"

归类、取"象"比类的整体、动态思维方法,就是在思维过程中以"象"为工具,以认识、领悟、模拟客体为目的的方法。取"象"是为了归类或类比,它的理论基础是视世界万物为有机的整体。取象比类即将动态属性、功能关系、行为方式相同相近或相互感应的"象"归为同类,按照这个原则可以类推世界万事万物。

土家医在分析人的生理结构、功能时,将人体脏腑、器官、生理部位和情志活动与外界环境联系在一起。人类所处的环境有天、地、水的区别,上为天,中为地,下为水;人体和自然界的事物一样,也由三个方面构成,可分为上、中、下三部分,与之遥相呼应。正是基于这种对自然界和人体相关性的认识,土家医创立了"三元"理论。

作为初学者,在学习土家康复治疗学时,必须熟练掌握土家康复医学的基本理论。只有这样,才能在以后的实际工作中用于指导临床,正确辨病诊治疗疾。

(二) 必须掌握土家族传统康复治疗学的基本技能

土家医的康复治疗是在土家医学理论的指导下,施用各种治疗方法,达到治疗、康复的目的。其中有很多土家族传统康复治疗学的基本技能,必须熟练掌握,这就需要日积月累、勤学苦练。例如,针刺的取穴方法及刺法、各种推拿治疗的手法等,都是如此。

(三) 走中西医结合之路

由于很多现代疾病是土家医药文献中尚未予以论述的,比如失认症、失用症等;土家医对有些病症也难以取得立竿见影的疗效,如患肢痉挛、骨质疏松等。这就要求我们学会用土家医学的基本理论和方法去分析所要解决的临床康复问题,同时要结合西医的医学知识及治疗手段,指导我们在临床中采取正确的康复治疗方法,从而治愈疾病。

(四) 必须树立良好的医德

自古就有"医乃仁术"的说法,医德教育为中国历代医家所重视。如唐代孙思邈就是一位深受民众爱戴的医学家,是我国医德思想的创始人,被西方称之为"医学论之父",是与希波克拉底齐名的世界三大医德名人之一。他的《大医精诚》一文可谓古今中外论述医德的典范。他认为,医生须以解除患者痛苦为唯一职责,其他则"无欲无求",对患者一视同仁,"皆如至尊"、"华夷愚智,普同一等";他身体力行,一心赴救,不慕名利,用毕生精力实践了自己的医德思想。

土家医也十分重视医者的医德。比如在师傅选择徒弟时,对方的品行就是非常重要的考查内容。土家医的医德规范大体可以归纳为不图名利,急患者所急,贫富一视同仁,必须珍重人的生命、讲究医学伦理,谦虚谨慎、互相学习、精益求精,不断在医学的道路上拼搏进取,勇于攀登医学的巅峰。

我们要继承土家医前辈的优良传统,树立良好的医德,把全心全意解除人们的病痛作为终身的医道追求。

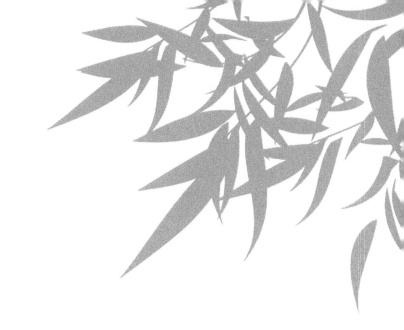

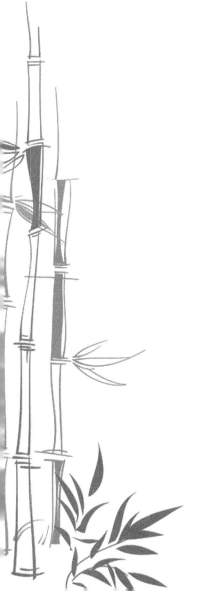

上篇
基础理论

第一章 土家医"三元"学说

土家医以"三元论"为其指导思想,"三元论"也成为土家康复治疗学较为系统的医学理论基础。

土家医认为,人是天、地、水之元气化生的世间最具智慧的生灵。天是人体生命活动的空间,地是人体生命活动的场所,水是产生和维持人体生命最宝贵的物质基础,故土家医才有天元、地元、水元的"三元"之说。

在生理上,土家医学把人体的脏器、孔窍、骨架根据其结构和功能分别归属于上元、中元、下元(又称天元、地元、水元),称为人体生命的三元脏器、三元孔窍、三元体架。同时提出了"万物之精,以阳统阴","阳盛则壮,阴盛则老"的生、壮、老、病、死的生命转归和消长兴衰的根本形式。且深刻地阐明:上、中、下三元阳的关系是下阳是上、中二阳的根,无下阳则无上、中二阳;下阳本乎先天所生,中阳乃先天所赖,中阳不运,上、下二阳即不相交,故中者天下之大本也,后天概以中土立极。三阳各有专司,其中上、中、下三元即天元、地元、水元。

此外,还有构成人体的"三元物质",即维持人体生命活动的内三元物质"气、血、精"和外三元物质"筋、骨、肉"。在生理上重视"内外协调",如土家医有"气血精,生命圈,筋肉骨,生命曲。人是一口气,精气血滋养。体是一炉香,火灭生命亡"之说。病理上土家医有病机三元论:外感内伤所致人体发病的主要机理是人体上、中、下三元的元气(阳气)不足所致,土家医认为外感是内伤的先兆,内伤是外感的积累,故治则提出外感宜赶风赶毒培元,内伤宜赶气补元。

土家康复治疗学的"三元论"指出:人体分为上、中、下三部分,主要由其形体骨架、体内脏器和功能特殊的孔窍,以及体内的三元物质"气、血、精"和体外的三元物质"筋、骨、肉"组成。骨头、肌肉、筋脉组成人体的形体架构,再由筋脉、血脉贯通三元脏器、三元孔窍以达全身各处,构成一个以三元物质"气、血、精"运行不息、周而往返的圆循环生命活动的有机整体。

第一节 三元结构

一、上元结构

上元,又称头元、天元,主要包括上元骨架(头顶骨、面额骨),上元脏器(脑、心、肺),上元孔窍(眼睛、鼻子、耳朵)。

(一)上元骨架

上元骨架包括:头顶骨(脑颅骨)与面额骨(面颅骨)共23块。

头顶骨(又称头顶八卦骨)包括:额头骨(额骨)1块、天庭骨(顶骨)2块、后庭骨(蝶骨)1块、听骨(颞骨)2块,共8块。

面额骨(面颅骨)包括:上牙巴骨(上颌骨)2块、鼻梁骨(鼻骨)2块、脸巴骨(颧骨)2块、眼眶骨(泪骨)2块、下鼻甲骨1块、其他面小骨6块,共15块。

(二) 上元脏器

上元(天元)脏器:包括脑、心、肺,三者共居上为天元,脑主思维、定神志,心统摄气血,肺司呼吸而吐故纳新。

脑,即脑髓,又名神器,居于八卦骨(颅骨)内。土家医认为脑主神志,定思维,为人体生命活动的神器,指挥着人体生命的一切活动,人的精神、意识、思维活动皆由脑所产生。脑的功能活动与人体三元物质气、血、精的关系极为密切。脑髓的充盈全赖人体三元物质气、血、精的滋养,气血旺、精气盛则脑得以充养而精明,人体生命活动旺盛,表现为神志清楚,语言清晰,精神振奋,反应敏捷,动作自如。反之,气血亏、精气弱致脑失养而出现语言错乱,精神委靡,反应迟钝,活动不灵,甚则出现神昏、神乱、失神等危重症。故土家医有"神器象地球,有山川河流,往来不间断,灵感注心头"之说。

心,又名心子,居胸腔内,位于左胸排叉骨(又称肋巴骨)中间。主血,为人体气、血、精输布的中心枢纽,是生命活动的动力脏器。土家医认为,在心气的作用下,心肌扩张则把全身各处的气、血、精沿着筋脉吸到心腔;心肌收缩则把抽吸到心的气、血、精通过筋脉输送到其他脏器、孔窍、肢节,最后流布到全身各部组织内。通过心不停地扩张、收缩,人体的骨架、筋脉、肌肉、脏器都得到气、血、精的滋养,以维持人体正常的生理功能。故土家医有"心像一拳头,握住血就流,血流全身润,往返无尽头"之说。若心主血的功能失常,则出现心悸,头晕目眩,面色苍白,唇舌色淡,爪甲无华,倦怠乏力;或面口青紫,爪甲发乌,心胸憋闷刺痛等失于濡养的表现。

肺,又名肺门,居胸腔两侧,左右各一。肺主呼吸,为人体与自然界气体交换的场所,也是人体生命活动的防卫门户。土家医认为,肺通过喉管与气管之间的不断更替开合,使体内外气体得以交换不息,吐废纳新,从而保证新陈代谢的正常进行,维持人体的生命活动。故土家医有"肺是两扇门,挡贼在门前,门开清气入,门关养元神"之说。若肺主呼吸功能失常,则出现胸闷,气促,少气,咳喘无力,动则益甚;或精神委靡,倦怠乏力,语声低微等病理表现。

(三) 上元孔窍

眼睛、鼻子、耳朵都位于头部,通过经脉与脏器连系,其功能都受脑、心的支配,故为上元孔窍。

眼睛,位于头面部两侧眼眶内,司视万物,辨五色。若眼窍有疾,轻则视物昏糊、颜色不分,重则失明,故土家医有"眼睛是神灵,尘污不进门,若有五毒犯,赶火乌云散"之说。

鼻子,位于头面部中央,突于两眼眶之间。主呼吸,司嗅觉。若鼻窍有疾则鼻塞流涕,气味不辨,影响呼吸。故土家医有"鼻高面中央,两孔闻臭香,若有五毒犯,两孔就呼唤"之说。

耳朵,位于头后部两侧。主听声音。若耳部有疾则耳鸣耳塞,甚则耳聋。故土家医有"两耳半边圆,脑健五音全,肾强耳不聋,肾弱耳则鸣"之说。

二、中元结构

中元,又称地元、腹元,主要包括中元体架(龙脊骨、肋巴骨、胸堂骨),中元脏器(肚、肠、肝),中元孔窍(嘴巴、皮肤、肛门)。

(一) 中元体架

中元骨架(躯干骨)包括龙脊骨(椎骨)、肋巴骨(肋骨)、胸堂骨(胸骨)共51块。

龙脊骨(椎骨)包括龙颈骨(颈椎骨)7块、龙背骨(胸椎骨)12块、龙腰骨(腰椎骨)5块、龙板骨(骶骨)1块、龙尾骨(尾骨)1块,共26块。

肋巴骨(肋骨)前与胸堂骨相连,后与龙背骨连接,左右各12块,共24块。

胸堂骨,即胸骨,1块。

(二) 中元脏器

中元脏器由肚(胃)、肠、肝三部分组成。三者共居腹内,为水谷出入及水精、谷精化生之处,人体供养之本。

肚位于上腹,主饮食的受纳与消磨。土家医认为,肚像一个磨子,上有一个口,通过食管与口窍相通,下有一窍与肠相连。饮食物从口窍沿食管进入到肚,则肚张,张则转动,从而把食物磨成糊糊,进行初步消化,然后由下窍进入肠。肚内病变主要为食停肚,如腹胀、不思饮食、恶心、嗳气、呕吐等。

肠,位于脐腹部,主饮食的变化,为人体饮食物变化的场所。土家医把肠的作用比喻为一个蒸酒缸,能把进入肠中的食物糊糊进行发酵,从而分出精微与糟粕两部分。其中精微部分由肠吸收上注于肝,为人体所用;糟粕部分继续下移,形成粪便,经肛窍排出体外。肠病主要表现为腹胀、腹痛、腹泻、便秘,甚至完谷不化等。

肝,居于右排叉骨后方,上腹腔内;主要功能为疏泄人体气机,促进水精、谷精的生成,为人体营养物质的发源地。苦胆附于肝上,为分清化毒解毒的过滤器。肝胆共为人体藏血藏微的仓库,分清解毒的调节器。肝失疏泄,可表现为情志异常,三元功能下降等多种病症。肝胆病则人体所需营养物质匮乏,主要表现为面色萎黄,消瘦或虚肿,倦怠乏力等。故土家医有"肝胆连一体,藏血藏微器,毒经此脏解,血精此调出"。

(三) 中元孔窍

嘴巴为饮食物的入口,五谷消化的余浆废物经汗孔、肛门排出体外,故为中元孔窍。

嘴巴,包括嘴唇、舌条、牙齿,主吞咽食物与水液。嘴唇、舌条红润光泽是人体健康的表现。嘴唇、舌条苍白少华或瘀暗、鲜红都是人体的病态反应。嘴巴、舌条与牙齿共同完成咀嚼吞咽食物、水液,通过食管再输送到肠胃。故土家医有"舌为味之觉,舌助声之圆,唇舌查病根,舌苔看就明"、"嘴巴两圆皮,吃喝无尽其,齿舌共同动,嘴巴才有用"之说。

皮肤、毛孔与肌肉紧密相连,并与三元体架共同构成人体健康的血肉之躯。皮肤毛孔司开合,保持人体正常体温,可排出多余的汗液,是人体体温的调节器。肌肉与三元骨架产生动力,主运动。故土家医有"人皮是外层,毛孔最精灵,寒来孔就关,热来孔开屏"之说。

肛门,其排便功能主要是靠肚肠和肌肉的推动完成,所以土家医有"肛门紧又圆,肠胃的大门,肚子饿就收,肚皮胀放行"之说。

三、下元结构

下元,又称水元、精元、足元,主要包括下元体架(上肢骨、下肢骨),下元脏器(腰子、养儿肠或精脬、尿脬),下元孔窍(生殖器、尿道口)。

(一) 下元体架

下元骨架(四肢骨)包括手杆骨(上肢骨)与脚杆骨(下肢骨)。

手杆骨包括手杆连胸骨和手杆活动骨。手杆连胸骨包括饭锁骨(锁骨)2 块,肩膀骨(肩胛骨)2 块。手杆活动骨包括手膀骨(肱骨)2 块,手杆外骨(尺骨)2 块,手杆内骨(桡骨)2 块,手腕骨(腕骨)8 块、两边共 16 块,手掌骨(掌骨)5 块、两边共 10 块,手指骨 14 块、两边共 28 块。

脚杆骨(下肢骨)包括脚杆连带骨和脚杆活动骨。脚杆连带骨包括胯侠骨(髋骨)2 块,胯骨(髂骨)2 块,坐板骨(坐骨)2 块,相思骨(耻骨)2 块。脚杆活动骨包括脚筒子骨(股骨)2 块,客膝盖骨(髌骨)2 块,内连二杆骨(胫骨)2 块,外连二杆骨(腓骨)2 块,足板骨(足骨)2 块,螺丝拐骨(踝骨)7 块、两边共 14 块,脚掌骨(跖骨)5 块、两边 10 块,脚趾骨(趾骨)14 块、两边共 28 块。

(二) 下元脏器

下元脏器包括腰子、养儿肠或精脬、尿脬。

腰子(肾)居于下腹腔,后接腰部,主孕精的生成和贮藏,为人体繁衍之本源。孕精来源于先天,并受后天水谷之精的滋养不断成熟。当肾发育到一定程度,孕精成熟,若男女交合便能有子。若肾有病,孕精的生成发生障碍,就会产生不孕、腰痛等病症。所以,土家医有"肾阳化元精,元精代代生,阳足体魄壮,阳弱体虚轻"之说。

养儿肠与精脬均位于少腹。男子的精脬,接受腰子输送的孕精,产生性快感则排出体外;女子的养儿肠,接受腰子输送的孕精,如与男子孕精结合,便能有子,否则化为月经排出体外。如精脬功能失常,可见遗精、滑精、交合时不泄精等;养儿肠功能失常,可见滑胎、月经不调、摆白等。

尿脬(膀胱)位于少腹,主尿,为人体排泌余水之地。土家医认为,肠有一管与尿脬相通,饮水中的精微部分上注于肝,多余的部分则沿着肠管输入尿脬,在尿脬的作用下,生成尿液,从尿窍排出体外。尿脬有病,主要表现为排尿困难,尿频、尿急、尿痛、尿闭和水肿。

(三) 下元孔窍

下元孔窍,主要包括男女生殖器和尿窍。尿窍主司排尿的功能靠尿脬气化功能的推动完成;男女生殖器为男女繁衍后代交合的喜器,其功能主要靠肾气精门之精的推动完成,故共为下元孔窍。

男生殖器即男的阴囊、卵蛋(睾丸)和玉茎(阴茎),女生殖器即玉宫(子宫)和喜道,均位于盆骨的前下方,是男精女液交合的密道。生殖功能主要靠肾气、精门元精、元气助动来完成男女交合和繁衍后代。土家医有"玉茎感最灵,大小随心情,喜交大且硬,平时小低沉"、"喜道喜盈盈,月月开红门,痨伤五毒侵,污浊不堪言"之说。

尿窍(尿道口)主司排尿。若腰子或尿脬功能异常,则出现屙血尿、尿痛、排尿困难,甚则点滴全无等病症。故土家医有"男女尿道口,尿胀就解手,若是肾中用,排尿无热痛"之说。

第二节　人体三元物质

人体三元物质包括人体内在的三元物质"气、血、精"和人体外的三元物质"筋、肉、骨"。

一、气、血、精

土家医认为,人体的生命活动主要依赖于三元脏器的功能活动正常,而这些脏器功能的实现又以气、血、精为物质基础。只有气、血、精不断地产生并循环运行输布,不断滋养各个组织器官,保证各个组织器官功能的实现,才能使人体得以维持正常的生命活动。

（一）气

气是指人体功能之气和呼吸之气,是构成人体、维持人体生命活动的主要物质基础,又是推动和激发人体生命活动的原动力,故土家医有"气是血所生,精血气之源,人靠一身气,气是人精神"之说。

（二）血

血是人体功能最宝贵的营养物质,是由精在心气的作用下化生的一种液态物质,是人体及其功能的基本物质之一。血具有濡润、营养作用。气和精都藏于血中,血靠气之力,气靠血之功,精血气运行不息,故土家医有"血是精所生,精在血中行,精血化力气,气推血运行"之说。

（三）精

精是人体的精微物质,具有营养机体和繁衍生殖的功能。按其生成来源和作用可以分为水精、谷精和孕精三类。水精来源于饮食物,尤以水饮流质食物为主。水精在心气的作用下化生血液,对躯体孔窍具有滋润营养的作用,另外水精由汗窍排出成为汗液,维持人体的正常体温。由人体摄入的饮食物经肚(胃)的消磨、肠的发酵、肝的变化而化生为精微物质,即为谷精。因此,谷精亦为血的重要组成部分,对机体起着营养作用,并为孕精化生的重要物质基础。孕精来源于先天,并受后天水谷之精的滋养不断成熟,以维持男女的生殖功能。其中尤其以孕精最为宝贵,所以土家医有"精是先天授,精乃气血源,要想人康寿,保精保阳元"之说。

二、筋、肉、骨

（一）筋

土家医学里筋又包括筋、血脉和经脉三个部分。

首先,筋由肉筋索(肌腱)和肉皮筋(筋膜)组成,具有连接和约束骨节、主持运动、保护内脏的功能。

其次,血脉即血管,有青筋和索筋之分。其中青筋输送由外周组织向心运行的被机体消耗了部分谷气和清气后的青血;索筋主要输送由心向外周组织运行具有营养作用的红血。

另外,土家医中的经脉受中医学的影响很深,其虽有独特的经脉系统,也有固定的穴位,但很多穴位的名称、部位和取穴方法与中医具有相同之处。土家医的经脉有阳脉、阴脉、手脉、足脉、胞脉、裤腰带脉等组成,并认为经脉具有联系人体各组织器官、感应传导信息的作用。

土家医有"筋脉连全身,血随筋脉行,若是筋脉阻,不死命难全"之说。

(二) 肉

肉主要指人体的各肌肉,具有保护脏器,协助运动的功能。土家医有"肌肉保体骨,骨力才护着,力由肌发生,气由肺发出"之说。

(三) 骨

骨有长骨、短骨、大骨、小骨之分,包括前面所述的人体三元体架。骨是构成人体的支架,具有支撑人体、保护内脏和主持运动的功能,故土家医有"骨是体架构,骨力精源出,若是骨不坚,体力难支撑"之说。

总之,人体内在的三元物质和外在的三元物质是一个互相支持、相互协调配合的整体。故土家医有"气血精,生命圈。筋肉骨,生命曲。人是一口气,精气血滋养。体是一炉香,火灭生命亡"之说。

第二章 病因病理

第一节 病 因

土家医认为,人体患病主要是人体上、中、下三元元气不足或受损,毒气乘虚而入所致。其次是人体自身的情志、饮食、劳伤损害人体三元脏器,三元体架和三元孔窍所致,此两者互为因果。人体外感毒气,毒气侵入,风必先之,无风毒不入,毒随风伤人。土家医同时指出:"喜怒忧思悲恐惊,七情过度伤元精。饥饱饮食乱,中元遭侵犯。饮食不清洁,伤元又伤血。房室过贪心,损元更伤精。劳伤得痨病,病重才发现。外伤病常见,止血是关键。蛇虫咬毒急,赶毒消肿是秘诀。骨折跌伤,复位消肿是秘方。"

可见,土家医对疾病的致病因素有较为系统而细致的认识,概括起来可以分为三大类:外因,包括风、寒、湿、火、瘟毒气等五种;内因,包括饮食、情志、劳伤等;不内外因,即除外感、内伤病因之外的其他病因。只有对病因的深刻认识,才能在疾病的治疗中采取正确的诊治方法,或培元纳元、保元强元,或赶风赶毒(寒、热)、赶水赶湿,或赶气赶食,或活血化瘀、消肿止痛,这样才能增强人体抵抗毒气入侵造成人体损害的能力,从而达到治疗康复之目的。

一、外感病因

土家医认为外感病因包含风、寒、湿、火、瘟等五种毒气,但"毒气侵入,风必先之"、"无风毒不入,毒随风伤人",故五毒中又当以风毒为先。

(一) 风(气)毒气

土家医认为,"风为百病之先,毒气侵入,风必先之,无风毒不入,毒随风伤人"。风气致病有风寒、风湿、风火、风瘟之别,有热风、冷风、水风、内风之分,其致病有"七十二风"之说。风随寒毒而入谓之风寒,随湿毒而入谓之风湿,随瘟毒而入谓之风瘟,随火毒气而入谓之风火或风热。热风能引起火风、气风、肚脐风、产后风、风痨、羊角风、破骨风等热风证,冷风能引起冷骨风、钻骨风、眉毛风、摆头风、赶脚风、节骨风、头骨风、蛇风、头痛风、蚯蚓风、秋鱼风等冷风证,内风可引起内节风、歪口风、抽风等内风证,水风能引起水滞风、水盖风等水风证。因此,这充分体现了风气致病的广泛性。

(二) 寒(冷)毒气

寒是指自然界中具有寒冷特性的致病因素,是一种重冷毒气,土家医认为"百病寒隙起,寒随风气至"。外感风寒毒气侵袭人体体表,则出现全身毛孔闭塞,引起全身恶寒怕冷,周身酸痛无力。当风寒毒气进入人体三元脏器时,脑、心、肺首当其冲,出现头痛、发热、喷嚏、咳喘、心悸的上元受损症状。当风寒毒气侵入人体中元脏器时,则出现腹泻肠鸣,胃纳阻滞,饮食不香等症状,外感风寒毒气侵入下元脏器时,则出现头昏眼花、耳鸣耳聋、面色苍白、肢冷、畏寒、腰腿酸软、神疲气喘等证。故土家医常有"风寒邪入表,赶风解肌表。风寒入脏器,强元驱寒气"之说。

(三) 湿(水)毒气

湿是具有重、凝、结等水湿特性的致病因素。土家医认识到,春生风、夏生湿,土家人又常居山峦湿重雾浓之地,湿气为病,四季皆有而以夏季多见。多因久居潮湿之地,或久遭雾露之侵,或淋雨涉水,或久食甘肥酒腥之物都会导致上、中、下三元元阳受损而湿毒气易染。湿有寒湿、风湿、湿热之分。如湿侵上元则头痛鼻塞,面黄浮肿而咳喘。湿侵中元则周身困重,胸闷呕吐,肚腹胀满或身黄腹泻。湿侵下元,则下肢浮肿或关节肿痛,淋浊带下。故土家医有:"久居雨湿间,风湿易缠身,不是湿热注,就是湿困身,三元都俱损,手足肿不灵"之说。

(四) 火(热)毒气

火(热)毒气是一种重热毒气,火有外火、内火之分。外火有湿热化火,寒湿化火,五毒化火等形式,以高热、汗出、心烦、口渴、便结、神昏为主要表现,是引起红痧症、白虎症、雷火症等的主要原因。内火多由三元脏器受损,功能失调而致火热内生,其中尤以心、肺、肝、肾之内火为多见。心火,表现为五心烦热、面赤身热、心慌心悸、舌红脉急等症。肺火,表现为咳嗽痰血、盗汗、咳喘、咽喉肿痛等症。肝火,表现为胸胁郁闷疼痛、面赤眩晕、吐血衄血等症。肾火,表现为形体虚弱、头晕耳鸣、口干舌燥、腰酸腿软、小便短赤等症。所以,土家医有:"火为热重毒,病急神昏照,外火容易治,内火难灭绝"之说。

(五) 瘟毒气

瘟特指具有传染性的疫疠、瘴疠之毒,好发于春秋二季。瘟毒气可靠山岚瘴气流动传播,亦可通过空气或接触饮食传染,故又有风瘟、行瘟之称。瘟毒包括现代医学的致病菌和病毒。瘟毒一旦侵染,起病较急,很快伤及三元脏器,引起高热不退、神昏惊厥,或呕吐腹泻、身黄浮肿,或咳喘不宁、心慌心悸等症。瘟毒亦具有流行性。故土家医有"瘟气发病急,病危在旦夕,一人得瘟病,四邻遭殃及。瘟病种类多,防治要隔绝,赶毒源头起,清毒要迅速"之说。

二、内伤病因

土家医将内伤病因概括为以下三大类:饮食、情志和劳逸失度。

(一) 饮食

人体生命的健康,除先天三元禀赋元阳外,全靠正常的饮食入于中元肚、肠、肝,方可化生精微,而生成"气、血、精"、"筋、肉、骨"三元物质,营养全身,从而维持人体正常的生命活动。若饮食不规律,如过饥过饱、暴饮暴食;饮食偏嗜,如饮食过冷过热、偏食辛辣、酗酒等;饮食不洁,如纳入不清洁、不卫生或陈腐变质甚至有毒的食物,均会损伤中元脏器之阳气,使元阳不足,运化失常,吸纳受阻,气血不畅,精微不济,机体受损,甚至导致各种疾病,土家医称之为"伤食"。

伤食后机体可出现多种临床表现。

　　饮食不规律者,临床中可表现为胸膈痞满,腹胀腹泻,吞酸呃逆,呕吐,不思饮食,气滞腹痛,泻痢神伤等。

　　饮食偏嗜者,可导致人体阴阳失调或某些营养缺乏而发生疾病。若偏食辛温燥热食物,可致人体胃肠积热,出现口渴、腹满胀痛、便秘或痔疮等;若过多的摄入生冷寒凉的食物,可使机体中元脾胃阳气受损,形成寒湿内生,出现腹痛泄泻等证;饮食的五味偏嗜者,即长期偏嗜于某味食物,则易使相应的脏腑功能出现偏盛或偏衰,久之则损伤人体,发生相应的疾病。故饮食五味的摄入都应适宜,不要有偏嗜。当然,当人体处于疾病状态时,还应根据疾病的情况注意饮食宜忌,利用饮食进行辅助治疗,促进疾病的好转。

　　饮食不洁者,若摄入食物腐败变质,如臭鱼烂虾、霉变的米粮及蔬菜和有毒的山野菌类等,常可出现剧烈腹痛、呕吐、下泻等中毒症状,严重者可出现昏迷或死亡。若摄入带有寄生虫的食物,可引起各种虫症,如蛔虫症、蛲虫症、绦虫症等;常表现为剧烈的腹部绞痛、吐泻、大汗、大便排虫或口腔吐虫等,如蛔虫症等。

（二）情　志

　　情志活动,主要指人的喜乐、悲哀、惊恐、忧悔等,属于精神心理活动的范畴,是人对客观事物产生的一种机能反应形式,是人们对外在环境各种刺激所引起的正常的心理状态,也是人生命过程中一种机能状态的表现。一般不使人致病,只有突然、强烈、持久的情志刺激,超过了人体本身的生理调节范围,引起人体机能失衡,才会导致疾病的发生,如暴怒、悲伤、猝受惊恐、长久的忧郁、思念、忧愁、思虑等。

　　故土家医有:"七情之常,人皆有之,七情超常,损元伤脏。喜乐有度,悲哀有常,遇险不惊,临急不慌,心静神定,脑清神爽。过喜伤心,肺肾不藏,大怒伤肝,血亏火旺,惊恐伤肾,腰脱精凉,忧思伤脾,肺阻神伤。培元定志,心静如常,三元充盈,人安神往。小儿虚弱,情志未常,最怕惊恐,损及元阳,惊则失神,恐则落魄,防惊防恐,父母职责。"

　　情志活动的产生与三元脏器的功能活动密切相关,情志的变化主要影响三元脏腑的气机。土家医提倡喜乐有度,悲哀有节,防恐克怒,除忧舒悔,保持人体的心脑舒畅。异常的情志变化常可致三元脏器功能失调,气血运行紊乱,伤脑损神,从而引起一系列病症。

　　临床常见有:过度愤怒者,血随气逆上行,使人表现出面目涨红,两目圆睁,气急气粗等,严重者可有呕血,昏迷猝倒。过度暴喜者,可出现精神不集中,严重者可有失神狂乱等症状。过思者,表现为心神失养的心悸、健忘、失眠、多梦等,或纳呆、脘腹胀满、便溏等。过度悲伤者,可以使人伤气,从而导致肺气消散不足。过度恐惧者,可使肾气不固,气泄于下,出现二便失禁,不知所为;或恐惧不解,伤及肾精,发生骨酸疼顾、遗精等。过度惊吓者,可使人心无所依,神无所归,虑无所定,出现惊慌失措,无所适从等。

　　此外还有神癫、气癫、风癫、霉癫以及恐吓惊骇引起的小儿心惊、慢脾惊、慢肾惊、小儿惊风病症。

（三）劳逸失度

　　正常的劳动和锻炼有助于气血流通,活动筋骨,增强体质;而劳动与休息的合理调节,也是保证人体健康的必要条件。土家医认为:"人体活动,起居有常,劳逸有度,寒暖得当。过劳伤身,过累损脏,循太极动,养生有方。好逸恶劳,血流不畅,早起练拳,早睡养脏。神体勿伤,切记勿忘。"但是若劳力过度,或者过逸,都会伤身损脏,导致疾病的发生。操劳过度,土家医谓之"劳伤",劳伤又有劳力、劳神、房劳之分。

过逸,是指过度安逸,人体的脑力、体力活动过少。正常人体每天都需要适量的活动,如此气血运行才能正常、有力。若长期体力、脑力活动过少,易使人体气机郁结,血行不畅,气机升降减弱,甚至紊乱失常,形成食少乏力,纳呆,精神委靡不振,肢体萎软无力,动则心悸、气喘及汗出等。或正气不足,心无所依,神无所归,无所适从等,从而导致多种疾病的产生。

劳力,是指过度的劳累损精耗气,或者劳伤筋骨而致的疾病。临床中过度劳累容易伤及人体之气,久而久之使人气少力衰,神疲消瘦,出现少气懒言、神疲体倦、喘息自汗等。

劳神,是指生活起居没有规律,长期用脑过度,思虑劳神而耗伤心血,损伤脾气,积劳成疾。临床中心神失养则出现心悸、健忘、失眠、多梦;脾气不运则可见纳呆、腹胀、便溏等。

房劳,是指房事不节、不洁,或妇女早孕多育等耗伤肾精、肾气所致的疾病。肾藏精,精为身之本,不宜过度耗泄。肾为先天之根,脾为后天之源。若下元肾精充盈,则身强力壮。内则五脏调和,气血精旺;外则肌肤润泽、容颜焕发、耳聪目明。若房室不节,色欲过度,房事过频,不知节制或月经期、怀孕期、产期恶露未尽而男女同房或房室不洁,则肾所藏之精必然被损伤,导致肾精亏损,会产生腰膝酸软,头晕目眩,气短多汗,精神委靡恍惚,气亏血虚,面黄肌瘦,小便短赤,性机能减退,或遗精,早泄,甚或阳痿,甚则早衰等。故土家医有"男女同房乐,过贪体羸弱,色妄起祸殃,精亏元暗伤,三元阳俱损,五毒乘虚整,整你起不来,色痨如狼豺"之说。

三、其他病因

其他病因是指人体在劳动和其他一切活动中,受到外界意外伤害,如刀伤、枪弹伤、烧伤、烫伤、跌伤、打伤、扭伤、压伤、撞伤、溺水伤和蛇虫狗咬伤等,以及痰、瘀血、石等病理产物,或一些导致某些疾病的不太明确的致病因素。

第二节　病　　理

对于人体致病的病理,土家医提出了独具特色的病理"三元论"。土家医认为人体患病的病理主要包括三个方面:五毒侵袭,三元受损;阳不统阴,气血精亏;气血精滞,诸痛始致。

一、五毒侵袭,三元受损

土家医学认为:三元脏器与之相连的三元孔窍和三元体架,是一个统一的有机整体,全赖内三元物质"气、血、精"的濡养和外三元物质"筋、肉、骨"的支撑。风、寒、湿、火、瘟五毒之气侵袭人体,必然导致三元结构与功能受损,从而引发疾病。如风寒毒气侵袭人体,首先侵犯人体上元脏器和孔窍,而出现恶寒发热,头身疼痛,鼻流清涕,或咳嗽喘息等症。又如,湿毒侵袭人体上元脏器,则出现头身困重、鼻塞、面黄而喘;侵袭中元脏器,则出现身体困倦,四肢关节疼痛,肢体浮肿,脘腹胀满,胃纳呆滞或黄疸等症;侵及下元肾及尿脬,则出现肢体浮肿,足趾肿胀或上下二元不交的虚喘等,女性还可出现湿热带下,痛经,崩漏,月经不调等症。五毒侵袭,三元受损是人体患病实证、虚证、寒证、热证的主要病机。

二、阳不统阴，气血精亏

人体内在的三元物质"气、血、精"藏行于人体外在的三元物质"筋脉、肌肉和骨架"之中，气与精都藏于血中，所以，血靠气之力，气靠精之功，血才行而不固。而靠筋脉将此三元物质运行全身，以营养人体的"筋、肉、骨"，所以，肉靠筋之力，筋靠肉之功，人体才生命不息，运动不止。气血精盛，生命旺盛。五毒侵袭机体，人体三元必受损，阳气的亏损，必然会导致阴阳平衡关系的失调，继而造成阳不统阴，从而导致精气血滞或气血精亏而致病。人体气血精亏则出现身体羸弱，肢体倦怠无力，面色白而无华，唇舌爪甲色淡；或头晕目眩，耳鸣耳聋，心慌心悸，气微气短，少气懒言；或不思饮食，胃纳呆滞；或手足麻木，筋骨肉失养无力等症。因此，土家医有"阳不统阴，气血精亏；气血精亏，百病丛生"之理。

三、气血精滞，诸痛始致

土家医认为，"滞则不通，不通则痛；气血精滞，诸痛始致"。五毒侵袭，或饮食失常，或劳逸失度，或情志不畅均可导致气阻气结血瘀精滞，精亏无力化气，气结血行无力，血瘀筋脉不通，不通则痛，继而引发多种疼痛病症。疼痛有刺痛、酸痛、绞痛、跳痛、胀痛、压痛、持续痛、间歇痛之分；又有头痛、颈项痛、胸口痛、肚腹痛、腰背痛、四肢痛和三元脏器病变引起的疼痛之别。但是，百病疼痛都是机体三元体架"筋、肉、骨"、三元脏器和三元孔窍所在部位气、血、精三物质阻滞不通所致。

第三章 诊 法

土家医诊断疾病的方法独特,内容丰富多样。诊治疾病有一套系统完整的方法和理论,讲究一看、二问、三听、四摸、五号、六指、七掌、八卦。以看、问、听、摸、脉五诊为主要诊法,辅以指、掌、卦三法,全面观察和了解疾病的发生、发展、变化,并分析判断疾病的性质、机理和临床表现,从而弄清疾病的实、虚、寒、热和所属病症及预后。最后得出疾病的正确诊断和治疗原则及治疗方法。在湘、鄂、渝、黔武陵山地区和大娄山、大巴山、巫山切入的四省边区土家族聚居地区土家医中流传着这样一首民谣:"人活天地间,日月照乾坤,五谷养人体,五毒伤人身,土民得了病,梯玛坐堂前,一看二又问,三听细分明,四摸病何处,五号脉验灵,手掌指纹谱,心肝十指连,病变找得准,病情弄得清,卜卦预吉凶,傩堂祈祷诚。土王八百药,药匠数家珍,百人生百病,药王百方灵。"

第一节 看 诊

看诊,主要是土家医的梯玛、药匠、土医生通过目视,观察患者的神色、形态、官窍、口舌、皮肤、毛发及躯体等,以诊察疾病的一种诊断方法。

一、看神色

土家医通过看患者面部的神态和色泽来诊察疾病。

"神"是人体生命活动的表现。土家医称之为"神气"、"精神"。神态又分为有神和丧神。神清色润,精神焕发者,谓之有神,多为无病或病轻;神呆无华,精神委靡者,谓之丧神,主病重。

色是人体脏腑精、气、血三元物质在体表的外荣,称之为"色泽"。看色泽土家医又称看水色。色和泽亦有别。"色"是指青(紫)赤、黄(橙)白、黑。而"泽"则是指荣润、枯槁、鲜明、晦暗。

正常人的面部是天庭饱满有泽,无纹痕,无凹陷,无筋缠,眉间直、平、圆、颧目均匀,鼻头丰满端正、不硬不软,地角方圆,整个面部微黄,白里透红,明润亮泽,这是土家人健康的象征。提示气血旺盛,精神焕发,称"有神"。土家健康女子称"水色好",健康男子称"面色亮",主无病或病轻;反之,气血衰弱,精神委靡,面部枯槁无华,称"无神",或称为无水色,多属病色或主病重。

如黄而浮肿是风湿,黄而泛赤是风热,妇女面青而带黑为痛经,黄而青暗属瘀血挟湿热,黄如橘皮是湿热缠身,黄而鲜明为阳黄症,黄而晦暗为阴黄症;面色潮红为情绪激动或饮酒过量或为心肺火旺的实热证,两颧赤红为阴虚火旺证;面色苍白,午后潮红为肺痨。面色淡白无血色,为气血亏虚。面色有瘀斑瘀点提示瘀血阻滞;黄白肥胖是气虚,黄而色浓是寒湿,面色暗淡而黑是下元肝肾有病,或是病危阳气衰竭的现象,面色青暗为虚寒,或痛证,或月经不调,或饮食过度。病重患者,突然容光焕发提示患者垂危将死,是回光返照之征。

土家医在诊治疾病的过程中,十分重视观察患者全身各部分的神色变化,从而来推断患者的衰旺盛亏和疾病的预后。神色是人体患病的"晴雨表",故土家医有"脏腑若有病,神色跟着变"之说,同时还认为"得神者,虽病可治,病重可治"、"失神者,轻病难安,重病难愈"。

二、看形态

看形态是通过看形体和姿态来诊察疾病的方法。

形是指人体的外形、形体。态是人体的姿态、动态。若形体健壮,活动敏捷,则无病或病轻,预后较好;反之,形体羸弱,行动不便,多主有病难治,预后不佳。如肩背同屈,提示心肺有病;腰不能立,转侧困难必下元受损;心病喜高枕半卧,肾病喜低枕平卧,心肺热病喜仰卧,肝病偏侧卧。患者身轻能转侧,手足暖和为阳能统阴易治;身体沉重,不能转侧,足冷神倦则是阳不统阴难治。若患寒病则面色苍白,寡言少语,肢冷身倦;若患热病,则面红耳赤,烦躁狂乱,身热肢展,坐卧不安。故土家医通过诊观人体形态的异常,可诊断疾病的部位、轻重和推断疾病的发展、预后等。

三、看眼睛

眼睛属上元官窍,包括眼球、眼眶、眼皮。但与三元脏器都有着密切联系,眼是人体健康心灵神气的窗口。通过观察眼神、眼色、眼态可诊察人体疾病。正常人眼球湿润光泽,黑白分明,炯炯有神,视物清晰,转动灵活,眼眶规则有型,色泽明快,光彩照人,眼皮荣润有色泽,开合自然有度;倘若眼球黑白界限不清,颜色混浊,视物模糊,反应迟钝则提示脏器有病。如眼角眼球色红主火;色黄主肝病;白精现蓝斑,主槽虫病;目睛昏暗干涩为热病消耗下元肝肾之液;目光昏浊,斜视则是肝风内动,肝胆湿热。目赤怕热、怕光是肝胆血气不足受风所致,目肿多为水肿病始期。小儿眼睛斜视或上翻,多见于惊证、风证;睡时露珠,属走胎;发热眼球黄绿色目泪汪汪如水样疑为麻疹先兆。若目赤污秽物多,多提示火毒炽盛,称"火眼",见风流泪不止者,称"风眼";若目昏不认人,瞳孔散大或缩小,眼球不能动者为病危。

四、看耳朵

看耳朵主要是观察耳的色泽、形态及耳内分泌物。

土家医认为:"耳是人体的信使,人体脏器皆与耳通。"正常之耳为耳轮肉厚而红润,是下元肾气充盛之象,形体健壮的表现,如耳色白为气血虚或寒证;耳色青而黑为痛证;耳色深红为热证。小儿耳根发热,耳后有红络,多为麻疹先兆。

耳厚肥大是形盛,耳薄而小是形亏,为先天肾元不足。耳肿起为邪气盛,耳瘦削为元气虚。润泽则吉,枯槁则凶。耳轮红肿,火毒炽盛。午后耳红而热,为肾中虚热。耳轮干枯焦黑,为肾元亏损,耳轮甲错,多属瘀血证,乃由气血内阻,耳窍失荣而成。同时耳后的筋脉可作为诊治小儿走胎症、妇女经带病的依据。小儿出生一个月后还毛发稀疏成束,面黄肌瘦无泽,腹胀如鼓,青筋暴露,形体瘦小,疲倦声微称为走胎。如小儿耳后筋脉有一个"丫"形的,为走狗胎;筋脉上有一个像猴子样凸起的,为走猴胎;筋上有一黑点,为走鬼(兔)胎;还有走马胎、走牛胎、走羊胎之说。若妇女耳后筋脉呈红色,主火气重;青色,主风气重;紫色或青紫色,为玉宫或喜道内有脏物。

耳内流脓水,多由感受五毒外邪所致,五毒之邪侵袭上元耳窍,郁积化火,煎熬精血,从而导致肉腐秽物生。

五、看鼻子

看鼻子包括看鼻色、形态及其分泌物等。鼻为面之绝,包括鼻头、鼻根、鼻孔。土家医认为,鼻头明润亮泽峰起,鼻色明润微黄,鼻形端庄、平直高隆,鼻孔圆润畅通,这是身体健壮的象征;反之,鼻形小而扁平,则表示身体虚弱,智力较差,鼻梁歪,鼻孔小者,则提示极易患病。若鼻色黄为有湿;鼻色青为寒证,痛证;鼻头微黑为胸中痰饮;鼻色白为气血虚或失血;鼻色赤为心肺火热;如鼻流清涕多遭风寒;流黄色浓涕多为风热或上元火症;鼻翼煽动、气促,为上元肺热;鼻孔干燥,色黑如木炭,鼻翼动,喘咳不宁是为肺伤痨绝不治之症,主病情危重。女子鼻色红而肿大,鼻翼色黑多有经带疾患,小儿鼻尖色白是乳食积滞,男子鼻尖色黑多为肾病。鼻翼色黑下达人中多有缩阴症。

六、看嘴巴

看嘴巴包括看嘴唇、口腔、舌条、舌苔、牙龈、牙齿等部位的病变。土家医认为"口为语之器,语从口中出"。

(一) 看嘴唇

正常嘴唇呈扁圆形,两唇红润色荣,厚薄均匀,开合自然。若妇人唇红润而厚,则体力强易产。口唇苍白失泽,则气血虚或为失血难产。小儿口唇红润而厚,则体健少病,易养易治。小儿满口白斑如雪片,伴流涎啼哭、拒绝乳食,为鹅口疮;若小儿唇口收缩挛急变窄而小,不能强合则为小儿脐风。口唇及全身定时律颤寒热是为"摆子病"。若上唇带下有白色小点,多有痔疮。口噤不语,突然昏倒,抽疼口吐流涎是为"母猪疯"。若口唇深红干而燥裂,粗气急则为热病、火重。口唇色紫暗为内有破血。口角流涎,口眼歪斜为白虎症。若久病唇青舌卷,环口熏黑,唇口强合频频,气出少返,是为病重的不治之症。

(二) 看口腔

常人口腔黏膜呈粉红色,明润光亮。苦口腔颜色异常,则为病态。如黏膜色鲜红唇颊舌出现疱疹破溃成片,并长一层白膜覆盖则为"口疮"。若因饮食过热或过硬口内出血性疱疹,色红而痛则为"血口疮"。若口腔内黏膜呈沟路形糜烂,分泌脓液味臭者则为"白腻疮"。若口内生小疮色白如菌朵突起则为"白口菌"。若小儿口腔黏膜有白色斑块、常流涎啼哭、拒乳、拒食,则为"白口疮"。总之口舌生疮皆为热证,口腔黏膜细嫩易损,腥红为实热证,淡白为虚冷证,色紫暗黑为不治重证。

(三) 看舌条、舌苔

正常人舌条淡红,荣润光泽,伸缩灵活,不长不短,不厚不薄。舌面无裂痕,上有薄白苔分布。土家医认为:"舌为味之觉,通心脾和胃。舌灵则生,舌强则死。口舌生疮,小儿常见,唯舌苔厚薄颜色变化,为人体疾病之明镜",还认为:"苔生五毒侵脾胃,连累五脏诊病情。赶散清利是关键,赶食赶气泻毒灵。若是舌质干枯萎,阎王难将命挽回"。故通过对舌苔的观察,有助于疾病的诊断。白苔滑腻痰湿过重,白苔有黑刺者为寒极入里。白薄苔为风寒毒邪入表,白厚苔为风寒毒邪入里,白苔中黄为寒邪入里转热,黄苔为湿热入里,舌苔淡黄为湿热表邪入上元心肺,黄厚苔为湿热侵袭中元脾胃,黄灰苔为湿热入下元肝肾,黄黑苔皆为热重、寒重各病之反应,或瘀血阻滞,中毒反应,属病重、病危之证。然舌白无苔为脾胃虚极。

(四) 看牙龈、牙齿

正常人牙洁白光泽、坚硬、淡红、荣润。若牙出血肿痛是下元虚亏引起阴虚火旺所致,若齿焦有垢为肾虚胃热,齿垢黄厚为湿热熏蒸,齿焦元垢,齿自如枯骨,是三元阳衰竭。若牙关紧闭断齿有声为白虎症。牙龈不肿和牙突然黄枯变黑而痛为风,肿而痛为火,出血为虚火。

七、看皮肤

皮肤是人体外卫,健康人皮肤淡黄而白。若面目、全身皮肤呈现深黄色为胆黄病症。皮肤出现红色斑点状或丘块状疹子,多见于风疹、劳风;斑疹凸起,全身满布,细如麻粒或融合成块,伴发热咳嗽,目赤,眼泪汪汪,唇夹内有白点者,属肤子;肌肤斑疹隐隐,舌底及肘窝、腘窝青筋暴露,面唇青白,为痧症。局部出现红肿热痛,为疔、疮、疱、癀、流痰的表现。其中高出皮肤,红肿热痛,小者为疮,大者为疱;疮根据发生部位不同又有生于头部的"头疔疮";生于头部发迹中,腥臭结痂成片的"癞子疮";生于嘴角的"口角疮";生于臀部的"坐板疮";生于会阴的"阴梅疮"等。剧痛、形小、根深、坚硬如钉者为疔;发于胸背四肢肌肉深处,皮肉板硬,外观不变者为癀;发于躯干四肢,流窜他处,溃后脓液稀薄如痰,久治不愈者为流痰。土家医有"五毒侵人体,皮肤首受之,阻之为疹子,瘀之为疱疮。若要洁净爽,常洗热熏良。常赶湿热毒,常泻胃和肠,大小便顺畅,体美身健康"之说。

八、看毛发

土家医看毛发中,又分为看眉毛、头发、睫毛、汗毛。

(一) 眉毛

眉毛以色黑而荣润,毛顺而不乱,两端尖而中间弯隆为佳,所以,土家医有"眉如新月多康健,眉如纫革多体弱"之说。无论何病若眉乱失泽,皱眉不举,均属病重。若久病眉乱又是眉中见青赤黑色,则是病危的表现。一般讲横眉乱竖为心乱致病,横眉竖眼是肝怒为病,愁眉苦脸是忧思而病,皱眉苦脸是思虑成疾,眉开心喜是重病转愈,眉光秃而油腻是"麻秃风病"。

(二) 头发

头发应乌黑油润而光泽。若发枯而生穗是血虚火盛,病中头发失泽,失荣而乱是重病之象。毛发脱落是心思重,肝肾虚;年少头发白是气血虚;中老年头发白是肝肾元气不足不能养发所致。若白而光泽不屈病症。头发像铜钱样一块一块的脱落是肝肾虚而风热湿毒侵犯所致。大病发脱则是三元俱损而引起气血虚竭之症。若小儿头发失荣干枯无色，卷曲不柔顺是先天不足；若小儿枯黄而乱，全面皆黄为"胎黄"病；1~2岁小儿发不柔不顺，犹如枯草，饮食多而不化，身黄瘦则是小儿疳积病。

（三）睫毛

睫毛应整齐，毛泽灵敏。若睫毛开合难举或举而还灵为轻病，若举而不灵为重病。双睫毛举而难合是"突眼病"，单睫毛举而不全闭是"白虎症"，睫毛乱而不展是"相思痨"。

（四）汗毛

汗毛以黄微黑润泽顺皮肤纹理清明为佳，若汗毛竖而乱为轻病，竖乱卷曲失荣是重病。然新生儿汗毛多细密长均属正常，它会随年龄增长渐变粗稀。

九、看背腹

背腹应挺直自然，如背起红点，舌起乌筋，肚脐处汗毛竖起，而肚子急痛者，为羊毛痧症；胸背起红点伴口鼻出血，肚子急痛，眼角满布血丝者，为红痧症。若屈身捧腹为胃腹疼痛，腰不直为腰腿有病，肾虚劳损。

十、看二便

二便为人体废物排出之门户，内伤外感皆可导致二便的异常。

（一）小便

健康人小便为微黄而清亮，若尿白浊或红，涩痛者为腰子和尿脬病；尿频而清长者，为气血亏虚，阳气不足。

（二）大便

健康人应为浅黄色不稀，大便柔和有形，排而顺畅。若大便腐臭，泻下如水样，或夹有不消化食物，伴纳呆腹胀，嗳腐吞酸，为隔食症；大便稀薄，食油腻加重，纳呆乏力，为中元亏虚之症；腹痛，上吐下泻，欲屙不屙，里急后重，或大便屙脓血，为痢症。

第二节　问　诊

问诊是土家医通过对患者及家人进行询问以了解病情的诊病方法。问诊除询问患者的年龄、职业、婚姻、家庭、籍贯、个人生活嗜好、发病时间及诊疗经过等一般情况外，需重点询问饮食、睡眠、二便、三元孔窍等方面，另外针对女性患者还需详细询问其经、带、胎、产的情况。从而获得患者疾病发生的全过程和以往健康的全部情况，以了解病情起因、发生、发展和现状，从而提高对患者疾病诊断的准确性。

一、问饮食

问饮食主要包括以下两方面内容。

第一，问食欲与食量。食欲减退，便秘结者，多食滞肚肠引起；纳呆少食而不积食者，多为肚虚；食欲增强，进食量多，食后易饥者，为肚火旺。病中饮食渐佳者，多是病情好转的佳象；若久病开始不进饮食，则病难治。患病得食则安多为虚证，得食病益甚多为实证。若外伤风而饮食正常，则知其邪毒尚未入脏腑。病中喜冷饮，或多食易饥，口苦多是实热证；若病中喜热饮，口淡不思饮食多为虚寒证。小儿偏食，多是虫积。若不思饮食，又腹胀便秘，多为食积。

第二，问口味。口苦多是体内风热证，口淡、不思饮食多是肚肠虚弱证，口臭多是飞蛾症及虫牙症，口酸多是肠肚不合。若小儿喜吃泥土、生米者，多为"蛊疾"，瘦黄而喜吃衣襟谷米者为"米黄症"，婚后妇女喜吃酸又停经为妊娠有孕。若病重患者长期少饮或不思饮食而突然饮食不知饱足者，此为病危，预后不佳。

二、问睡眠

正常人应该睡眠酣香，有规律性，入睡容易，醒后神清精足。若烦躁不安，不易入睡或睡而忽醒，气促脉快，是为热病；若神疲而不易入睡，多梦易醒或昏昏入睡，次日神疲，属虚寒病；若腹胀满疼痛，辗转打呃泛酸，不能安睡，是为食积；半夜忽睡忽起，寻衣摸床，外出而归，次日醒后，不知夜中之事者，是"夜游神症"。

三、问二便

二便为人体废物排出之门户。小便是水液气血之废，大便是饮食谷物之废，故两者以通畅为顺。

大便：健康人以每日 1~2 次为常，若大便秘结，数日不屙，伴有腹内胀痛、口渴、发热者，为热疾；病后、老年或产后妇女便秘，多属津亏阴虚；大便有脓血，坠胀感，是为痢病；稀薄便，伴肚子隐痛，多为虚寒之证；便呈黑色者，是内有积血；便血鲜红者，多为肛门痔疮。

小便：健康人以每日 3~5 次为常，但受人为因素及环境的变化而变化。若小便鲜红，伴尿痛，多为热疾；遗尿多见于小儿，或是先天不足，或是不良习惯所致；尿失禁多为老年人的气虚所致；尿多清长者，多为小肚着凉，或下元虚寒；尿频、尿急、排出不畅而涩痛，甚或带血或偶有砂石排出者，为"尿石症"；小便不利者，多为水蛊胀、黄肿病。疾病进程中大小便失禁者，为病重或病危。

四、问三元孔窍

眼窍胀痛、羞明、泪流，夜间眼屎满眼，是由热气所致，土家医称红眼病；黄昏后视物不清，称鸡目眼；能看见人和物体但不能识别颜色者为肝肾气血不足的色盲证；另外眼涩、眼痛、近视、远视等视物模糊皆属肝肾疾患。鼻孔红烂，有脓涕伴鼻痒者，为蚁虫症；鼻窍常出血,反复发作,称为痧症或痧鼻子。耳窍有如蝉鸣或流水声,或左或右,或时发时止者,称为耳鸣症;耳内不慎进水或他物,引起耳窍受阻,常流脓汁,称为灌聤耳;湿热蒙蔽清窍,或气血精亏不能上荣耳窍,可引起耳聋。肛门热痛是肚肠有火,小儿肛周常痒是虫症。尿赤浊尿口热痛是湿热所致的淋病。玉茎阳事不举,属肝肾精亏或湿热下注肾元;经常从尿口滑出或梦遗白精称之为"滑精"、"梦精",为上下二元阳不交,或下元阴亏火旺,或湿热积沉下元所致。

五、问疼痛

土家医认为,疼痛是五毒邪气或外伤毒气侵犯人体,人体与邪气互相抗争的一个必然反应。疼痛有部位、时间、性质的不同。

头痛者,皆五毒侵犯上元,使重炽火于内,上冲于头。若头重则为脑虚,头胀属湿重。若头部为空痛,则属阴虚头痛,发作无时,皆因酒色或劳苦而作,则用清补可愈。头痛还有因阴寒而起,头痛甚恶寒作呕恶心可用赶散止呕药。还有头风痛、眉骨痛和鼻病头痛皆应弄清。

胸胁痛、胸痛者,多为五毒入上元心肺化火所致,宜赶风赶毒。肋胁痛皆属五毒侵肝胆为病,胸腹胀满而痛是心肺有水血瘀结,属重热化火而起。若隐隐久痛不愈,则为虚寒证。

腹痛:上腹心窝作痛,多食更甚,则为胃病。下腹痛则为肠、尿脬(膀胱)或妇科疾患。脐周常痛为"蛔虫症",小腹痛并伴有包块坠入阴囊为疝疾,急性腹痛则多暴食、暴饮而成。多痛而拒按、中上腹常冷冷隐痛,则为肚肠虚的虚寒证。

腰背痛:腰痛皆属下元肾虚,皆因劳伤或房劳过度而起。五毒乘虚而入所致,治则宜补肾活络疏筋、活血、止痛。还有外伤腰痛,则要活血止痛补肾。所以土家医有"腰为肾元府,肾亏则腰痛"之说。背痛发病较少,如痛可为心病,可为肺病,可为肚、肠、肝病。

四肢关节痛:土家医认为,腰背四肢关节疼痛,皆由气血虚不能滋养筋骨所致。肢体疼痛不移乃为寒湿留滞或瘀血阻滞。手足麻木皆属于气虚、血虚。外伤或跌打损伤,皆为气血瘀滞不痛而痛。若四肢关节疼痛或肿或不肿常受季节及天气寒温的影响,皆属风湿痛,风湿痛有寒重或热重。热重、红肿热痛为热痛风,风寒重、肿而冷痛为冷骨风。

六、问寒热

土家医认为:"重冷为寒,重热为火"。问寒热即是在诊病过程中弄清疾病的寒热属性,这对诊断疾病都有重要意义。五毒入侵机体进入了脏腑,经过一系列的病理变化,机体表现寒热属性的不同。凡病发冷发热,或先冷后热,或冷热相兼,均为表证、实证、热证。若发冷、怕冷、欲增衣被,喜热饮者,多属寒证。若高热不退,满面红赤,喜冷饮,烦躁不安者,多为热证。凡病冷热化寒、化火,都为重证、危证。

七、问汗水

土家医认为汗为气血之余液。在内为津,排出为汗。若邪毒侵体,怕寒热无汗是邪毒未入脏器,若发热汗多则是邪毒已入上元化火。若久病自汗或汗出较多,属上下元之元阳虚脱;若长期咳嗽、气喘、发热、自汗或夜间盗汗者为肺虚;阳气虚脱额汗涌,或重病大汗淋漓不止,则为病危。

八、问妇女

问妇女包括问其经、带、胎、产等方面。

问月经,主要问经期、量、色、质。健康女子月经色红,不稀不稠,量适中,不挟血块。月经来时有的可出现轻度的腹痛腰痛,均属正常。经期提前,色红量多,为养儿肠内热之征;经期拖后,量少色淡,多为养儿肠气血亏虚;色紫暗有块,小肚肠痛,属养儿肠内有乌血之征。

问带,带稀量多,色白无味或味腥,为养儿肠有寒气;带下黄稠味臭秽,羞门瘙痒者为养儿肠湿热所致;带下纯白如注,微腥臭,多属养儿肠气血亏损。

问胎产,女人停信呕吐,为喜疾(新婚同房则经停为哈门喜;见红怀孕为骑马喜)。怀胎十月足,小肚子痛如啄,是临盆之兆。产后肚痛如绵是亏血;产后肚痛剧烈是养儿肠受寒;产后胞衣不来(后人不来),是寒凝和血滞;产后恶浊不尽,臭秽难闻是产后感毒;产后奶汁不来,是小儿缺粮(土家习俗,无奶常从外婆家拿五谷杂粮,用无根水煎米酒鸡蛋冲服);奶汁来后又停止,土家人认为是奶被人借走(带走)。

第三节　听　　诊

土家医的听诊是作为一种辅助手段用来诊断疾病的。听诊包括听患者的话声、呼吸、听心跳、咯声和打屁声等内容。

一、听话声

常人说话,语音清脆、平和,不高不低。若说话声音高亢或语音重浊,嘶哑者多为外感风寒、风热或风瘟毒气化热化火所致。若说话低沉、细弱或久病声嘶为虚寒症。若病后声音虽弱但语言清楚有力,谈吐从容病者是轻病,若语无伦次,语音不清,神志模糊者是重病。若出言无序,喃喃独语,精神郁淡或时悲时喜、哭笑无常,饮食无常,不知脏臭者为"痴子症"。若高声叫骂,乱说乱唱,喜怒无常或乱骂乱打者为"疯子症"。土家医对语言七情是这样描述的:"肝怒心喜笑,脾歌忧烦躁,肺伤咳喘急,肾恐身闪腰。"

二、听呻唤

呻唤为患者因病痛苦不适而发出的声音。大声急促呻唤为病症热症。低沉无力但而低声呻唤则为寒症、虚症。抱头皱眉呻唤为头痛,按肚弯腰叫喊呻唤为腹痛,腰强直转身痛苦呻唤为腰痛,呻唤摸腮为牙痛。土家医认为,呻唤也是解除疾病疼痛痛苦的方式,所以,土家医有:"病轻病重,呻唤有用,解除忧伤,解除病痛。"

三、听咳咯

咳嗽粗而痰多为风寒湿侵犯上元累及中元,咳痰清而怕冷恶寒冷为风寒湿侵犯上元累及下元。干咳无痰为肺胃燥热。咳痰清白为肺胃虚寒。咳痰稠黄为肺胃湿热火盛所致。久咳体弱为肺痨,咳声发作连续不断振胸扯腹,泪涕而出者为"小儿百日咳"。长期咳而胸胀肺痛是肺停痰饮所致。

听咯声,常咯半声者为虚痨;咯声重者,多因着凉而致。

四、听呼吸

正常人呼吸平和均匀,呼吸声难以呼出。若呼吸声粗急而紧者为上元心肺受损,一般伴有发热症。若呼吸微弱无力而气喘者为虚寒,此为上元受损,波及中下元,为肝肾阳气不足所致。此外还有三元脏器受损导致三元孔窍,鼻咽喉病引起呼吸困难应予详细倾听分辨。

五、听嗝声与肠鸣音

若听到打嗝声,为胃肠阻滞气机不畅。肚子内鸣响如垮岩坎,是由着凉、饮食不洁、风气入肠所致,为泄泻或屙痢的表现。若听到肠声"咕哈",如水流声是肠胃有疾。肠声"咕咕"作响,腹胀嗳气叩击响声如鼓,腹泻不止为"鼓气胀症"。若饱食打嗝腹胀,排屁奇臭,腹泻为"食气胀"。若腹胀膨隆,腹痛呕吐肠鸣音时有时无,排便不出为"肠梗阻症"。

六、听骨断

外伤骨断时,药匠用一根特制的短竹筒,一般是一节墨竹,将两头的节子除掉,并磨光,将竹筒贴于患者伤处下端,用手敲击患处上端,听是否有骨断的"擦"、"擦"响声。

七、听妇女

妇女的听诊主要是孕期、临盆期和月子期。怀孕期,声嘶或说不出话,是孕期感寒,养儿肠之气上冲咽喉所致,习惯称子喑;孕期发痉尖叫为子痫。临盆期,女人怀孕将要临盆,肚痛喊叫,时快时慢为临盆。月子期,女人生子后在坐月期间突然哭叫,四肢抽搐,为产后发痉。

第四节　摸　　诊

摸诊是医生用手触摸患者患病部位的诊断疾病方法,主要是摸冷热温度疼痛感觉,摸肿胀包块,摸跌伤骨伤部。

一、摸温度

摸温度主要是摸头前额、手心、手背和病变部位。正常人的体温摸之前额、手背、手心和全身皮肤不热不凉,出气脉搏平和均匀。若前额、手背、手心和皮肤及病灶部发热是为"高热病"。若前额、手背、手心及四肢及全身透凉或微热是三元虚脱表示病情危重,若长期高热不退,神昏谵语,神志模糊,亦是病危病重。小儿摸前额、手心、脚心对诊断小儿疾病意义更大。

二、摸肿痛

摸肿痛主要是摸肿痛病灶部位。若按之痛增,或肿硬,或拒按,则为热肿;若按痛减或喜按,是气肿或筋脉阻滞。还有摸骨折和劳伤部是诊断骨折和跌伤的有效方法,如骨折听到"叭咕"是骨折齐断,听到"磋磋"声多粉碎性骨折。如按右胁下肿痛是肝病,若按之腹有坚硬块疼痛是腹有痛疮或中元脏器有病。如腹部肿块有绳索状多为蛔虫病,小儿体瘦全腹隆起如鼓是"小儿疳积症"。若疮疔摸之痛,是疮疔早期;摸之不甚痛,有硬块,是脓未形成;若按摸则痛,肿块中软,是脓已形成。

第五节 脉 诊

土家医将脉诊称之号脉,号脉是土家医、梯玛、药匠诊断疾病的一种极为重要的诊断方法。

土家医有:"人有三元,脉有三关,病脉相应,病显脉灵。号脉有时,心静神定,号脉功夫,全在手尖。三元何损,心领神会,气血精滞,脉可分清。气血精亏,脉可明辨,太极无极,相通类推。子丑寅卯,辰巳午末,申酉戌亥,循时号对。多脉合诊,三元分类,土王脉经,代代传背。"

现流行在土家民间的脉象种类很多,但常用的有"三关十二脉"、"地支十二脉"。这些脉象对诊断疾病有其重要的现实意义。正常脉象为脉来均匀、和缓,来去流畅从容有力,一息4~5至。

一、三关十二脉

三关十二脉位于两手掌后桡高骨前后(相当于中医的寸口脉)。即前为"上元关",中为"中元关",后为"下元关",即左手心肝肾(小肠、胆、尿脬),右手肺、脾、精,男精女卵,男水女经。上中下三关脉又称"气关"、"血关"、"精关"。

土家医诊脉不是将两手脉象进行分开辨证论治,而是统一用上中下三元,"气、血、精"三关进行整体辨证论治,男子以左手为主,女子以右手为主。诊脉以中指取高骨之后,取中元血关脉,然后三指紧密平齐放下,细心体察,综合分析。

三关十二脉具体为:浅浮脉、深沉脉、快数脉、迟缓脉、洪大脉、长驰脉、虚弱脉、弓弦脉、滑利脉、紧涩脉、结代脉、散乱脉。

1. 浅浮脉

脉象:其脉在三关脉处,脉位于肌浅表,轻按明显,往来流利,重按脉有而不空。主证:属表证。

上元关脉浮,主上元脑心肺气机阻滞受损,表现为头痛、身热、恶风恶寒、项强不利和鼻塞或流清涕等证。中元关脉浮,主中元脾胃气机不和、下元肝气不畅,表现为咳喘、呕吐、口渴自汗或身肿,气少血虚头晕等症。下元关脉浮,主下元肾气不足,精不养气养神,表现为头晕、目眩、腰酸背痛,小便不利或妇女月经不调等症。还有浮紧、浮缓、浮数、浮大、浮迟等脉都均有主症。

2. 深沉脉

脉象:其脉在三关脉处,脉深沉在里,轻按不足,重按有余。主证:属里证。

上元关脉深沉,主上元脑、心、肺气血不足或受损,表现为手足寒冷,肢体疼痛,心血不充,肺气不足,咳逆短气,喘咳痰饮。中元关沉,主下中元气血不足受损,表现为肝郁气痛,脾虚泄泻,消化不良,食少纳呆。下元关脉沉,主下元肾阳不足受损,表现为腰膝疼痛,头晕目眩,阳事不举,遗精滑精;女子则为血海不足,小腹痛,经淡带下等症。

3. 迟缓脉

脉象:主上元脑心肺气血不足所致,脉象一息不足4至,来去迟缓。主证:属阳虚寒证。

上元关脉迟缓为心痛或肺痿,表现咳喘痰饮,心慌心悸。中元关脉迟缓,寒则气收,凝滞脉道,阳失健运,故脉行缓慢。主下中元肝脾气虚血虚,表现胸胁下满,欲吐不吐,或血瘀寒滞。下元关脉迟缓,为下元肾气不足,肾阳不能养精养神,表现为精神不振,腰酸足软,面色惨白,小便清利,大便滞结,少气短气等症。

4. 快数脉

脉象:脉来急促,一息6~7至。主证:属阳毒热病。

上元关脉快数,主上元脑心肺,受五毒毒气侵袭所致,表现为心火炽盛,烦躁烦渴,喘咳肺痛,咳嗽带血,烦闷、头痛、发烧、发热。中元关脉快数,则为中下元肝脾受五毒和饮食不洁毒气侵染,表现为肝胆火旺,胸胁痛胀或脾胃实热,腹满胀痛。下元关脉数则为下元肾元受五毒侵染,表现为腰酸胀痛和淋浊滞下,小便热痛,月经不调等症。

5. 洪大脉

脉象:脉来应指满溢洪大,来盛去衰。主证:属阳毒里热病。

上元关脉洪大为上元脑心肺受风湿、瘟火、毒气侵袭所致,表现为壮热头晕,心烦心乱或狂动和肺热咳喘,胸满气逆,大汗烦渴。中元关脉洪大,为中下元受风、瘟、火毒和饮食不洁侵袭所致,表现为肝气横逆,胸胁胀痛,头眩癫疾或腹满。下元关脉洪大,为下元气血精受损所致,表现为面浮气虚,虚劳内伤,肾火旺而小便赤、大便难等症。

6. 细小脉

脉象:其脉细如线丝,按之显见。主证:属少气里虚病。

上元关脉细小,为上元脑、心、肺气少血虚,表现为精神不振,少气头晕,心悸难寐,胸痹心痛,肺咳少气。中元关脉细小,为中下元受寒湿毒气和饮食劳伤侵染所致,表现为肝脾血虚,腹满胃病呕吐或湿脾症。下元关脉细小,为下元气血虚而肾气精卵受损,表现为骨软疼痛,腰膝无力软痛,精亏血少,阳气不足,阳事不举,遗精盗汗和男女不孕,妇女月经不调等症。

7. 虚弱脉

脉象:其脉迟大而软,重按轻按均无力。主证:多主里证、虚证。

上元关脉虚弱,为脑心肺气血精亏所致,表现为精神不振,咳喘气短,肺气不强,心慌心悸。中元关脉虚弱,则为中元脾胃和下元肝气血不足所致,表现为形体瘦弱,面色苍白,血不荣筋骨养肉,腹虚胀,食不化。下元关脉虚弱,则为下元肾阳不足,精亏气少所致,表现为腰膝酸软、滑精、自汗、盗汗、气喘吁吁、阳事不足等症。

8. 强实脉

脉象:其脉长大充实,三部脉举按皆有力。主证:多主实证、里热证。

上元关脉盈实,为脑心肺热甚,表现为头脑发热,咽痛,舌强气塞,肺痈瘀结。中元关脉强实,则为湿热食滞伤及中元脾胃,表现为食积食滞,呕逆,腹胀满,腹肿痛,或肝胁痛。下元关脉盈实则为下元肾亏火旺,精亏虚阳所致,表现为小便不利或经血瘀滞,腰、小腹胀满而痛等症。

9. 滑利脉

脉象:其脉往来流利,应指圆滑,均速。主证:主里证、热证。

上元关脉滑利,为上元脑、心、肺阻滞受损,表现为肺热痰饮、咳嗽、心热气喘不寐。中元关脉滑利,则为中元脾胃阻滞所致,表现为脑热头晕,宿食不化,腹泻。下元关脉滑利则为下元肾气不足,膀胱湿热,表现为小便不利或热赤痛,或疝气,妇女则为气滞,月事不通,或产后发热和妇女有孕。

10. 紧涩脉

脉象:其脉往来紧涩,不流利,如绳弹指。主证:主里证、血证。

上元关脉紧涩,为上元气滞,阳不统阴所致,表现为头痛、心悸、胸痛、干咳无痰。中元关脉紧涩,为中下元气血不足所致,表现为肝脾虚弱,不思饮食,气血皆损或血滞,痹痛,肠风便血或目疾病。下元关脉紧涩,为下元肾气不足,肝血不足精滞而凝,表现为腰膝酸痛,伤精伤血,肢冷有汗,精气清凉或肾虚寒症,或无子不孕等症。

11. 弓弦脉

脉象:其脉脉来端直而长,如按琴弦。主证:主里证,肝病心病居多。

上元关脉如弓弦,则是上元脑、心、肺气血阻滞所致,表现为胸闷痛、头痛、头晕、眼花、怕登高。中元关脉如弓弦则肝胁痛,或寒热往来或脾胃伤冷停食。下元关脉如弓弦则为下元受损,表现为腰痛足痛,小腹痛,疝气痛等症。

12. 结代脉

脉象:脉时缓时止;止无定数或止有定数。主证:主里证、主心病热病。

上元关脉结代,为上元脑心肺受损,表现为头晕目眩、心慌、心悸、胸痛、喘息、肩背痛。中元关脉结代,为中元脾胃受损,表现为宿食停积;气滞腹痛。下元关脉结代,为下元肾阳不足,表现为小便热赤不利、遗精、神疲、亡阳;妇女则为身体虚弱,月事延期或带下不止。

二、地支二十脉

地支二十脉是土家医号脉的一种特殊诊病方法,它是根据发病时间和发病脏器和病症而确定的,何时何脉对诊断疾病有诊断意义。一般夜半子时取舌根,丑时鸡鸣取眼睛,寅时平旦取太阳,卯时日出取耳垂,辰时食时取风府,巳时隅中取虎口(合谷),午时日中取肘关脉,未时日昃取股沟,申时晡时取膝弯窝(委中),酉时日落取足背(太冲),戌时黄昏取内踝(大钟大都),亥时人定取足虎口(内庭)。这是何时看病取部位不同,比较能了解病情吉凶,但还要结合三关十二脉,方能比较全面地对疾病进行诊断。

1. 子时脉(夜半脉)

脉法:中指头伸压患者的舌根处号脉。嘱患者将口张开,舌向上伸,医者将洗净此脉主要号有无。如有脉则病轻可治,无脉则病重病危,则难治。

2. 丑时脉(鸡鸣脉)

脉位:其脉在患者的瞳孔直上眉毛中"鱼腰穴"处。此脉丑时号有无,如有则病轻可治,若无为病重病危难治。

3. 寅时脉(平旦脉)

脉位:其脉在"太阳穴"处。此脉主要是号快速、迟缓、洪大、细小以分病情,具体按三关十二脉辨证分析。

4. 卯时脉(日出脉)

脉位:其脉在耳垂下二寸处,下牙巴骨后端下方。此脉卯时号主要是号快速、迟缓、洪大、细小以诊病情,亦按三关十二脉分析。

5. 辰时脉(食时脉)

脉位:其脉在后脑壳下"风府穴"处。此脉卯时号,主要号快速、迟缓、洪大、细小以诊病情,按三关十二脉分析。

6. 巳时脉(隅中脉)

脉位:其脉在虎口"合谷"处。此脉巳时有元,如有则病轻可治,若无为病重病危难治。

7. 午时脉(日中脉)

脉位:其脉在倒拐窝内侧"尺泽穴"处。此脉午时号有无,若有则病轻可治,若无为病重病危难治。

8. 未时脉(日昃脉)

脉位:其脉在腹股沟中间,此脉未时号,主要号快速、迟缓、洪大、细小以诊病情,按三关十二脉分析。

9. 申时脉(晡时脉)

脉位:其脉在磕膝骨后弯"委中穴"处。此脉申时号,主要号快速、迟缓、洪大、细小,按三关十二脉综合分析诊断。

10. 酉时脉(日入脉)

脉位:其脉在足背第一闭骨间隙的后方凹陷"太冲穴"处。此脉酉时号,主要号有无,若有则病轻可治。若无则病重或病危难治。

11. 戌时脉(黄昏脉)

脉位:其脉在足内侧缘第一历骨关节前方赤白交际凹陷处,相当于"大都、大钟穴"。此脉戌时号,主要号有无,若有则病轻易治,若无则病重病危难治。

12. 亥时脉(人定脉)

脉位:其脉在足背第二、三趾间路缘后方赤白内际处,相当于"内庭穴"处。此脉亥时号,主要号有无,若有则病轻易治,若无则病重病危难治。

三、土家医脉学特色

1. 病脉相兼

病脉相兼是土家医脉诊重要特色。土家医认为:疾病的变化是错综复杂的,所以,一般疾病都是两种或两种以上毒气入侵,所以脉象也是两种或两种以上脉象,故土家医有"五毒不单行,病脉无单脉"之说。所以,土家诊脉强调:"仔细体味,认真分析,脉证结合,多脉合诊。"

2. 循时号脉方法独特

土家医在长期的医疗实践中,探索到每天十二时辰,疾病在人体各个部位的脉象反映不是一样的。土家医"三关十二脉"结合循时号脉的"地支十二脉"诊断疾病方法独特,很有科学的实践指导意义,值得研究探索。

第六节　指　　诊

土家医认为"十指连心肝",意思是说,人体十个手指与人体内脏有着密切的联系。指诊是通过观察人体手指的指形、指甲、指纹的改变,以认识诊断疾病的方法。

一、指形

每个人手指都有一个基本的外形特征,统称指形,常见指形有以下几种。

（1）方型指:即指端与指甲呈方形,手指三绊纹较淡。此类指的人易患脑、心、肾病,如精神不振,失眠多梦、心慌心悸和各种淋病。

（2）汤匙型指:指厚而方,指端宽如汤匙。此类手指易患脑、心、肾病及精、气、血阻滞疾患。

（3）圆锥型指:指圆形长,指端稍尖,形似圆锥。此类指的人易患心肺疾病。

（4）细长型指:手指纤细而长。这类指的人易患肝脾胃疾患。

（5）鼓槌型指:指端壮如鼓槌。此类指的人多患肺、心、肾疾患。

二、五指与季节、年龄和脏器的关系

1. 五指与季节的关系

大拇指为一年主病(男左女右),指间关节主上半年,掌指关节主下半年。食指主春季,中指主夏季,无名指主秋季,小指主冬季;每指有三节,分别主一季中的一个月。如患者就医为某月某季,那么就应观察相应手指和拇指的颜色改变和形状变化以诊断疾病。

2. 五指与年龄关系

拇指反映幼年时期的身体状况,食指反映青年时期的健康状况,无名指反映中年后期的身体状况,小指反映老年时期身体状况。只要根据指的饱满、结尖、圆滑、长短、形态及颜色,就可综合判断人体的健康状况。

3. 五指与内脏的关系

拇指可以反映人体脏器与全身身体状况,正常的拇指应圆长饱满、厚实、灵活,拇指一二节长度应平均,无杂纹,反之则病。食指多反映肝、肺、心和上肢肩部胸部病患,正常食指长度以达到中指末节 1/2 为标准,三个手指长短由下至上逐渐缩短,异常则病。中指多反映心、肺、脾、胃和胸部上腹部疾患,中指长度常幅(宽度)的 7/8 左右,中指掌等长,指与掌时等长。无名指反映肺、肾和臀部、腰部、小腹部疾患,正常其长度应达中指末节处,一般就与食指等长。小指反映肾和膝、足部疾患,正常其长度以达无名指第一节处。

4. 病态指

拇指:扁平、薄弱,有弯曲现象则患脑心疾患,以头晕、失眠、精疲、记忆减退为主症。如第二节纹多且乱,则患脾胃疾患。拇指短且坚硬,则易患脑心疾患,如中风、偏瘫、颈椎病。

食指:若第三节过长,提示多病,第二节过短,易患脑心疾患。指瘦弱,掌侧根部青暗,则示阳虚神疲,失眠多梦,指硬表示中元胃肠疾患。

中指:苍白细致,则示气血精亏,掌侧出现红色斑点,则提示阳不统阴,气血精滞。第二指节掌侧屈纹两侧青暗或根部青暗,则表明肝胆有病和眼病,中指偏短易患肺、肾上下二元阳不交的疾患。

无名指:指青暗延至掌中,表示肺、咽、喉有病,中指无名指有暗斑,则表中元孔窍肛门有疾,如痔疮。第二节自掌侧赤白际处有浅纹多而乱,表示健康不佳,全指发暗为病危之象。

小指:外侧青暗,为肾及尿脬有病,妇女有痛经或不孕病。

三、指甲

指甲看病犹如脉诊,它是观看人体疾病的一个窗口,爪为骨之余。土家医有"窥甲观骨伤病灵"之说。

1. 指甲与脏器的关系

拇指甲主要反映脑、心、肺、脾、肾疾患。食指甲主要反映心、肺、肝及上肢、上腹部疾患。中指甲主要反映肠胃、小腹部疾患。无名指甲主要反映肾、小肠及腹部疾患。小指甲主要反映肾、足、膝疾患。

2. 指甲甲型

正常指甲指端至指关节部比例适中,甲色透明,甲面光滑,甲下均匀淡红色。

长甲:指甲修长,易患脑、肺、心疾患。

短甲:甲面短,易患肝、心疾患。

窄甲:甲面窄,颜色不均匀,易患腰龙脊骨和肾、心疾患。

三角甲:甲上距大于小距,半月多呈三角形,易患肺、心疾患。

匙状甲:指甲中间下陷,整手指甲变平呈匙状,多患贫血、风湿关节肿痛疾患。

横沟甲:指甲上多出现很多的横沟,多为小儿的营养不良。

损伤甲:甲下出现按压不散的瘀斑和瘀点,多为跌打损伤重症或骨折内伤。

3. 诊察方法

指甲上出现很多横沟,多为小儿营养不良。甲下出现按压不散瘀点和瘀斑,则为跌打损伤重症或骨折。

捏:即以拇指和食指夹住患者指甲两侧。

转:捏时同时拇食指上下交替移动,扭转指甲。

推:捏时食指不动,拇指向前推,然后交替。

挤:在捏的基础上,拇食指同时向指甲中间或指端挤压。

压:用拇指或食指按压指甲背面。

松:在施用以上方法时,不时中断或暂停手法,以便观察颜色改变及血流方向。

4. 指甲内含与九分比法

指甲包括甲板、半边月(甲半月)、甲床、甲沟、甲廓五部分。而九分比法是将指甲从其近端到远端,从其桡侧到尺侧纵横均分为九区。

5. 病甲色

红为常色或病微,色白无华为血亏,色鲜红为劳伤,色黄者为房室不节或黄肿病。妇女指甲甲床周围紫色者为月经不调或白带多。小儿指甲紫黑色为疳积,小儿指关节掌侧面关节处显黄而光亮者,为隔食或积食。指甲色蓝为瘀血症,黑色为死症。

血流走向与快慢:血流向下走为上半身有病,按压指甲后,若血回复迟为气血亏虚,按压松开后,血迅速由两端向中央复原为正常。

6. 甲下血丝观察

甲下出现红色血丝为轻病或病初起,若为紫色血丝则为病重。若紫色血丝在三根以上为病更重。若红紫色血丝出现在拇指下,则是上腹痛或胸及两肋痛;若出现在左手指甲,则为肝病;若为右手指甲则为脾病,若为中指甲多为头痛、腰痛。红紫血丝出现在无名指甲则胸痛,若出现于小手指甲则为肋下痛、膝下痛或腰痛。

半边月(甲半月):半边月即指近甲根处,甲板有一半色半月形的指甲部分,又称小月。其诊察方法为按压指端,观察半边月的改变及血流变化等。半边月主要诊察妇女疾患;妇女半边月见红色,透过半边月为崩红,不透过半边月为崩白,红色很快透过半边月者为热性急病,红色向两旁分叉为病已1~2个月;若红色出现在拇指甲为病轻,出现在食指甲为头眩晕病;出现在中指甲者多为病已过半年,为无名指病在3年,若出现在小指甲,为8年以上病史。半边月若为黄色,则为女相思病或干血痨。

7. 指甲损伤

(1)指甲与身体部位的关系:拇指甲为头,食指甲为膈上,中指甲为脐上,无名指甲为相思骨(耻骨联合)以上,小指甲为相思骨以下。并将每个指甲分成东(左)南(下)西(右)北(上)五个方位,便于记录。

(2)应用:瘀点出现在左手指甲,伤在左侧身体,反之为右侧身体受伤。瘀点成点状者为钝器伤,成条状者多为撕裂伤或棍伤,瘀点成片状者为挤压伤。色暗红为3~5个月的内伤,伤轻,预后良好;青紫色则为1~2年内伤,黄色为5年以上伤,伤重,预后不良。

8. 病态指甲

(1)正常甲:从第三指关节(拇指为第二指关节)背侧纹中点到甲根和皮肤交界处中点距离,与此点到指端内际距离比相等,指甲的长宽之比为4:3。指甲纵横皆呈弧形微曲,厚薄适中、坚硬、光滑润泽、淡红含蓄。甲半月拇指最大,依次为食指、中指、无名指、小指,依次缩小,正常拇指半月约为指甲长度1/5左右。

(2)凸起:指甲上数条突起纵线,食指甲上出现多为外界精神刺激引起心、肾气血阻滞。中指甲出现多为心慌、心悸、精神紧张或精神过敏引起脑、心、肾亏虚,无名指出现多为外因内因过度刺激对脑、心、肾造成阻滞。小指甲上出现多为"气、血、精"、"筋、骨、肉"三元虚损。指甲横纹多为小儿元气不足,营养缺乏,成人为肝病、心病。

(3)凹陷:常为患中元脾胃疾患或湿气等。

(4)指甲缺损、剥离:常为中元血亏,下元肾病,小儿则为疳积。

9. 指纹

指纹多指指头上远端指骨上的指纹。人的指纹,一经发育成型,终身不变,而且各具特征,所以土家医有"世间人无同指纹"之说。

(1) 指纹分型:有旋涡纹(螺旋纹)、流线纹(箸箕纹)、太极纹(阴阳纹)、波状纹(波浪纹)。

旋涡纹为嵴纹旋转,最后归于中央,而不向外流。流线纹为嵴纹自手指中向左方或右方伸展外流。太极纹为嵴纹呈两个相反方向的流线纹样,状如太极的阴阳图。波状纹为嵴纹由层层弓状或波状纹重叠,向下呈盆盖状。

(2) 指纹的意义:根据统计指纹可以预测人的健康与寿命:①男左女右如大指为旋涡纹,纹理清楚、润泽,其他均为流线纹或其他指纹,则表示这个人身体健康长寿。②若拇指中指出现旋涡纹、太极纹,则表示这个人一生平安,疾病难染。③若左右手无名指、小指均为流线纹,且杂乱不规则,则说明这个人先天不足。④不管 10 个手指呈现旋涡纹、流线纹、太极纹、被状纹,只要纹理清楚、红润亮泽,则是健康的表现。反之,如果纹理不清,色泽不明或出现异常则表示身体不佳,已染疾患。具体按指观察全身包括脑、心、肺、肝、脾、肾,但拇指以脑心为主,食指以肺为主,中指以肝为主,无名指以脾胃为主,小指以肾水、肾精为主。还要按红、黄、青、紫、暗黑各色主病和"天、地、水"三元进行辨证论治。

第七节 掌 诊

掌诊是土家医在长期的医疗实践中总结的一套诊断疾病的诊法,主要观察掌型、掌色和掌纹。

一、察掌型

土家医将人体掌型分为五型。诊断疾病男以左为主,女以右为主。

(1) 木型手:指掌秀而长,掌内厚薄适中,掌型瘦直骨坚,掌指坚实,纹理清秀,色泽明润。此型手易肝气旺或肝气不足而患肝病。

(2) 火型手:掌丰指尖、指掌红润,掌型上尖下阔,掌纹深而明显,手背青筋显露,指甲尖削。此型手易气血阻滞或气血虚而患心病、脑病。

(3) 土型手:指掌方厚,肌肉丰润,色红微黄、掌形圆润,手指长大,掌纹清晰,指甲坚实,色红润,掌背色黄或黄黑而润。此手型易脾胃阻滞而患脾胃病。

(4) 金型手:指掌方正而秀,色洁白而润,掌型四边长度几近相等,指端多见方型。此型手易肺气不畅或肺气虚而感肺病。

(5) 水型手:掌圆肥,指偏短,指端圆秀,根粗,掌纹明细,掌软,如龟背隆起,指甲圆秀。易肾阳不足而患肾病。

二、察色泽

正常人手掌呈淡红色或粉红色,色泽光润,富弹性,握持有力。若呈深红色则为热病,老红色为火症,白色为肺寒外感或为血亏,暗而无华为腰肾疾患,青色为头痛身痛或其他病症,紫色为血滞、血瘀、血流不通,蓝色为胃肠障碍,绿色为脾虚血虚或肚病,金黄色为肝胆疾患,青紫黑色为死症。

三、察掌纹

土家医认为,人体手掌的三大纹线和三条经纹能预测人体健康与疾患的发展趋向。手掌三大纹线即天纹线、地纹线、水纹线。

1. 天纹线

天纹线(天元线):起于小指根下一横指的外侧于食指与中指根下方,向上微成弧形。

(1)线过长或过短,如长达食指下方,则易患心火过旺,情绪波动,气血阻滞而患眩晕症、中风症和癫厥症(相当于现代医学的高血压和心血管疾患)。如过短未达中指下方,则易气血亏损而患心悸、失眠、头昏等症(相当于现代医学的神经衰弱症)。

(2)天纹出现岛纹,则表示已患心病,如惊悸。如岛纹出现在无名指下则已患眼疾。

(3)天纹中断或末端出现许多毛状虚线或紊乱出现寂点或黑点,则是气血阻滞。易患心慌和怔忡等症。

2. 地纹线

地纹线(地元线):起于拇指与食指中间近于中点处,与水纹并线2~3厘米后,单行于掌中央,止于小指延长线左右。

(1)地纹尾部出现深且小的岛纹则是肝火旺而上冲巅顶而头晕、目眩、头痛、头胀等症。若岛纹浅而大,则是血虚肾亏,易患脱发光秃;若线上有2~3个岛纹,则易患肠胃疾患。

(2)地纹线过短(未达无名指下)易患眼疾、鼻疾,过长易患头痛病。

(3)地纹线中断或出现链状、波状则易患头昏失眠、记忆减退病。地纹中断距离较大或连续中断则易患癫痫、癫狂症。

3. 水纹线

水纹线(水元生命线):起于拇指与食指间近中点处,与第二掌骨对应,呈半弧形绕大鱼际,止于小鱼际下端腕部,水纹是观察人体体质、活力的掌纹。

(1)若水纹所包绕的大鱼际范围小,大鱼际单薄则显示这个人先天不足,体质差,活力不足。

(2)女人水纹中途走向小鱼际1/3部或水纹线出现箭毛纹,或小色际下1/3部凹陷或水纹被横切断,多为先天不足发育不全,易患不育症或其他妇科病。

(3)水纹线上出现连续链样纹,则是患慢性疾病的象征。

(4)水纹线下方叉出另一线与地纹线相交,为妇女性淡。如已孕则易流产和难产。

(5)水纹线起点正常,中途转向小鱼际下1/3处,则为妇女下元器官有病。

4. 手掌三条经纹

(1)命运线:起于大小鱼际腕部交合点,向上直行,穿过地纹、天纹至中指根部。此纹能反映人体体质和脑力意志。

1)若此线出现两个连续岛纹,则表示体质差,意志弱,易情绪波动,易患精神失调症。

2)若此线出现短横线切过,而形成慢性疾病。

3)若此线终端出现十字纹,患中风病。则表示体质差,抗病弱,患病后不易治愈则表示体质弱,易受外邪毒侵袭,晚年易患中风病。

(2)健康线:起于水纹旁,大小鱼际交合点上方,斜行向小指方向延伸,止于天纹线上。

1)若此线出现红色或暗色斑点,则为患者正在发烧。

2)若此线过于明显粗大,又与水纹交叉,则易患急性病,或出现重危症。

(3)婚姻线:正常为1~3条,位于手掌远端尺侧,居小指根与天纹线间的横距线,是反映男女生殖和泌尿的重要掌纹,正常时此线深直浅显。

1)此线由小指外侧纹深纹而掌面纹浅,则表示是处女月经未至。若此线深而明显,则表示已婚。

2)此线出现与本线作垂直状向上平行分枝为生育线。若为生育一个孩子,则垂直线只有一条,生育两个则垂直线为两条,依此类推。若生育为1个男孩,此条线垂直纹粗,较长;若为女孩1个,则垂直线纹纫浅短。

3)若此线紊乱或分叉,小指短而弯曲则为阴萎、不孕症。

4)用掌纹诊断妇女病时,除观察婚姻线外,还要观察小鱼际隆起还是凹陷,尤其是小鱼际1/3部,小指的长短,发育的比例正常与失调等。更要结合水纹、命运、健康线纹的观察并与手掌八势部位与内脏的关系进行综合分析,方能明确诊断。故土家医有:"掌纹诊病难,细心加师传,妇女小儿病,指掌配合看。"

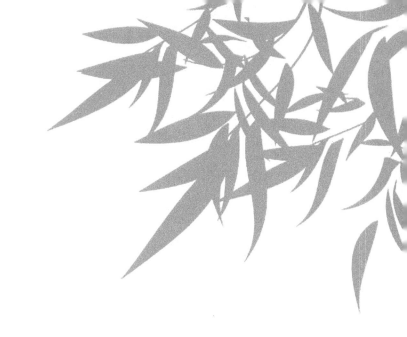

中篇
操作技术

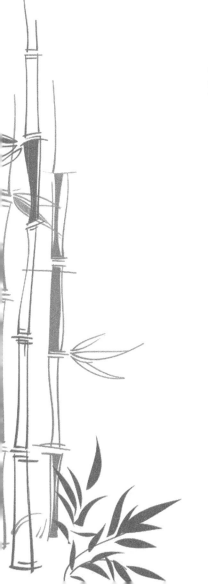

第四章　土家针类疗法

第一节　瓦针放血疗法

一、简介

瓦针放血疗法是土家先民在同自然、疾病斗争的过程中,适应艰苦环境的条件下,长期摸索发明的一种最原始康复疗法,其主要功用是赶毒败火、回阳救急、缓急止痛。

二、器材准备

(1) 材料:瓦片或土碗(细瓷碗为佳),土家苞谷酒,火柴。

(2) 瓦针制作:土家医将瓦片或土碗打破(细瓷碗较佳),选取一块一端便于握取,而另一端较为锋利的碎片,此即将瓦针制作完成。

三、操作方法

(1) 医者嘱患者采取适宜的体位,脱去衣裤,充分暴露需要治疗的部位。

(2) 土家医将自制的土家苞谷酒盛装于土碗之中,并用火柴将其点燃。然后在燃烧的苞谷酒火焰上灼烧半分钟左右,用酒精清洗消毒选定诸穴如太阳、印堂、百会、中冲或病痛反应点,然后快速闪刺几下,使之出血(可刺 1~3 处出血)从而达到赶毒败火、回阳救急、缓急止痛之功效。瓦针一般刺入 1~2mm,放出 2~5 滴血为宜。随着现在医学的发展,现多用采用三棱针或特制银针,然而土家民间医考虑到其取材简便,易于操作的特点,仍坚持沿用瓦针治疗。

(3) 嘱患者穿好衣裤,放松休息 5 分钟左右,注意局部保暖,治疗结束。

四、适应证

此疗法多用于跌打损伤,局部出现肿胀瘀血疼痛,毒蛇蚊虫咬伤以及疱疮疔疖、急症、暴症等。如土家医称的老鼠症、霍乱症、痧症、小儿走胎引起的突然昏厥,高热烦躁,肿胀瘀紫,身痛腰痛等,特别是对毒蛇蚊虫咬伤的急救排毒止痛有独到之处。

五、禁忌证

有出血性疾病者,如血小板减少性疾病、白血病;有严重的高血压、心脏病等危重症者,孕妇;年老体弱、气血亏虚者。

六、注意事项

（1）此操作方法前,在患者的作用部位一定要清洗消毒处理,以免引起感染中毒。

（2）手持瓦针针刺前,必须在土家苞谷酒燃烧的火焰上烧一烧,以确保消毒安全,但必须注意不宜烧的太久,以免瓦针尖因过长时间的煅烧而炸裂。

（3）此疗法多作用于体表表浅或皮肤敏感部位,故针刺时不可刺得太深,应该避开肌肉层中大的血管,以免造成大量失血而危及生命。

第二节　雷火神针疗法

一、简介

雷火神针疗法是充分运用针、药、火相结合的特点,从而达到行气运血、散除寒湿、通经活络之功效,主要用于治疗风湿痹痛等疼痛疾病。

二、器材准备

（1）材料

1）药物:硫黄、虎骨、麝香、生穿山甲、冰片、樟脑、丹参、红花各适量,硫黄、麝香为主药。

2）其他:神针杆(木质)一个,细铜丝 10 米,特制钢针 6 颗,黑色棉布 1.6 米(备用),桐油,火柴。

（2）雷火神针的制作:将上述药物用黑布包好,制成药包,然后用铜丝穿在钢针鼻上,均匀地插入药包中,最后将针、药包固定在木制的神针杆上。

三、操作方法

（1）土家医一般选取患者治疗穴位如列缺、鱼际、三阴交、血海、大陵、曲池、尺泽、太冲,任脉穴如中极、关元、气海、中脘,督脉穴如命门、大椎为主攻穴,以及患者的疼痛区域,依据患者不同病痛部位而定,脱去衣裤,选取适宜体位,充分暴露施术部位。

（2）然后将雷火神针蘸上少许桐油点燃,待点燃的神针燃烧 30 秒后,用明火将雷火神针刺入黑布覆盖的穴位点,反复刺入,结合患者的具体病情及针刺时患者的表情变化,或轻或重,每次治疗 10~15 分钟。每日 1 次,7 日为 1 个疗程。

（3）嘱患者穿好衣裤,放松休息 5 分钟左右,注意局部清洁卫生,治疗结束。

四、适应证

该法多用于风湿痹痛、坐骨风湿、冷骨风湿、中风、母猪疯、腰痛、羊癫疯等症,尤宜于风湿痹痛症,故疗法奇特,疗效显著。

五、禁忌证

（1）有严重的高血压、心脏病、脑血管病、精神病、血液病者不宜使用。
（2）皮肤溃疡、破损者,高度过敏者不宜使用。
（3）孕妇及产褥期者不宜使用。

六、注意事项

（1）此疗法在临床操作过程中,反复针刺患者穴位时,手法应当均匀有弹性,针刺力度要适度,不可暴力刺激,以免造成不必要的伤害。
（2）蘸取桐油点燃时,燃烧的时间不宜过长。

第三节　麝　针　疗　法

一、简介

麝针疗法是将麝香放入香獐挡门牙内,制作成麝针代替刀针用以刺穿脓疱、疮肿等病证的一种治疗方法。

二、器材准备

（1）材料:香獐(林麝)的前挡门牙,麝香,棉花,蜂蜡,磨刀石。
（2）麝针制备:选取香獐(林麝)的前挡门牙,将其牙根髓部撬开见中孔,取尽里面的牙髓组织,并在孔隙中放入0.3～0.6g麝香,并用棉花塞紧牙髓孔,再用蜂蜡将其压紧封闭,并将其牙尖前端在选取的磨刀石上打磨得尖锐锋利,即成麝针。

三、操作方法

（1）医生结合患者的具体病情,嘱患者采取适宜的体位,一般多采用坐位或卧位,充分暴露需要治疗的部位。
（2）对施治部位用无菌棉球蘸取酒精消毒充分,然后医者手持麝针柄对治疗部位或穴位直接点刺,手法轻柔快速,不可点刺过深,以免损伤皮下大血管和神经组织。如疱疖痈肿、流痰在成脓后,可用麝针刺破,使脓血排出,稍加挤压,脓出病愈;关节扭伤或撞伤,有肿胀瘀血疼痛者,用麝针在肿胀处快速刺3～5次,使之出少量血,肿胀疼痛可慢慢消除,有的在刺处加用拔罐治疗;用麝针治疗初起之疱疖疔疮,在患处中间部位(顶部)扎刺几下,也可点刺人中、涌泉、劳宫等穴治疗突然晕死等急症。
（3）针刺后,医者对施术局部,用酒精充分消毒,并用无菌纱布包扎,以免造成感染。

（4）嘱患者穿好衣裤,放松休息 5 分钟左右,注意局部清洁干燥,治疗结束。

四、适应证

麝针因其具有化浊、通筋脉、赶气滞、散瘀血而能达到消肿败毒止痛的作用,故临床多用以穿脓疱、疖肿、刺穴位、外伤造成的血肿、局部放血以及头痛、牙痛、关节痛和各种风湿痹痛,还可用麝针治疗急症暴症等。

五、禁忌证

麝针有堕胎的作用,习惯性流产孕妇慎用。火气旺盛、易出血的患者,以及一些严重心脏疾患或体质虚弱、贫血者等亦慎用。

六、注意事项

（1）针刺放血时注意进针不要过深,创口不宜过大。
（2）针刺操作时动作宜轻、宜浅、宜快。
（3）此疗法多作用于体表表浅或皮肤敏感部位,故针刺时不可刺得太深,应该避开肌肉层中大的血管,以免造成大量失血而危及生命。
（4）点刺后忌食生冷和腥臭发物,包括鲤鱼、雄鸡、虾子、猪牯子肉、猪娘肉、羊肉、酸菜等。

第五章　土家推拿疗法

第一节　三水点穴疗法

一、简介

三水点穴疗法是土家医运用推、按、点、揉等推拿手法作用于头颈部穴位,以达到推动经脉气血运行、安神定惊、醒脑开窍、缓解紧张之功,多用于头痛、头昏、失眠、发烧等病症一种常用外治疗法。

二、器材准备

治疗巾一条,推拿治疗床一张或治疗椅一把,肥皂或洗手液,75%酒精等。

三、操作方法

(1) 开天门:医者将手用肥皂或洗手液洗净,用干净毛巾擦干,并保持双手的清洁、暖和。患者取仰卧位,医者双手蘸酒或盐水等介质从眉中(即攒竹穴)向上推抹至前额发际处,反复推抹24次。

(2) 三水点穴:患者仰卧位,医者取坐位,位于患者头前方,用双手拇指指腹从眉间印堂向太阳穴分推,力量柔和而深沉,每推3次后在太阳穴处点按3下,反复推抹24次。

(3) 推黄经:患者取坐位,医者用双手拇指指腹或手掌从风池发际处推至同侧肩井穴处,再点按风池、哑门、风府、肩井穴,力量由轻到重,再逐渐减轻,如此循环反复推抹点按24次。

(4) 嘱患者稍事休息,治疗结束。一般1日1次,7日为1个疗程。

四、适应证

该法适用于失眠、伤风着凉、头痛、头昏、发烧等病症。

五、禁忌证

头颈部皮肤有疖肿、溃疡、破损者;传染性皮肤病者;有出血性疾病者,如血小板减少性疾病、白血病;具有危重症者,如严重高血压、心脏病等。

六、注意事项

(1) 医者穴位选取时要准确,操作时双手应保持暖和,过冷对患者产生不良刺激,影响疗效。

(2) 医者推抹时注意手法流畅,力度适宜,柔和有持久感,不疾不徐,不可过快或过慢。

(3) 推抹时拇指指腹紧贴皮肤,不可摩擦表皮,应使力度渗透至肌肉层。

第二节　翻背掐筋疗法

一、简介

翻背掐筋疗法是土家医多用于小儿的外治法之一,是一种通过来回翻转背部皮肤和掐筋,从而激发经气,疏通经脉,调和阴阳,促进气血的运行,调理人体脏腑功能,达到消除食积、健脾助运、促进消化、行气散瘀、缓解疼痛的功效。

二、器材准备

治疗巾一条,推拿治疗床一张或治疗椅一把,肥皂或洗手液,75%酒精等。

三、操作方法

(1) 医者清洗消毒双手,用毛巾擦干,保持清洁、暖和。

(2) 嘱患儿脱去上衣,面向椅靠背坐位或俯卧位,较小患儿可由父母抱坐。

(3) 医者用柔和均匀的力度,按揉患儿脊柱两侧肌肉,以充分放松患儿背部肌肉。

(4) 医者用双手拇指、食指从患者尾骶骨处开始,沿脊柱两旁(旁开 0.5~1.5 寸),逐步向上翻转皮肤,直至颈部大椎穴为止,连续翻转 5~10 遍。

(5) 翻毕,再在患儿双侧两肋下约第 5、6 肋处摸到膈筋,双手用力快速掐提一下,食积患儿或可见背部膈俞穴处有硬结或硬性条索,于此处用力快速掐提硬结或硬性条索。每日 1次;病情重者,可加 1~2 次。

(6) 轻揉患儿背脊及掐筋处,嘱患儿稍事休息,治疗结束。一般 7 日为 1 个疗程。

四、适应证

该法多用于小儿黄肿包(疳积)、隔食、消化不良、肚子痛等病症;也用于强身健体。

五、禁忌证

具有危重症者,如严重高血压、心脏病;有出血性疾病者,如血小板减少性疾病、白血病;

传染性皮肤病者;皮肤有疖肿、溃疡者;有不明原因包块者或外伤脊柱骨折者等。

六、注意事项

（1）操作中随时根据具体情况调节手法的力度,以患儿能承受为度,力度过小达不到治疗效果,过大易对患儿造成皮肤损伤。

（2）操作时要求手法熟练,力度均匀且柔和,速度宜为匀速,不疾不徐。

（3）冬季或寒冷时进行此操作要注意保暖,防止因治疗让患儿受凉。

（4）治疗时应注意患儿反应,询问患儿的感受,及时调整翻转的力度,如因患儿紧张或力度过大导致患儿产生头晕、恶心等不适时应立即停止治疗。

（5）小儿皮肤娇嫩,由于操作时力度过大造成皮肤破损或出血者,应立即停止治疗,破损较小及出血轻微者让其自行恢复,若破损面积较大应防止感染,出血较多者应对症处理。

第三节　三百棒疗法

一、简介

三百棒疗法是土家医以三百棒的根茎为原料制作成木棒或圆针,辅以特殊的推拿手法,用木棒直接敲打患处或用圆针直接点按施术部位穴位,以达到开通闭塞、行气活血、通络止痛作用的一种常用民间疗法。此疗法对肢体麻木、浅表感觉减退、肌肉疲乏、软组织陈旧性损伤等具有较好的疗效。

二、器材准备

（1）材料:治疗床一张,三百棒推拿棒,三百棒圆针,治疗巾等。

（2）三百棒推拿棒的制作:医者于秋季采集土家族当地三百棒茎干,阴干,加工成长40~45厘米、直径3~5厘米(以操作者手能握之为宜)的光滑木棒,用棉布包好即可;或用直枝条数支,阴干,扎成圆棒状使用。

（3）三百棒圆针的制作:医者采用三百棒较小细枝,阴干,加工成长8~10厘米、直径约1厘米的光滑圆针。

三、操作方法

（1）嘱患者采取适宜的体位,充分暴露需要治疗的部位。

（2）医者用柔和而深沉的揉法、按法或滚法在患处操作约5分钟,使患处肌肉充分放松。

（3）医者手持圆针点按刺激相应穴位,先轻后重,逐渐加力,以患者感觉局部酸胀无疼痛为度,再缓慢减轻力度,每穴3~5秒。

（4）医者手持推拿棒以患处为中心,反复敲打,力量适中,以患者能耐受为度,施治10~

15 分钟,或患处皮肤发红即可。

（5）治疗结束,嘱患者放松休息 5 分钟左右。

（6）每日 1 次,5~7 日为 1 个疗程。

四、适应证

该法适用于半边瘫、肢体麻木、颈肩痛、腰腿痛、肌肉筋膜疼痛等病证。尤宜于身体壮实,病程迁延日久,一般手法刺激不敏感的患者。

五、禁忌证

年老体弱,久病体虚者,或治疗部位皮肤破损出血,妇女月经期和妊娠期腰痛以及其他推拿禁忌者不宜应用。

六、注意事项

（1）使用该法时,力度要适中均匀,以患者耐受为度,注意患者表情,询问患者有无疼痛不适。

（2）三百棒棒击时要求医者站立于患者左侧,双脚与肩同宽,沉肩垂肘,呼吸自然,气沉丹田,以三百棒最大面积着力,准确、平稳而有节律地击打患处。

（3）医者进行揉法、按法或滚法操作时,应柔和、深沉,切忌轻浮或暴力。

第六章 土家罐类疗法

第一节 水 罐 疗 法

一、简介

水罐疗法是将竹罐放入盛水的锅或瓦罐内煮沸几分钟后取出,甩净水汽,迅速吸附于患者体表肌肉较丰满的施治部位或穴位,以达到祛除瘀滞、行气活血、消肿止痛、拔毒泻热之功效,这是土家族民间医常用的一种简便治疗疾病的方法。

二、器材准备

(1)材料:竹罐,水,锅,镊子或筷子,电磁炉,打火机或火柴等。

(2)竹罐的制作:选取直径为2~5厘米不等无裂缝的竹子,锯成长4~8厘米的短筒,经过削、刮、打磨多道工序而成。

三、操作方法

(1)结合患者的施治部位或穴位,医者选取合适的竹罐放入水中煮沸几分钟,药罐疗法需结合患者病情加入相应的药物一同煮沸。

(2)嘱患者选好体位,常取卧位或坐位,充分暴露施治部位。

(3)医者用镊子或筷子取出沸水中煮沸的竹罐,甩净罐内水汽,迅速罩于施治部位,稍用力保持1~2秒,以便使罐吸附牢固。

(4)留罐5~8分钟后取罐,或根据患者感受,如出现发痒、胀痛等不良反应时须立即取罐。

(5)取罐时,医者一手握罐,另一手手指按压罐口皮肤,使空气充分进入罐内,加大罐内气压,罐可自行脱落。但竹罐一般在冷却后可自行脱落。

(6)用干棉球擦拭拔罐局部的水汽,嘱患者5~8小时内不可洗澡,注意局部保暖,操作结束。

四、适应证

本法临床中用于治疗各类扭伤、劳损、毒蛇咬伤、寒性腹痛、慢性支气管炎哮喘、感冒、头痛、风湿性关节炎、顽固性荨麻疹等病证。

五、禁忌证

临床中禁用于皮肤破溃发炎、小儿抽搐、水肿病、严重营养不良及有内脏疾患等病证。

六、注意事项

(1) 拔罐时要注意患者施治部位的局部皮温,罐内水汽要甩净,以免水滴烫伤皮肤。

(2) 取罐时用指腹按压罐口,使空气进入自行脱掉,不要强行硬拉,以免损伤皮肤。

(3) 留罐时间不宜过久,以免皮肤起泡。

(4) 皮肤起水泡者,水泡小者无需处理,仅敷以纱布,防止擦破即可;水泡大者,用消毒针或麝针刺破放出水液,再用棉签蘸取碘伏涂擦水泡,后用消毒纱布包敷,以避免感染。

第二节　火罐疗法

一、简介

火罐疗法是指用纸或酒精棉球点燃投入竹罐、陶瓷罐或玻璃罐内,消耗罐内氧气,产生负压,使之紧紧吸附于体表一定部位的一种民间常用治病疗法。临床中多用于拔毒排瘀。在古代是采用牛角制罐,用于吸毒拔脓,故称牛角吸筒法。

二、器材准备

玻璃罐(竹罐、陶瓷罐或牛角罐),95%酒精或土家高纯度苞谷酒,酒精棉球,打火机,镊子等。

三、操作方法

(一) 拔罐

根据点火方式及介质的不同,临床中拔罐主要有以下几种形式:

(1) 投火法:医者将纸条或酒精棉球点燃后,迅速投入罐内,然后速将罐罩于施治部位。此法适用于侧面横拔火罐,以免燃烧的纸条或酒精棉球接触皮肤而烧伤。

(2) 闪火法:医者点燃镊子夹持的酒精棉球,在罐内壁燃烧2~3圈后,迅速退出,然后迅速将罐罩在施治部位。此法比较安全,不受体位限制。

(3) 滴酒法:选用高纯度苞谷酒或酒精少许滴入罐内,再将其点燃,然后将罐迅速拔于施治部位,此法适用于身体侧面横拔火罐,以免燃烧酒精滑落至罐口,接触皮肤而烫伤。

（二）取罐

留罐 5~8 分钟后取罐,取罐同水罐疗法一致,一手握罐,另一手手指按压罐周皮肤使罐内充气,罐可自行脱落。如采用的是玻璃罐,可见所拔部位皮肤发红、发紫或深黑等颜色变化。

四、适应证

同水罐疗法适应证。

五、禁忌证

见水罐疗法禁忌证。

六、注意事项

（1）火罐罐口要光滑无破损裂口,以免拔罐时划伤皮肤。

（2）拔罐时,点燃的火苗不要接触皮肤,须迅速伸入罐内,不可在罐口燃烧,以免使罐口发烫,灼伤皮肤。

（3）取罐时用手指尖压罐口伤肤,使空气进入罐内,罐可自行脱掉,不要强行硬拉,以免拉伤皮肤。

（4）留罐不宜过久,以免皮肤起泡。

（5）拔罐皮肤起水泡者,水泡小者无需处理,仅敷以纱布,防止擦破即可;水泡较大者,用消毒针或麝针刺破放出水液,再用棉签蘸取碘伏涂擦挑破的水泡,后用消毒纱布包敷,以避免感染。

第三节　针罐酒疗法

一、简介

针罐酒疗法是集穴位注射、拔罐疗法、药酒内服综合治疗的一种方法,其通过对特殊部位的刺激,以达到活血行气、调节脏腑功能、扶正祛邪的治疗目的。此法很有创意,且方法简便,疗效卓著。临床多用于治疗风湿痹痛,特别是骨质增生。

二、器材准备

（1）材料:注射器,竹罐,95% 酒精或土家高纯度苞谷酒,酒精棉球,打火机,镊子或止血钳等。

（2）药酒的制作:将钩藤 50g,酸汤杆 30g,三爪爬山虎 20g,五爪爬山虎 20g,小风藤 20g,

大风藤 20g,蓑衣藤 20g,大活血 20g,红牛膝 20g,浸泡于高纯度的苞谷酒(一般 50°以上为佳)1500ml。

(3)针剂的制作:注射器抽取中药红茴香、夏天无的药液 3～4ml,配加约 1ml 地塞米松,制成针剂以备用。

(4)药罐的制作:选取不同型号的竹罐浸泡于制备好的药酒中,使药罐充分吸收药液,以备拔罐时所需。

三、操作方法

(1)嘱患者选好体位,常取卧位或坐位,充分暴露施治部位。

(2)医者结合患者的施治部位或穴位,选取合适的药罐,并迅速罩于施治部位。

(3)留罐 5～8 分钟,或者根据患者感受,如出现发痒、疼痛、胀痛等不良反应时应立即取罐。

(4)医者取罐后,结合患者的病情,选择合适的穴位,对其消毒充分,再注射制备好的针剂。穴位注射时,穿透皮肤,调整好深度,回抽无血后,每穴推注 1ml 左右。

(5)嘱患者将制备的药酒作口服,每日 2 次,每次约 15ml,20 天为 1 个疗程。

四、适应证

该法临床多用于治疗颈椎病、腰椎间盘突出症、风湿性关节炎、肌腱炎、腱鞘炎、增生性膝关节炎、足跟痛等疼痛病证。

五、禁忌证

禁用于有出血倾向,皮肤破溃,严重心脏疾患及孕妇。

六、注意事项

(1)针剂注射前,施治部位应消毒充分,以防止感染。

(2)注射时,宜轻快准,选好相关施治穴位,迅速穿透皮肤,调整角度及深度,回抽无血后注射药物。

(3)火罐操作时,动作须轻巧快,避免燃烧的酒精洒落而烧伤患者皮肤。

第七章　土家起痧疗法

第一节　刮痧疗法

一、简介

刮痧疗法是土家医采用一定的刮痧工具,如铜钱、硬币、木梳背、瓷碗边、瓷调匙、竹板或水牛角,蘸上植物油或姜汁、酒、盐水、清水等介质,在患者特定的穴位或体表肌肤反复刮动摩擦,以发散解表、舒筋活络、调理气血、调整脏腑功能,从而达到治疗疾病的目的。此疗法又称放痧疗法,是土家族民间常用的治疗方法之一。

二、器材准备

(1)材料:刮痧板(或铜钱、硬币、木梳背、瓷碗边、瓷调匙、竹板、水牛角等)一块,薄布或薄纱一块,植物油或姜汁、酒、清水等少许,治疗碗一个,消毒棉球,75%酒精等。

(2)刮痧板的制作:土家医选取当地日常生活的生活用品如铜钱、硬币、木梳背、瓷碗边、瓷调匙、竹板或水牛角等作为刮痧材料,将用于刮搽的边缘打磨均匀圆润,以备刮痧之用。

三、操作方法

刮痧疗法在临床操作中又分为直接刮法和间接刮法。一般直接刮法多作用于普通患者,而间接刮法多用于年龄小、体质虚弱者。

(一)直接刮法

(1)医者将手用肥皂或洗手液洗净,用干净毛巾擦干,并保持手的清洁。

(2)医生结合患者的具体病情,嘱患者采取适宜的体位,一般多采用坐位或卧位,脱去衣裤,充分暴露需要治疗的部位;用酒精或白酒擦拭消毒施术部位。

(3)医者右手持制备好的刮具如铜钱、硬币、木梳背、瓷碗边、瓷调匙、竹板或水牛角等,蘸上植物油或清水,在选定的治疗部位,遵循经络的循行路线,从上至下,或由内至外来回往复的用力均匀反复刮治,刮至皮肤出现红紫色条痕或斑块为止,通过刺激特定穴位或体表肌肤,使局部皮肤发红充血,使表邪发散或脏腑秽浊之气通达于外,促进气血流通,调整脏腑功能,逐邪外出。一般3~4日施术1次,5~7日为1个疗程。

(4)医者用无菌棉球清洁施术部位的介质,嘱患者穿好衣裤,放松休息5分钟左右,注意局部保暖,治疗结束。

（二）间接刮法

此疗法与直接刮法稍有不同,即是医者在充分暴露的施术部位铺上一块薄布或薄纱,手持制备好的刮具在选定的治疗部位,来回往复的刮治,动作应柔和、轻巧。由于薄布或薄纱的阻隔,刮痧器具不直接作用于皮肤,直接影响观察皮肤颜色的改变,故在实际操作中,应当每刮10余次即要揭开薄布观察刮治部位表皮的颜色,当皮肤出现红、紫痧点时,即停止刮拭,以免损伤皮肤。

四、适应证

该法一般常用于感冒、咳嗽、发烧、咽喉肿痛、头昏脑胀、头痛、落枕、失眠、肩周炎、呕吐、呃逆、胃痛、腹痛、泄泻、中暑等。

五、禁忌证

具有危重症者,如严重高血压、心脏病;有出血性疾病者,如血小板减少性疾病、白血病;传染性皮肤病者;皮肤有疖肿、溃疡者;有不明原因包块者;对刮具、介质过敏者。

六、注意事项

(1) 刮痧的方法、次数、部位的选择应根据患者的年龄、体质、病情而定。

(2) 医者所选取的刮痧器具的边缘一定要圆润,否则易造成局部刮伤。

(3) 刮治时应力度均匀,注意患者表情,询问患者有无疼痛,皮肤出现红紫色条痕或斑块即应停止刮治,刮治时不能逆乱,应遵循一定的顺序。

(4) 刮治过程中由于手法不当或力度过重,导致患者皮肤破损,应立即停止治疗,并给予对症处理,如用干净生理盐水棉球擦洗后,再用碘伏、酒精棉球从内向外擦拭消毒局部,近期不宜再进行治疗。

(5) 刮治过程后若发现患者自觉胸中苦闷、心里发热、头昏头痛等不良反应时,应停止刮治,并给予对症处理。

(6) 刮痧后应避风寒,忌房事。

第二节　拍痧疗法

一、简介

拍痧疗法是土家医利用手掌有节奏地反复轮流拍打身体涂有介质的患病部位直至出痧的一种疗法,通过拍打所产生的外力作用对机体局部的微循环系统产生一个泵动效应,从而达到促进气血循环、疏通经络、治病保健的目的。

二、器材准备

植物油或姜汁、酒、清水等少许,治疗碗一个,消毒棉球,75%酒精等。

三、操作方法

(1)医生结合患者的具体病情,嘱患者采取适宜的体位,一般多采用坐位或卧位,脱去衣裤,充分暴露需要治疗的部位,用酒精或白酒擦拭消毒施术部位。

(2)医者根据患者不同的病情症状选择拍打处,如后颈窝、前额、足弯、倒拐子等,涂抹植物油或姜汁、酒、清水等适量介质,用手掌有节奏的反复轮流拍打施术部位。拍打过程中随时观察患者表情和拍打部颜色的变化,询问患者有无疼痛,将其拍打出痧即可,一般操作10~30分钟。

(3)出痧后,医者用无菌棉球清洁施术部位的介质,嘱患者穿好衣裤,放松休息5分钟左右,注意局部保暖,治疗结束。

四、适应证

该法适用于夏季酷热暴晒所致的流鼻血、头昏痛或中暑、倒经等病症。

五、禁忌证

具有危重症者,如严重高血压、心脏病;有出血性疾病者,如血小板减少性疾病、白血病;传染性皮肤病者;皮肤有疖肿、溃疡者。

六、注意事项

(1)拍打时力度大小要适宜,过小不易达到治疗效果,过大患者不能承受,并容易对其造成损伤。

(2)拍打的过程中不要强求出痧而一味的用力猛拍,不出痧局部发红发热亦可。

第三节 挑 痧 疗 法

一、简介

挑痧疗法是土家医利用消毒针具刺入治疗部位或穴位并挑起,并用手挤压出瘀血痧点的一种古老疗法。

二、器材准备

治疗床或治疗椅,缝衣针或三棱消毒针,消毒棉球,75%酒精等。

三、操作方法

（1）医生结合患者的具体病情，嘱患者采取适宜的体位，一般多采用坐位或卧位，脱去衣裤，充分暴露需要治疗的部位。

（2）将双手用肥皂或洗手液洗净，用干净毛巾擦干，并用无菌棉球蘸取75%的酒精擦拭消毒施术部位。

（3）施术者右手持在火苗上烧过的缝衣针或用碘伏消毒过的三棱消毒针，左手捏住施术部位的皮肉，轻轻缓慢地将消毒针刺入并挑起，将皮下干枯的纤维拉断或挑出，挑至没有纤维随针而出为止。作用于背部者，又称"挑背筋疗法"，然后医者双手挤压挑刺的施术部位，可出现紫色暗淡的瘀血痧点，反复4~5次，至出血为鲜红为度。

（4）医者用消毒棉球涂擦施术部位，并清洁体表的出血，最后用酒精棉球消毒局部。

（5）嘱患者穿好衣裤，放松休息5分钟左右，注意局部保暖，治疗结束。

四、适应证

临床中该法可用于肩周炎、腰肌劳损、肘劳等劳损性疾患。

五、禁忌证

有出血性疾病者，如血小板减少性疾病、白血病；传染性皮肤病者；皮肤有疖肿、溃疡者；有不明原因包块者。

六、注意事项

（1）施术部位操作时，应该用消毒棉球充分消毒，以免挑刺时造成感染化脓。

（2）挑刺时，不可刺入机体太深，以免损伤深部的肌肉组织。

（3）施术完毕后，局部挑刺部位要严格消毒，告知患者不可抓挠施术部。

第四节　撮痧疗法

一、简介

撮痧疗法是土家医采用手指扯、夹、挤、抓等法作用于患者体表的一定部位或穴位，让其局部出现红、紫的痧点的一种民间疗法，通过在患者特定的穴位或体表肌肤反复手法操作，以舒筋活络、调理气血、调整脏腑，从而达到治疗疾病的目的。

二、器材准备

治疗床或治疗椅，消毒棉球，75%酒精，植物油或姜汁、酒、清水等少许等。

三、操作方法

撮痧疗法根据操作中不同的手法和作用力度可分为夹法、挤法、抓法和扯法几种。

夹法土家民间医通常又称为"提痧疗法"或"钳痧疗法"。施术者首先结合患者的具体病情，嘱患者采取适宜的体位，充分暴露需要治疗的部位，并用无菌棉球蘸取75%的酒精擦拭消毒施术部位。涂抹上作用介质如植物油或姜汁、酒、清水等，然后医者右手五指弯曲，利用食指和中指的第二指节对准需要治疗的部位，把皮肤与肌肉层一起夹起，然后再松开。如此反复地一夹一放，可见发出"啪、啪"的声音，力量稍重，多次进行操作，直到皮肤局部出现红色或紫色的痧点为止。

挤法医者首先用酒精擦拭消毒施术部位，并涂抹上作用介质，然后利用双手的拇指、食指在治疗部位围出一个1~2厘米面积的表皮，再作像中间圆心的对抗挤压，一挤一松，如此反复地进行操作，直到皮肤局部出现红色或紫色的痧点为止。

抓法施术者在施术的一定部位或穴位上，以拇指、食指、中指三指对抗用力，抓取治疗部位，反复、交替、持续均匀的操作，并同时遵循一定经络循行路线，作体表的缓慢游走，并随时观察患者的表情和询问其感受，适当地调节力度和速度，多次进行操作，每部位6~8次，直到皮肤局部出现红色或紫色的痧点为止。

扯法施术者以拇指、食指提扯治疗部位，用力较重，反复地一扯一放，多次操作进行，直到施术局部皮肤充血，出现红色或紫色的痧点为止。

四、适应证

临床中该法可用于伤寒受凉、隔食、感冒、咳嗽、发烧、咽喉肿痛、头昏脑胀、头痛、落枕、失眠、肩周炎、呕吐、呃逆、胃痛、腹痛、泄泻、中暑等。

五、禁忌证

具有危重症者，如严重高血压、心脏病；有出血性疾病者，如血小板减少性疾病、白血病；传染性皮肤病者；皮肤有疖肿、溃疡者。

六、注意事项

（1）医者作扯法、夹法于施术部位操作时，力量应稍重，以便于出痧。

（2）施术过程中，也不可过于追求出痧现象，反复多次长时间施术，可能对患者局部皮肤造成损伤。

（3）施术完毕后，局部可能会出现发痒、发胀等症状，医者应告知患者不可抓挠施术部，以免抓破造成感染发炎。

第八章 土家药物外治疗法

第一节 药浴疗法

一、简介

药浴疗法是土家医结合患者的具体病情,选用相应的药物,一般多用鲜药,干药亦可,煎煮后,用药水浸泡洗浴擦身,达到活血祛瘀、调节气血、止痒止痛之目的,从而起到预防和治疗疾病的一种外治方法。此疗法疗效可靠,一般无不良反应。

二、器材准备

(1) 材料:结合患者的病情选取相关的各种中草药,煎药机或煎药罐,洗脚盆或特制药浴桶,75%酒精,无菌棉球等。

(2) 药浴药液的制作:根据疾病选取相关的中草药放入煎药机或煎药罐中,用武火先煎约30分钟,再文火熬煎约15分钟即可过滤,倒在洗脚盆或特制药浴桶中以备用。

三、操作方法

(1) 医者根据患者的疾病选取相关的鲜药或干药亦可,常选用赶气、止痛、活血化瘀、止痒、消肿等药物。如中风偏瘫,各种风寒湿关节痛、麻木甚至关节变形,常选用威灵仙、续断、接骨木、白京条、蜈蚣、大血藤、四两麻、岩风藤、三百棒等之类的赶风散血之品水煎浸浴;石榴皮、白矾,煎水取汁坐浴,治疗痔疮;桑枝烧炭后浸水洗头屑等。

(2) 药量多少的选取:一般药味少单位药用量就稍大,药味多单位药用量就稍小,一般每味药用量在30~60g不等。

(3) 药物煎煮:医者将选取的药物放入煎药机或煎药罐中,用武火先煎约30分钟,再文火熬煎15分钟左右,然后将药水过滤倒在洗脚盆或特制药浴桶中。

(4) 医者嘱患者采取适宜的体位,充分暴露需要洗浴的部位,乘热洗浴全身或病变部位,通过浸泡擦洗,利用药温的热作用使毛孔张开,药物被肌肤吸收,循筋脉到达病变部位,从而达到治疗疾病的目的。但药液温度不宜太高,以免烫伤皮肤组织。

(5) 一般药液洗搽20~30分钟为佳,药浴完毕后,嘱患者用干毛巾擦干身体药液,并穿好衣裤,休息5分钟,治疗完毕。一般1日1次,治疗5~7日为1个疗程。

四、适应证

此疗适多用于风湿骨节痛、肢体麻木、中风偏瘫、骨节肿大胀痛、跌打损伤、肢体浮肿、蚂蚁不过节、脱肛、脱茄、痔疮、白崩及湿疹、皮炎、疥疮等各种皮肤病。

五、禁忌证

外伤局部破损,出血、各种热证等及皮肤过敏者。

六、注意事项

(1)药物的选取要对症,药量充足,药液浓度过低可能影响疗效。

(2)药浴温度不宜过高,以免烫伤皮肤,同时洗浴时间要持久,以确保皮肤充分吸收药物,增加药效。

(3)皮肤过敏者慎用。

第二节　药　佩　疗　法

一、简介

药佩疗法又称"佩带疗法",其是一种土家族民间医常用的一种古老自然的治疗方法,是将某些芳香辟秽、活血止痛、赶风赶毒、安神定志的药物研成细末装于小布袋或纸袋中(一般为柔软的细布),再佩带在患者胸前或背后腰腹部以达到治病的目的。给小儿佩带的特制布袋,也称"长命缨"。

二、器材准备

常选取防风、白艾、青木香、神香、零陵香、石菖蒲、雄黄、冰片、荆芥、薄荷、樟树叶、野菊花、朱砂、三百棒、五加皮、三加皮、红花、薄荷、荆芥、麝香、藿香等药物,糯米、芝麻、黄豆等食物以及细棉布,缝衣针、缝衣线、碎药机等。

三、操作方法

(1)药物的选取:医者根据不同患者不同的病情选择药物,如小儿受惊,可选用追魂草;佩带麝针或麝香身上,可避瘟气,不生疮疮,并可以使妇人不孕;小儿走胎,采用油菜籽、青木香等;妇女痛经者,可选取白艾、青木香、神香、红花等药物各适量。

(2)药物佩袋的制作:选好药物后,焙干,用碎药机碎研成细末,有些也可加入糯米、芝麻、黄豆等炒熟食物细末,把研好的药末,装进细棉布制成的小布袋或小纸袋,一般 20g 左右,缝好袋口,避免药物流出。

(3)患者可将制成的药物佩袋,放入内衣口袋内,或用细麻线系在颈项上或悬挂在胸前、背部等。小儿还可佩带一些细小金银器,用以辟邪。利用药物渗透经肌肤筋脉达病处;或药物经鼻吸入体内达到安神定魄、调理气血、活血通筋、阻滞胎孕之功效,一般佩带 1 周左右,有的带 1 个月或更长的时间,据病情而定。时刻佩带,睡觉时也可不用取下。

四、适应证

该法常用于小儿疾病如小儿走胎、惊吓失魂、黄肿包、小儿腹痛、一些妇女病如白带多、月经不调、痛经、妇女避孕;其他疾病如失眠多梦、神经衰弱、胸闷胸痛、腰背痛、伤风头痛、腹泻、肝炎、咯痨等。

五、禁忌证

皮肤破溃,外伤出血及孕妇等忌用。

六、注意事项

(1) 医者选取药物时,应当结合患者的具体病情,辨证施治。
(2) 选取的药物要焙干,研末,随时做好防潮,以免降低药效,影响治疗效果。
(3) 佩戴时间达到足够,要贴近身体皮肤,以有助发挥药效。
(4) 药物佩袋口要封好,避免药物漏出。

第三节 药枕疗法

一、简介

土家药枕疗法是土家医多用芳香之类药物作枕心填充物做成的枕头,土家医称"土王神枕"。以借助药物芳香浓烈的性味和药性及功能,从而达到防病治病的目的。该疗法简便实用,深受土家族人民喜爱,在土家民间广为流传使用。其是一种疗效确切,无不良反应,自然绿色健康的疗法。

二、器材准备

(1) 材料:野棉草花、金柴胡、米辣子、零陵香、石菖蒲、桑叶、野菊花、白芷、川芎、檀香、含羞草、蜘蛛香、朱砂等芳香之类药物,棉布,缝衣针,缝衣线,碎药机等。
(2) 药枕的制作:将金柴胡、米辣子、零陵香、石菖蒲、桑叶、野菊花、白芷、川芎、檀香、含羞草、蜘蛛香、朱砂等芳香之类药物各 30g,焙干,切碎,用碎药机打成粗粉,再加 50g 朱砂粉,打成粗粉备用。同时医者在山上采集野棉草花代棉花作为药枕的主要填充物,将制备的药物粗粉均匀地放在棉花枕芯中,用缝衣针将细棉布缝好做成枕头,此即将药枕制备完成。

三、操作方法

患者将制备的药枕作为家居枕头,每晚睡觉即用此药枕代替平常的枕头,借助药物芳香浓烈的性味和药性及功能,经口鼻吸入或皮肤吸入,达到祛邪治病、防病保健的作用。

四、适应证

该法适宜于头痛、头眩、失眠、多梦、高血压、神经衰弱和颈椎疾患,经常使用还可预防感冒、促进睡眠、缓解疲劳。

五、禁忌证

孕妇忌用。

六、注意事项

(1) 药物要干好,研成粗粉,不能太细,缝制枕套时针眼要紧致细密以免药粉渗漏于枕套外,影响疗效。

(2) 药枕做好防潮,同时药枕布料选择一定要以全棉透气性能好的细布料为佳。

第四节　熏蒸疗法

一、简介

熏蒸疗法是土家医将特制的九龙药物条点燃(应无火焰)后或将药煎煮,利用药物的熏蒸气雾熏蒸人体表面肌肤穴位,让药物的熏蒸气雾渗透到病变部位而达到赶毒、消毒、发汗、杀菌、清洗、祛风、逐湿、散寒、消肿、止痛的作用,从而起到治疗全身疾病或局部疾病的一种方法。此法是土家医常用治疗风湿痹痛、风湿麻木、皮肤病和美容的一种药物外治法。

二、器材准备

(1) 材料:艾绒、麝香、菖蒲、冰片、雄黄、硫黄、三百棒、乳香、没药、松香、皂角、桂枝、刺老苞、白京条、大血藤、小血藤、风香球、刺五加、水菖蒲、川乌、大风藤、羌活、独活、桂枝、岩防风、灵陵香、龙须藤等药物、桐油或鸡蛋清、桑皮纸或牛皮纸、木凳、大锅、木甑子、熏蒸机等。

(2) 九龙条的制作:医者将药物焙干,研成粉末。常用药物有艾绒、麝香、石菖蒲、冰片、雄黄、硫黄、三百棒、乳香、没药、松香、皂角、桂枝、刺老苞、白京条等20余味药物,上药各适量。然后,用一张桑皮纸或牛皮纸,约30厘米见方,摊平,先取艾绒匀铺在纸上,次取药末,均匀掺在艾绒上,然后卷紧成长15~20厘米,直径为2厘米的柱状熏条,外用鸡蛋清或桐油涂抹,再糊上桑皮纸或牛皮纸1层,两头各留空1厘米,捻紧即成。一次制作多条备用。

(3) 熏蒸药物制作:土家医常用大血藤、小血藤、风香球、刺五加、水菖蒲、川乌、大风藤、羌活、独活、桂枝、岩防风、零陵香、龙须藤等各适量切细。把药放入一大锅内加适量清水,用武火煎煮30分钟左右现在多采用将上述药物置入熏蒸机内加热煎煮以备用。

三、操作方法

（一）熏法

（1）医者结合患者的具体病情,嘱患者采取适宜的体位,充分暴露需要治疗的部位。

（2）医者选取制备好的九龙条一根点燃(无明火焰)。直接作用于皮肤穴位上,利用九龙条燃烧的热力使肌肤毛孔开泄,药力经毛孔到达机皮肤内及病变患处,促使风寒湿邪随汗出而解,起到祛风除湿、气血通畅、散寒止痛的作用。或患处先贴一块浸有桐油的青布后,直接烧患处或关节变形处。

（3）每次在患者病变部位熏烤5~15分钟,一日1~2次。

（4）操作完毕后,嘱患者放松休息5分钟左右,治疗结束,一般治疗5~7日为1个疗程。

（二）蒸法

1. 传统方法

（1）医者将熏蒸药物常用大血藤、小血藤、风香球、刺五加、水菖蒲、川乌、大风藤、羌活、独活、桂枝、岩防风、灵陵香、龙须藤等各适量切细。多采用放入一大锅内用适量清水煎煮,一般先武火煎煮药物30分钟左右。

（2）在锅上放置几块木板,木板上放置一个小木凳,同时在大锅上放置特制的一个大木甑子,木甑子可容一人为宜,然后嘱患者脱去衣裤坐在木甑子里面,用带孔的蒸盖将蒸子盖好,把头露出木甑子外。也可以用毛巾或布盖好。也可以不用甑子,而用厚布或塑料布围住身体,将脸露出进行熏蒸,利用热力使肌肤毛孔张开,药力经毛孔到达机体皮肤内及患处,促使风寒湿邪经汗出而解,起到发汗、散寒止痛的目的即可。

（3）医者改用小火煎煮药物,使木甑子内温度保持在40℃左右为宜,患者能够耐受为度。一般蒸30~60分钟,一日1次,一般治疗5~7日为1个疗程。

（4）蒸法完毕,取走木甑子,告之患者可出木甑子,并嘱咐患者用备用的干毛巾搽干身体上的水汽,穿好衣服,放松休息5分钟左右,给予口服一杯温开水,以补充水分,治疗结束。

2. 现代方法

医者将熏蒸药物置入熏蒸机内加热煎煮,一般先武火煎煮药物30分钟左右。再嘱患者脱去衣裤进入熏蒸机熏蒸,一般蒸30~60分钟,一日1次,一般治疗5~7日为1个疗程。此法的优点就是能很好地控制熏蒸的温度,可以根据患者的实际需要,温度高了可以调低,温度低了可以调高,并且温度精确,操作方便,可以很好地防止患者因温度过高而烫伤。

四、适应证

临床中该法常用来治疗风气病、肚子痛、小儿抽筋、骨节痛、风湿麻木、半边瘫痪、腰痛、蚂蚁不过节、伤寒、受凉、湿疹、风疹、痔疮等多种病证。尤其对较顽固的风湿麻木、关节肿痛、行走不便的患者有很好的疗效。

五、禁忌证

火热性疾病如高热、火眼、火牙痛、痔疮出血、崩漏、大便干结、呕吐、咯血、流痰、疱疖等以及大病之后，头昏目眩、心慌、胸闷、气急、气血亏虚等不宜采用此法。

六、注意事项

（1）采用熏法时，不应有明火焰，离患者皮肤不能太近，以免引起急性表皮烤伤，同时药效也没有很好渗透皮内。

（2）熏蒸后要加强营养，不要食生凉之物，避风寒、忌房事。

（3）如熏法时，皮肤出现起水泡，小者不须要处理，待其自愈。大者可以用消毒的针具刺破让里面的液体流出，并用碘伏清洗消毒，以防感染。

（4）蒸法时要用文火，温度控制在40℃左右，患者能够耐受为度。如温度过高产生的水汽易烫伤患者。

（5）蒸法时时间不能太久，以免出汗过多，损伤津气，导致人体虚脱。蒸时医生要时刻守护在患者身边，以防患者发生虚脱，并积极询问患者感受，观察患者神情脸色，如脸色通红，汗出异常；或脸色苍白，大出虚汗，应停止熏蒸，出甑，并冲白糖盐水一杯给患者喝，平躺休息，可改善患者的不良反应。

（6）蒸法治疗后要加强饮食营养，注意补充水分，不要食生凉之物，避风寒、忌房事。

第五节　外　敷　疗　法

一、简介

在土家族长期聚居的湘、鄂、渝、黔四省市边区的武陵山区民族中草药资源丰富，当地土家族民间医常用鲜草药捣烂或加工的药物配以辅料，如酒、醋、油、蛋清、凡士林等制成膏状或泥状外敷患处，使药直接从患处吸收，达到活血化瘀、消肿止痛、清热排毒、祛腐生肌之功效。此疗法即外敷疗法，外敷疗法是土家民间应用最长久、最广泛的外治法。由于简单易行，就地取材，应用方便，适用面广，疗效确切，所以深受土家人民欢迎。

二、器材准备

（1）材料：根据患者病情选取的各种中草药，纱布，胶布，辅料如酒、醋、桐油、米泔水、酸水、蜂蜜、蛋清等。

（2）外敷药的制作：医者结合患者病情选取的各种新鲜中草药捣烂或用干药配以辅料如酒、醋、桐油、米泔水、酸水、蜂蜜、蛋清等制成膏状，以备外敷之用。

三、操作方法

（1）医者结合患者的具体病情，采好所用的鲜药捣烂或选取所用的干药制成膏状。

（2）嘱患者采取适宜的体位，充分暴露需要治疗的部位。

（3）医者将所制的药膏涂敷在纱布上，展平后，贴敷于选取的患处，或先将药膏涂敷在患处，再用纱布包好，用胶布固定。

（4）患者换药时，去掉胶布和纱布，可用无菌纱布搽尽患处已用过的药膏，再将配制的新鲜药膏重新敷贴于患部，一般 1~3 日换药 1 次。

四、适应证

临床中该法常用于水火烫伤、蛇斑疮、痛疽、疱疔疮疖、无名肿痛、无名肿毒、跌打损伤、骨折、外伤出血、颈肩腰腿痛、虫蚊咬伤、皮肤外科疾病，以及抱耳风、长疬子、流痰、牙痛、发烧、蛔病、疝气、脱茄、蛾口疮、小儿腹泻、小儿盘肠气、风湿痹痛、腹泻等疾病。

五、禁忌证

药物过敏者忌用。

六、注意事项

（1）新鲜药物制备药膏时要充分捣烂，以便于药物的充分吸收。

（2）药物敷贴不宜过久，特别是药膏里面含有对皮肤刺激性强的草药时，要随时询问患者敷贴局部的感受，当告之发痒疼痛时，应该引起注意，以免发生皮肤过敏，损伤正常皮肤组织。

（3）药膏敷贴患部时，敷贴药物不能太厚或太薄，太厚可能浪费药物，另外可能造成局部皮肤透气性降低而发炎过敏，太薄，药效太低，影响治疗效果。

（4）纱布包裹患部时，应充分完全，以免膏状的药物外渗出纱布，而影响疗效。

第九章 土家火攻疗法

第一节 烧艾疗法

一、简介

烧艾疗法又称烧灸、药灸疗法,是用点燃的艾团或药物直接或间接人体在皮肤上施灸,起到治疗某些疾病的一种土家传统实用疗法。

二、器材准备

(1) 材料:艾叶、麝香、冰片、樟脑、雄黄、穿山甲等药物,玻璃瓶,棉布,高纯度的土家苞谷酒,打火机或火柴,大蒜,生姜,食盐等。

(2) 艾团的制作:医者先将艾叶适量培干,反复揉搓,去掉灰末,将艾绒备用。另将麝香、冰片、樟脑、雄黄、穿山甲等药粉拌入艾绒中,充分搅拌均匀,再将药艾绒揉成团状物,艾团可大可小,大者约枣粒,小者如麦粒样,此即将艾团制备完成。

三、操作方法

临床中根据实施方法的不同,常将烧艾疗法分为直接灸法、间接灸法及烧法三类。

(一) 直接灸

直接灸是将艾团点燃直接作用于皮肤穴位上施灸,根据灸后有无烧伤化脓成瘢,又分瘢痕灸和无瘢痕灸两种疗法。

(1) 瘢痕灸医者根据患者的病情,选取一个或多个穴位,选择合适的艾团,大者约枣粒,小者如麦粒。先用大蒜汁涂擦施灸部位,以增加黏附和刺激作用,后放置艾团,点燃艾团尖端,边烧边吹。为了分散患者注意力以消除其紧张情绪,缓解灼疼,医者可用手在艾团周围的皮肤上轻轻摸擦。艾团燃尽后除去灰烬,此为一焦或一壮。一般可烧艾 3~5 焦。2 天左右施灸部位会化脓,2 周左右灸疮可自行痊愈,结痂脱落,留下瘢痕。

(2) 无瘢痕灸结合患者的病情,选择穴位,涂以少量姜汁后放置艾团点燃,同时积极询问患者的感受,如患者告之剧痛难耐时,医者用指腹点水压在快燃烧的艾团上,稍压片刻,熄灭艾团后取走,更换新的艾团继续施灸。一般施灸 3~5 焦,以局部皮肤发红为度。因其灸后不化脓,也不留下瘢痕,易被患者所接受。

(二) 间接灸

间接灸是指艾团点燃后不直接作用于皮肤,而将艾团与药物介质隔开施灸。因介质不同,可分为隔姜灸、隔盐灸、隔蒜灸等几种疗法。

1. 隔姜灸

医者选取鲜生姜切成1分厚的薄片,中间针刺数孔,以便于热力的迅速透达。结合患者的病情,选定穴位,酒精消毒充分,将制备好的生姜薄片置于施灸穴位,上置适宜大小的艾团并点燃灸之。当患者感觉灼痛时,可将生姜片起离皮肤,等皮肤热感冷却后再放置施灸或更换新的艾团点燃再施灸,以局部红润为度。

2. 隔盐灸

医者结合患者的病情,嘱患者取适宜体位,将适量食盐置于施灸部,上置适宜的艾团连续施灸,临床中多选取脐部操作此法,因可避免食盐在施灸部的散落。施灸过程中,积极询问患者的皮肤温感,当患者告之剧烈疼痛不能耐受时,则用镊子将燃着的艾团夹离,待皮肤热感冷却后再放上施灸或更换新的艾团再点燃施灸。一般施灸3~5焦为宜,施治完毕,嘱患者躺着休息3~5分钟,操作完成。

3. 隔蒜灸

此疗法与隔姜灸相似,不同的只是选取的作用介质不同而已。操作如下:医者选取鲜大蒜头切成约1分厚的薄片,中间以针刺数孔。结合患者的病情,选定一个或多个穴位,消毒充分,将制备好的大蒜薄片置于施灸穴位,上面再放适宜大小的艾团并点燃灸之,施灸3~5焦,以局部红润为度。

(三) 烧法

医者用烧酒或加入某些药物的药酒浸泡棉布,将棉布点燃后擦揉疼痛患处,反复10余分钟。此法多用于关节、肌肉等疼痛病证。

四、适应证

临床中该法多用于慢性劳损、哮喘、感冒、红眼病、头痛、急性腰扭伤、骨节痛、风湿性关节炎、寒性腹泻等病证。

五、禁忌证

禁用于面部及动脉搏动明显处,以及皮肤破溃,出血、热证、白血病等病证。

六、注意事项

(1) 瘢痕灸时,艾团须燃尽,除去灰烬,此为一焦或一壮。但烧灸时会疼痛剧烈,灸后化脓并留有瘢痕,所以,灸前必须征求患者的同意及合作。

(2) 无瘢痕灸时,待艾绒将烧完,患者感剧痛时,医者即用指腹蘸水点压在将烧尽的艾团上,以局部皮肤发红为度,不留瘢痕。

(3) 施治烧艾疗法后忌食生冷和腥臭发物,包括鲤鱼、雄鸡、虾、猪牯子肉、羊肉、酸菜等。

（4）经本疗法施治后，禁洗冷水澡，且烧灸处不可摩擦，以免感染。

第二节　赶酒火疗法

一、简介

赶酒火疗法，是将土家苞谷烧酒或特制的具有赶寒除湿作用的药酒倒在浅碗中，医者用双手反复抓取点燃着的苞谷烧酒，在患者患处反复按、揉、捏、推、拿等，利用酒、药、火的温通作用来达到治疗疾病的方法。此疗法是土家民间医者常用来治病的一种外治方法，其作用快，疗效好，独具一格，故深受患者欢迎。

二、器材准备

（1）材料：大血藤 20g，剥皮血 20g，鸡血藤 30g，透身汗 20g，野烟 10g，青木香 15g，四两麻 10g，高粱七 15g，荞麦七 15g，五步蛇 30g（可用银环蛇小者一条或三七 6g 代之）等药物，广口瓶或瓦罐，治疗床或治疗椅，治疗碗，土家苞谷烧酒，点火工具（火柴或打火机）。

（2）药酒的制作：医者将大血藤 20g，剥皮血 20g，鸡血藤 30g，透身汗 20g，野烟 10g，青木香 15g，四两麻 10g，高粱七 15g，荞麦七 15g，五步蛇 30g（可用银环蛇小者一条或三七 6g 代之）等药物干品，切成薄皮，放入广口瓶或瓦罐中，加入土家苞谷烧酒（60°左右）1500～2500ml，1 天震摇 2～3 次，浸泡 10 天后使用。

三、操作方法

（1）医者将土家苞谷烧酒或制备好的药酒倒入治疗碗中，酒量根据病情而定，少则50ml，多则 200ml 以备作赶酒火疗法用，同时，选取另一治疗碗，里面盛满清水，以作降温冷却之用。

（2）医者消毒双手，并保持手的清洁、干燥。

（3）结合患者的具体病情，嘱患者采取适宜的体位，一般多采用坐位或卧位，充分暴露施治部位。

（4）点燃碗中土家苞谷烧酒或制备好的药酒，医者右手速从碗中抓取燃烧的酒火，在施治部位施行摸、揉、拍、打、捏、推、拿等手法，利用酒、药、火的温通之性，加速气血循环，从而起到赶寒祛湿、化瘀行血、舒筋止痛的作用。

（5）医者如感烫手时，可将右手伸入另一水碗中，熄灭火焰，降温冷却。多次取火，反复揉、拿、捏、按施治部位 10～15 分钟，使患处发红，每日 1～2 次。

（6）医者用湿毛巾闷盖燃烧的酒火碗，熄灭酒火，取走操作器材，治疗结束。嘱患者放松休息 5 分钟左右，穿好衣裤，以及局部施治部位的保暖，一般治疗 5～7 日为 1 个疗程。

四、适应证

临床中多采用本疗法治疗风湿关节炎、骨质增生、慢性劳损、肩周炎、急性损伤中后期及中风后遗症的肢体功能障碍等病证。

五、禁忌证

禁用于皮下血肿、皮肤损伤、皮肤溃疡、严重高血压、心脏病、结核、肿瘤、各类贫血等病证。

六、注意事项

(1) 医者蘸取酒火不宜过多,以免洒落烫伤患者。

(2) 蘸取酒火时,切忌弄翻了药酒碗,以免发生不良后果。

(3) 切忌将酒火直接倒在患处皮肤,以免烧伤皮肤。且治疗结束后应立即熄灭酒火。

(4) 操作时须流畅自然、力量渗透、柔和均匀,以患者皮肤泛红发热为度。

(5) 在患部操作时,须迅速巧快地按、揉、拿、捏多部位作用,以分散患处酒火,避免酒火长时间停留在一个部位,而烧伤患者皮肤。

第三节　赶油火疗法

一、简介

赶油火是土家民间常用的一种治疗疾病的手法。其是医者用手反复蘸取加热了的桐油,在患者患处反复揉、按、拍、打等,借助熟桐油的功效及热力,赶寒祛湿,舒经活血,促使局部血管扩张,促进血液循环,改善周围组织营养,从而达到治愈疾病的目的。

二、器材准备

(1) 材料:治疗床或治疗椅,桐油适量,生姜、葱白等少许,纸巾、砧板、刀具、肥皂或洗手液、电磁炉、电磁锅、搪瓷碗、火柴等。

(2) 介质的制备:医者先将手用肥皂或洗手液洗净,然后将生姜和葱白清洗干净,放置于砧板上,用菜刀将其切成细末以备用。

三、操作方法

(1) 加热桐油:医者将桐油倒入搪瓷碗或电磁锅中,加热烧沸约2分钟。

(2) 加入介质:待沸腾的桐油温度稍下降后,医者再向桐油中加入适量的制备好的生姜和葱白的细末。

(3) 清洗双手:医者先将手用肥皂或洗手液洗净,用干净毛巾擦干,并保持手的清洁干燥。

(4) 暴露施治部位:医者结合患者的具体病情,嘱患者采取适宜的体位,一般多采用坐位或卧位,充分暴露施治部位。

（5）手法操作：放置一碗凉水，医者用手先蘸取凉水，后用指腹快速蘸取热烫桐油拍打在患者治疗的部位及周围组织，反复施以抹、揉、按、拿、捏、拍、打等手法。

（6）重复加热：当医者感觉桐油温度过低，可继续加热，但不必再烧开，以医者触手温烫即可。

（7）反复蘸取桐油，持续揉按施治部位 10~15 分钟，使之发红，患者感到局部有热感，舒适为度。

（8）医者以干净纸巾清洁患者施治部位，嘱咐患者放松休息 5 分钟。治疗结束。

（9）回收桐油：治疗结束，待桐油充分冷却，滤掉介质，回收，以备下次重复使用。

（10）每日 1 次或隔日 1 次，5~7 日为 1 个疗程。

四、适应证

本疗法临床中多用于治疗软组织损伤、风湿性关节炎、类风湿关节炎、肩周炎、颈椎病、腰椎间盘突出症、梨状肌损伤综合征等疼痛病证。

五、禁忌证

禁用于各类贫血、皮下血肿、皮肤破损、溃疡、出血、严重高血压、心脏病等病证。

六、注意事项

（1）使用该疗法时，医者把握好桐油的温度，以患者耐受为度。温度过高，会烫伤医者的手或患者的皮肤；温度过低，则达不到理想的治疗效果。

（2）操作时，蘸取桐油不宜过量，以免油滴洒落，烫伤患者皮肤。

（3）手法宜快速、均匀，用力适度，柔和渗透。

（4）因桐油加热后，具有一定的异味，部分患者可能感觉不适，故治疗前要取得患者的同意和配合。

附：摸油锅疗法

摸油锅疗法是一种烫熨疗法与推抹疗法、药物治疗的综合应用，即是在桐油中加入川乌、草乌、三角枫、风藤等药粉末，将油煎至 60~65℃ 时，医者用手抓取烧烫了的桐油泡沫，推摸患者患处的一种外治疗法，此疗法与赶油火疗法具有相似之处。

第四节　烧灯火疗法

一、简介

烧灯火疗法是土家民间医根据患者病情用灯芯草蘸取桐油点燃直接或间接灼灸特定穴位，利用灯芯火对穴位的热刺激，以促进气血运行，激发经气，疏经通脉，从而达到治疗疾病的一种比较广泛的外治方法。

二、器材准备

治疗床或治疗椅,土碗,灯芯草少许,桐油(或其他植物油)适量,薄红纸,点火工具(火柴或打火机)。

三、操作方法

烧灯火疗法在实际临床中可分为直接灯火、印灯火、半灯火、隔纸灯火等几种操作疗法。

(一)直接灯火疗法(又叫明灯火、阳灯火)

(1)医者结合患者的具体病情,嘱患者采取坐位或卧位,充分暴露施治部位。

(2)医者清洁、消毒双手,并保持干燥。

(3)医者根据病情选用一定穴位(可以选择一穴或多穴),用灯芯一节约3寸许,蘸取盛装于土碗中的植物油(以桐油为宜),点燃直接点烧选取穴位。

(4)点烧操作中,迅速轻快,接触皮肤火即灭,动作要速提起为一焦,点烧时可听到类似一粒米在火中烧炸之声音一般,发出啪的一声脆响效果为最佳,此疗法即称为直接灯火疗法。其主要是利用灯芯火对穴位的热刺激,以促进气血运行,从而达到治疗疾病的目的。如蛇串疮者,可沿着蛇串疮分布方向,从前往后爆扑数焦(皮肤溃烂者禁用),小儿走胎者,可点烧小儿双耳后小青筋各一焦;扑地惊,突然跌倒在地,不省人事者,可点烧内关、合谷、百会、涌泉、膻中等穴位各一焦,烧后可使患者苏醒。一般1日1次,重者可1日2次。

(5)点烧完毕,嘱患者放松休息5分钟左右,注意局部保暖,治疗结束。

(二)印灯火疗法

医者根据病情选好施治穴位,将点燃的灯芯点烧在医者拇指指腹上,并快速印在患儿某穴位上,此即称为印灯火疗法(又称阴灯火)。如小儿脐风,出现肚子痛,哭时肚脐周围鼓起一坨,可采用印灯火疗法在肚脐中间及两边一寸处施治。此法适用于三岁以下小儿,因小儿皮肤细嫩,烧泡后易引起发炎,故采用此缓和疗法,以防止烫伤患儿皮肤。

(三)半灯火疗法

医者用自己的拇指甲紧贴在穴位处,灯芯点烧指甲与穴位的连接处,并迅速用指背按压被点烧穴位,此为半焦。本疗法作用力量较直接灯火缓和,多用于婴幼儿。

(四)隔纸灯火疗法

医者结合患者诊断病情后,用一张薄红纸抹上桐油,贴在患处,用灯芯蘸桐油点燃后点烧在红纸上,一个部位可点烧数十焦,称为隔纸灯火。此法多用于某些顽固性疾病,如盐铲骨(肩胛骨)冷痛,即可在盐铲骨处用隔纸灯火烧20余焦。

四、适应证

该法多用于惊风症、小儿走胎、黄肿包、屙肚子、肚子痛、着凉、脑壳痛、风气麻木、扭伤、疱疮初期等多种疾病的治疗。

五、禁忌证

皮下血肿、皮肤损伤、皮肤溃疡、高血压、心脏病、机体处于不良状态者慎用。

六、注意事项

(1) 直接灯火操作时,点烧的火候要得法,动作要迅速,既要产生较强的热刺激作用又要防止烧伤患者皮肤。

(2) 小儿哭吵时,不能强行烧灯火,需待其哭毕换气稳定后,才能重烧,否则可能会使病情加重。

(3) 桐油制作生产过程中,浓度要高,以便于点烧时燃烧充分。

(4) 灯火治疗后要忌生冷瓜果、腥臭之物1周。

(5) 直接灯火后,点烧部位可能会出现发痒、发胀等症状,注意不要抓扰,以免擦破皮肤,造成发炎感染。

第五节　扑灰碗疗法

一、简介

扑灰碗疗法是土家民间流传甚久的一种古老烫熨疗法,其是将灰碗碗口置于患者施治部位(一般多作用于腹部或背部),上下左右来回推动的一种治疗方法,其是借助于加热的紫木灰或灶心土在体表烫熨,从而达到散寒温里、祛湿活血、赶气消气、散气止痛之目的。

技术原理:本疗法是一种烫熨疗法,一是从表而解;二是热灰本身具有祛寒湿的作用,加上毛巾的热气从毛孔进入人体内,达到赶气、消气、散气、止痛之功。

二、器材准备

(1) 材料:瓷碗一个,紫木灰(草木灰或灶心土),毛巾一条,治疗床一张。

(2) 灰碗的制作:医者取瓷碗一个,盛一平碗温度约70℃的灶中或火炕中紫木灰,再用一条稍拧水的湿毛巾,盖在灰碗上面,将碗口倒置过来,包紧碗口,把毛巾角打结,手可提拿此即为灰碗。

三、操作方法

(1) 医者结合患者的具体病情,令患者采取适宜的体位,一般多采用平卧或仰卧在治疗床上,脱去衣裤,充分暴露需要治疗的部位。

(2) 医者取瓷碗一个,盛一平碗温度约70℃的灶中或火炕中紫木灰,再用一条稍拧水的湿毛巾,盖在灰碗上面,将碗口倒置过来,包紧碗口,把毛巾角打结,手可提拿为宜。

(3)医者将碗口置于患者充分暴露需要治疗的部位,紧持碗底,在患者的施治部位上下左右来回推动,动作的快慢以患者能耐受的温度和摩擦疼痛为度。如感温度太高,不能耐受时,可以轻提碗底,稍离开皮肤一会儿,再接触皮肤操作,一般几分钟到半小时不等,灰冷了或毛巾干了可再换1次续用,1天1~2次。

(4)嘱患者穿好衣裤,稍事放松5分钟左右,注意局部保暖,治疗结束。

四、适应证

本疗法适应治疗因寒湿所致的肚子痛、肚子胀、解稀便、腰背痛、肩痛、妇女小肚子痛、肢体冷痛等病,具有赶气、消气、散气止痛的作用,方法简单,使用方便,最适合农村民间使用。

五、禁忌证

发烧、皮肤发炎、火气重、肿胀的患者以及一切外伤皮肤破损者,小儿出疹子亦不能用。

六、注意事项

(1)操作此法时要特别注意温度的适宜,温度太高,易烫伤皮肤,温度过低,达不到治疗效果。

(2)注意毛巾要捆紧,不要让热灰漏到皮肤上,以免烫伤患者的皮肤。

(3)进行此法治疗后患者局部可能会出现发痒等不适症状,医者应告知其注意不要抓扰,以免擦破皮肤,造成发炎感染。

(4)医者操作该疗法时要求均匀,柔和,力度适中;同时应注意观察患者的表情,根据患者的表情变化,调整推动的速度和力度,防止擦伤。

第十章 土家其他疗法

第一节 蛋 滚 疗 法

一、简介

蛋滚疗法是土家医利用煮熟的热鸡蛋在患者特定的治疗部位反复按摩擦搓滚动,依靠其热力和推抹作用,达到温里赶寒、赶湿、赶食、吸毒之功,可使肚肠之风寒或毒气祛除体外,此疗法是一种在土家族地区家喻户晓的古老传统绿色疗法,深受当地群众的欢迎。

二、器材准备

(1) 材料:治疗床或治疗椅一张,新鲜土鸡蛋若干,白芷、苏叶、石膏、生姜、葱白等药物适量,镊子,消毒棉球,治疗盘,电磁炉,电池锅等。

(2) 热蛋的制作:医者将新鲜的鸡蛋(以土家族本地产土鸡蛋为佳)3~4个洗净表面,置于电池锅内,加凉水适量(水平高过鸡蛋2厘米),有些土家医也在锅中加入白芷、苏叶、石膏、生姜、葱白等中药适量,一起加热煮熟10~15分钟,以备治疗之用。

三、操作方法

(1) 医生结合患者的具体病情,嘱患者采取适宜的体位,一般多采用坐位或卧位,脱去衣裤,充分暴露需要治疗的部位。

(2) 医者用镊子自电磁锅中取出一个煮熟的土鸡蛋,放置于治疗盘中,用消毒棉球吸取鸡蛋表面的水液,医者可用手先试探一下鸡蛋的温度,以不烫手为宜。

(3) 医者手持煮熟的热鸡蛋或药蛋,在患者的施术部位上反复按摩擦搓滚动,一般多作用于小儿腹部或肩背四肢部,开始温度高,速度宜快,温度降低后可适当放慢速度。动作柔和轻快,一个鸡蛋操作时间约5分钟,当感触鸡蛋温度太低时,更换第二枚鸡蛋如前法滚动操作。现代医学分析,该疗法首先作用于神经系统,其次作用于循环系统,使血液回流加快,循环增强;淋巴液的回流加快;新陈代谢旺盛,使脏腑秽浊之气通达于外,逐邪外出,从而达到健脾和胃、赶湿、赶食、吸毒的作用。每次治疗时间15~20分钟,1日1~2次,7日为1个疗程。

(4) 滚完后,如采用的是纯粹的清水煮蛋而不是药蛋,可将蛋打破去壳,在蛋清上能见到紫色斑点,说明毒气已吸出,病将愈。

(5) 嘱患者穿好衣裤,稍事休息5分钟,注意局部保暖,治疗结束。

四、适应证

该法多用于治疗小儿因风寒或停食而致的肚子痛、肚子饱胀,或因误吃有毒食物所致呕吐、屙肚子、肚子痛等。

五、禁忌证

(1) 本法不宜于虫积或火盛而致的大便硬结、肚子胀、肚子痛等。
(2) 合并下列损伤之一者:腹部皮下血肿、皮肤损伤、皮肤溃疡等。

六、注意事项

(1) 使用蛋滚疗法时,应注意观察患者表情,根据患者表情变化,调整蛋滚速度,防止烫伤。
(2) 该手法的操作要求轻巧、快速、均匀、柔和、力度适宜。
(3) 不可强求蛋清上有紫色斑点,以患者感觉舒适、症状逐渐减轻为原则。
(4) 作用于小儿时,要积极取得小儿的配合,治疗前做好安抚工作,以免在治疗过程中因哭闹而影响治疗。

第二节　提风疗法

一、简介

提风疗法是土家医利用热蛋、桐油与药物贴敷在肚子上,达到吸风寒、风热效果的一种疗法,多用于治疗小儿风寒、风热及伤食等疾病。

二、器材准备

鲜鸡蛋一个,银盖,木香、吴茱萸、姜黄、白芷、野花椒等药物少许,白纸卷,桐油。

三、操作方法

(1) 医者用一鲜鸡蛋煮熟,在蛋的中间开一小圆孔(约1.5厘米)把蛋黄取出,尽量保持蛋壳不破损,在小孔中镶入一大小与蛋孔适宜的银制盖片,在盖内放入捣烂的木香、吴茱萸、姜黄、白芷、野花椒等药物适量。另取一白纸卷成漏斗形纸筒。筒内倒入适量桐油,点燃纸筒,这时纸筒中之油滴入蛋内,量约10滴即可。然后医生用拇指堵住蛋孔。
(2) 待温度适宜时,医者即将蛋孔紧贴敷于小儿肚脐上,贴30分钟左右。6个月以上的小儿时间稍另长些。

（3）半小时后取得银盖,在银盖背面可见黑色斑点,这说明寒气或热气已提出。用此法1次病未好转,可继续再用1~2次。

四、适应证

此法主要治疗小儿因风寒、风热而致的发烧,抽筋或屙肚子,肚子胀,肚子痛及消化不好等症。

五、禁忌证

皮下血肿、皮肤损伤、皮肤溃疡等慎用;虫积或火盛而致的大便硬结、肚子胀、肚子痛等不宜使用本法。

六、注意事项

（1）桐油滴入蛋内后,需等温度适宜后,即将蛋孔紧贴敷于小儿肚脐上,温度过高,以防烫伤;温度过低,达不到治疗效果。

（2）贴敷时间应根据小儿大小而定,取出银盖,见黑色斑点,说明达到治疗效果。

（3）治疗室内温度适宜,注意保温,以防小儿感冒。

第三节　吸负疗法

一、简介

吸负疗法是当人体被虫、兽咬伤或疱疮不愈,土家医或其他动物用口吮吸或用舌舔,达到解毒消肿,排脓化瘀,使毒气吸出的一种传统紧急救治疗法。

二、器材准备

活青蛙或活蜘蛛、狗、水蛭等动物,桐油或土家苞谷烧酒,浓茶水,无菌棉球,75%的酒精等。

三、操作方法

（1）医生结合患者被咬的具体部位,嘱患者采取适宜的体位,一般多采用坐位或卧位,脱去衣裤,充分暴露被咬伤口。

（2）医生马上口里含些土家苞谷烧酒或浓茶水等漱口(注意口腔有破溃出血者忌用此法),然后可用消毒的刀具扩大被虫蛇咬伤的伤口,再将口对准伤口用力地吸吮,吸后快速的吐掉再吸,反复十余次,直到吸出新鲜血液为止,可使毒液被充分的吸出。医者也可选取其他动物代替吸吮,如用活青蛙或活蜘蛛、犬、水蛭等动物,将其放置于被咬的伤口部,以动物之口吸吮毒液,如长疗疮或疖子,用活蜘蛛一只,放在疗疮或疖的头部,蜘蛛会自行吸毒,蜘蛛肚子胀得鼓鼓的,吸后病情会慢慢解除;长疱疮,经久不愈者,在晨起时唤狗用舌头舔患处。

(3) 现代临床中,多采用通过拔罐于咬伤部位,利用其负压将毒液吸拔出来,从而减轻患者的病痛,控制症状。

(4) 吸负完毕后,用无菌棉球蘸取酒精清洗治疗部位,保持局部清洁,并用纱布覆盖固定,防止感染。

四、适应证

本法多用于虫兽咬伤、疗疖、陈疱烂疮、火眼、刺伤等病。

五、禁忌证

外伤大出血、皮肤严重溃烂以及不明病因的肿毒包块者。

六、注意事项

(1) 医者口腔有溃疡破损时不能用口吮吸患处。
(2) 医生在吸负伤口时,吸后应马上吐掉,以免造成自己中毒。
(3) 治疗后,告知患者忌食腥臭发物,包括鲤鱼、雄鸡、虾子、猪牯子肉、猪娘肉、羊肉、酸菜等。

第四节　封刀接骨疗法

一、简介

封刀接骨术在土家族民间流传甚广,在历史上封刀接骨之术为水师的治病法宝,主治筋伤骨折之疾。水师在施封刀接骨术时,先念咒"画水",再以手法或手术施治,使骨折或脱位复位,最后外敷疗伤续折的草药,内外兼治,共同达到舒筋理气、活血化瘀的作用。具有简、便、廉、效、捷的特点,其疗效有口皆碑。

二、器材准备

治疗床或治疗椅、杉树皮、柳木皮或泡桐木皮等固定器具,接骨木、三百棒、四两麻、大救架、八里麻、打不死等接骨续筋的药物,消毒棉球,酒精等。

三、操作方法

（一）诊断方法

在施封刀接骨术之前,药匠先问明病情,查看伤疾。听摸伤疾部位,确立诊断,尔后行接骨术治疗骨折或脱臼。主要诊法为一摸、二看、三听。

一摸:通过摸来检查有无骨折,关节是否脱臼。以手的感觉来细心体察患部,既要掌握常法,又要掌握临证变化。如骨全断,"动则辘辘有声";粉碎性骨折,"动则渐渐之声",多而杂乱,摸之"如握砂石"。通过摸诊来确立骨折的性质,病情的轻重,开放性或闭合性骨折,粉碎性骨折或非粉碎性骨折等。

二看:察看所伤病位有无红肿、瘀血,有无畸形,有无运动限制。还可望颜色,看患者失血情况等。

三听:药匠们习惯用耳朵直接贴患处,用手轻摇患肢上下端或叩击患处下端,听其叩击传导声,声音清晰者无骨折,音重浊为骨折。

（二）复位手法

复位手法包括一揉摸、二捏拉、三摇拐、四抵崴四个步骤,具体如下。

一揉摸:药匠首先轻轻揉摸骨折处,使筋脉揉活,肌肌松弛,减少复位时的剧烈疼痛。

二捏拉:骨折后错位,药匠用力拉骨折上下端,使骨折两端对位,同时用手将骨折突起处轻轻捏平,使之复位。

三摇拐:对关节脱臼患者,复位前先摇一摇,活动活动部位,然后药匠向内或向外用突然一拐的手法,使脱臼关节复位。

四抵崴:对骨折错位形成畸形的骨,药匠往往习用抵崴之法在畸形骨痂形成处用力将其抵崴使其折断,至新复位。

（三）骨折固定法

1. 鲜鸡接骨法

活仔公鸡一只,用槌捣烂,加入跌打损伤药物之鲜品,参合融兑,使之成糊膏状,外敷患处。此法能活血化瘀,消肿止痛,生筋接骨,糊膏状药物干后结壳有一定的固定作用。

2. 杉树皮接骨法

用压平稍干的杉树皮,按肢体的周径、长短取材4~5块,按规格修剪成形,两端用胶布包巾后揣软,根据骨折的情况安放适当固定垫,手法整复后外敷中药膏,包扎夹板,3~5天换药重包1次,1个月左右可拆除夹板。本法取材方便,塑形容易,经济适用,固定可靠,有轻便、舒适感。杉树皮内含油质与松节油类似,有舒筋活络、活血化瘀、滑利关节的作用。

3. 竹片接骨法

用鲜竹片按肢体周径、长短取4~5块,修制成形,根据骨折情况安置适当固定垫,手法整复,中药膏外敷后包扎夹板,3~5天换药重包1次,1个月左右拆除夹板。本法取材方便,经济适用,固定可靠,有轻便舒适感。

4. 柳木接骨法

用鲜柳木板按肢体周径、长短取材 4~5 块,修制成形,再将柳木板加温按肢体外形加压塑形,根据骨折的情况安放固定垫,手法整复、中药膏外敷后包扎夹板,3~5 天换药重包 1 次,1 个月左右拆除夹板。本法取材方便,经济适用,固定可靠,轻松舒适。

5. 泡桐木接骨法

用鲜泡桐木板,按肢体周径、长短取材 4~5 块,修制成形,将泡桐木板加温后按肢体外形加压塑形,根据骨折的情况安放适当固定垫,手法整复、中药膏外敷后包扎夹板,3~5 天换药重包 1 次,1 个月左右拆除夹板。本法取材较方便,经济适用,固定可靠,轻松舒适。

6. 纸壳接骨法

用质量上乘,中厚度纸壳,按肢体周径、长短剪成 3~5 块,适用于无移位的骨折,行中药膏外敷后将纸夹板包扎固定,3~5 天换药 1 次,1 个月左右拆除夹板。本法取材方便,经济适用,固定可靠,轻松舒适。

(四) 内外兼治

严重的损伤,大都伴有全身症状,"肢体损伤于外,则气血伤于内,营卫有所不资,脏腑由之不和"。外治的同时要结合内治。

外治常用的药物,有接骨木、三百棒、四两麻、大救架、八里麻、打不死等接骨续筋的药物。其功效为续筋接骨、祛瘀、消肿赶气、止痛,适用于骨折、脱榫、扭伤。加入见肿消、铁灯苔、长茎七叶绞股蓝,其消炎止痛续骨的效果更为显著。

内治要辨证施治,对患者精心护理。先逐瘀血、通经络、活血止痛,然后调理气血、补肝肾、强筋骨。恢复期,根据"劳则温之"的原则,以"温经通络壮骨"的药物内服,防治关节疼楚。

(五) 功能锻炼

凡骨折患者经治疗一段时间后,嘱患者进行功能锻炼,有利于恢复。其动作要由小变大,由慢变快,循序渐进。锻炼以不觉患处痛为宜,促进气血循环,加速祛瘀生新,促进骨痂形成,加速功能恢复。如下肢骨折患者,由于长期固定,致使关节强直,在内服草药的同时,指导患者在地下放一个竹筒或者是一个酒瓶,把患肢的脚放在上面前后碾滚,促进血液循环,散血消肿,达到活动下肢各关节的目的。

四、适应证

该法适宜外伤骨折移位、关节脱位等一系列骨伤疾病。

五、禁忌证

外伤局部严重肿胀出血者,粉碎性骨折者等。

六、注意事项

（1）辨证论治,首先必须明确诊断,判断出是何种类型的骨折。

（2）手法复位时宜轻、快、巧、准,力求做到一次性安全性早期复位,以减轻患者的痛苦。

（3）骨折固定应选择适合患者的种类,多主张用杉树皮或柳树板为夹板,可根据骨折患者年龄大小,患处的长短粗细,需要的软硬强度"依形制器",制成大小适度,形态适宜的夹板。因杉树皮具有可塑性、韧性、弹性等优点,以此作夹板固定,既牢固可靠,防止移位,又不损伤肌肤,保证上下关节活动。

（4）饮食宜清淡富营养易消化,忌食辛辣肥甘厚腻之品,加强功能锻炼,不做强力运动。

第五节　发泡疗法

一、简介

发泡疗法又称天灸,此古老疗法在土家民间流传甚久,至今仍在使用。其是土家医使用一些刺激性药物如天南星、半截烂、半夏、大蒜、野棉花、打破碗花、桃树叶、野烟、威灵仙、过路黄、鸭跖草、毛茛、仙人掌、剑麻等鲜草药捣烂后外敷肢体某一部位或穴位,使其皮肤起泡出水,排出毒物,以达到治疗某些疾病的目的简便治疗方法。

二、器材准备

结合患者的病情选取刺激性药物如天南星、半截烂、半夏、大蒜、野棉花、打破碗花、桃树叶、野烟、威灵仙、过路黄、鸭跖草、毛茛、仙人掌、剑麻等鲜草药,75%酒精,无菌棉球等。

三、操作方法

（1）药物选取:医者结合患者的病情选取刺激性鲜药,药物可以取一味,也可以多味混用,洗净后取适量捣烂。

（2）穴位的选取:根据不同的疾病选择穴位,选择外敷的穴位多为敏感穴位,如内关、曲池、足三里、阳陵泉、神门、神厥和背腹部俞穴。如倒胆症敷内关穴,咯吼敷天突穴或肺俞穴或丰隆穴,肚肠气痛敷足三里,腰痛敷肾俞、足三里。一般双侧取穴。

（3）贴敷药物:医者将选好的药物捣烂,贴敷在患者暴露的所选穴位上,并用胶布固定,利用药物刺激性,使皮肤发泡,从而刺激机体,排毒外出,达到治疗目的。

（4）敷贴数小时后,待患者感觉贴药处有瘙痒疼痛灼热感时即可去掉药物,可见贴药处起一个或几个大小不等的水泡。这时要告知患者不要抓破水泡,以免造成感染化脓,要让其自然溃破,让水流出自然结痂即可。

四、适应证

该法多用于倒胆症(黄疸型肝炎)偏于湿者、咯吼、着凉、气痈、腰痛、骨节痛、风气痛、脑壳痛、长疡子、红眼病、乙肝、胆囊炎、疟疾、小儿发烧、坐小月而致的肚子痛等疾症,如倒拐子(肘关节)冷痛,用威灵仙、毛茛叶适量,捣烂敷在疼痛处。

五、禁忌证

皮肤过敏者、严重内脏病变、孕妇、火热性疾病如高烧、呕吐、咯血、流痰以及大病之后头昏目眩、心慌、胸闷、气急、气血亏虚等证。

六、注意事项

(1)当水泡已成,去掉胶布时,要仔细缓慢拉开,以防拉破水泡,撕裂皮肤造成感染。

(2)起泡处发痒,不要用手抓,以免水泡破裂造成感染,感染化脓后,要及时去掉脓液,并用碘伏消毒杀菌。

(3)药物的选取,鲜药为佳,并且药物一定要充分捣烂敷贴患部,患者感到局部瘙痒疼痛灼热后方可去掉药物,以保证药效的充分发挥。

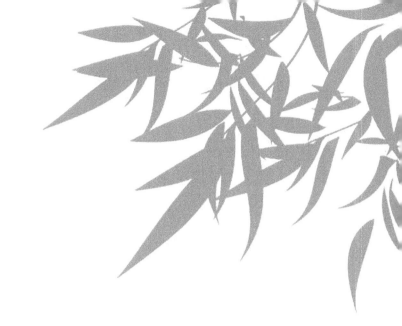

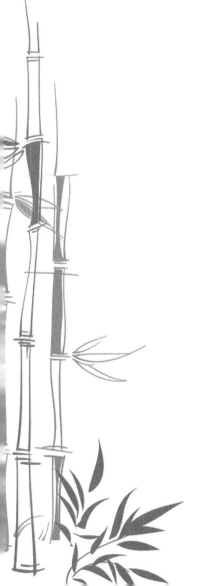

下篇
临床应用

第十一章 内科病证

土家医内科是根据土家医学理论,认识人体生理功能、病理特点、诊疗规律的实践性较强的临床科学。

内科所属病证多而杂,既有外感,又有内伤,亦有内外合病者。主要涉及人体上、中、下三元和筋脉、气血精液、肢节等组织器官的疾病。

一、伤风

伤风是指感受风寒,或夜热贪凉,或冒风淋雨,或劳作中脱衣汗出所致之病证,以发冷作寒,鼻流清涕,时时喷嚏,伴头身不适为主症的病证。中医学的感冒,现代医学的上呼吸道感染,可参考辨治。

【主症】 冒风受凉后迅速起病,恶寒作冷,严重时身体皮肤起鸡皮疙瘩,鼻流清涕,时有喷嚏,伴头痛不适,或颈项及全身不适,无汗或有汗,舌淡苔白,脉浮紧或浮缓。

【辨析】 感受风寒之气,人体上元脏器和肢体外表先受侵害,血气郁滞,阳气不伸,故恶寒作冷,头身不适,甚则全身皮肤起鸡皮疙瘩;风寒袭人,上窍不利,故鼻流清涕,时有喷嚏;寒重则肌腠凝滞而无汗,风重则肌腠开泄而汗出;舌淡苔白,脉浮紧或浮缓,均为风寒袭表之故。

【基本治疗】

(1)治疗原则:祛风散寒解表。

(2)治疗方法:刮痧疗法。

(3)操作

1)医者将手洗净,准备好生姜、刮痧板、植物油或清水。

2)医者嘱患者采用坐位,在刮痧部位上涂擦洗干净的生姜。

3)医者右手持刮痧板,蘸上植物油或清水,刮风池、大椎、风门、肺俞及肩胛部。若前额痛时,可刮面部两侧太阳穴部位,或用拇指和食指反复按捏此部位来减轻痛感;若头两侧痛时,可在两耳后刮痧;若鼻塞明显时,分别刮鼻翼两侧的迎香穴,有通利鼻窍的作用;若发烧时,刮肘窝处,可减轻发烧症状;若咽喉肿痛严重,则可在颈前部中间刮痧。每刮一个部位时,可反复刮2~3分钟,刮至皮肤出现红紫色条痕或斑块为止。

4)刮痧出痧后饮1杯温开水(最好为淡盐水),并休息15~20分钟。

【其他治疗】

(1)拍痧疗法:医生嘱患者采用坐位,脱去外衣,暴露手臂,并涂抹植物油或姜汁、酒、清水等适量介质;医者用手掌有节奏的反复轮流拍打手臂内侧,并随时观察患者表情和拍打部位颜色的变化,将其拍打出痧即可,一般操作10~30分钟;出痧后,清洁施术部位,嘱患者穿好衣裤,放松休息5分钟左右,治疗结束。

(2)药佩疗法:药物的选取,一般选用上天梯、苕叶七、野薄荷、生姜、苏叶、苍耳草适量;药物佩袋的制作,将选好的药物焙干后,用碎药机碎研成细末,加入糯米、芝麻、黄豆等炒熟食物细末,把研好的药末,装进细棉布制成的小布袋或小纸袋,缝好袋口,避免药物流出;患者将制成的药物佩袋,放入内衣口袋内,或用细麻线系在颈项上或悬挂在胸前、背部等。一般佩带1周左右,时刻佩带,睡觉时也可不用取下。

（3）熏法:医者选取制备好的九龙条一根点燃（无明火焰）,直接作用于皮肤穴位上,利用九龙条燃烧的热力使肌肤毛孔开泄,药力经毛孔到达皮肤内及病变患处,促使风寒湿邪随汗出而解。患处先贴一块浸有桐油的青布后,直接烧皮肤;每次在患者病变部位熏烤10~15分钟,一日1~2次,5~7日为1个疗程。

（4）蒸法:医者将熏蒸药物大血藤、小血藤、风香球、刺五加、水菖蒲、川乌、大风藤、羌活、独活、桂枝、岩防风、灵陵香、龙须藤等各适量切细,放入一大锅内用适量清水煎煮,一般先武火煎煮药物30分钟左右,然后嘱患者脱去衣裤坐在木甑子里面,用带孔的甑盖将甑子盖好,把头露出木甑子外然后医者改用小火煎煮药物,使木甑子内温度保持在40℃左右为宜,患者能够耐受为度。放松休息5分钟左右,饮一杯温开水,以补充水分,治疗结束。一日1次,一般蒸30~60分钟,蒸完后嘱患者,5~7日为1个疗程。

【按语】

（1）刮痧时力度要适中,太轻没作用,太重容易弄伤皮肤,以感觉刮痧的部位稍有疼痛感为宜。

（2）刮痧治疗时,应注意室内保暖。尤其在冬季应避寒冷与风口;夏季刮痧时,应回避风扇直接吹刮的部位;刮痧出痧后30分钟以内忌洗凉水澡。

（3）刮痧部位的痧斑未退之前,不宜在原处再次刮痧。再次刮痧需间隔3~6天,以皮肤上痧退为标准。

二、烧热症

烧热症是以头痛发热,全身肢节肌肉疼痛,或发热或恶寒或微汗出为主要表现的病症,四季皆可发病。中医学的四时杂感和现代医学的上呼吸道感染、流行感冒可参考此病辨治。

【主症】　起病之初仅全身不适,继则头痛发热,肢节肌肉疼痛,鼻塞,流涕黏稠,咽痒咳嗽,精神疲乏,纳谷不香,或有恶寒,恶风,汗出,口干口渴,舌红苔薄黄,脉浮快。

【辨析】　感受风热之邪,或疫病瘟气,邪气侵袭肺表,气机不得宣畅,故头痛发热,肌肉关节疼痛。邪扰鼻窍,则鼻塞,流涕黏稠。邪扰咽喉,则咽痒咳嗽。热邪伤气耗津,故神疲乏力,口干口渴。舌红苔薄黄,脉浮数,均为风热袭表之象。

【基本治疗】

（1）治疗原则:清热败毒,疏风利咽,宣肺止咳。

（2）治疗方法:刮痧疗法。

（3）操作

1）医者将手洗净,准备好刮痧板、白酒、毛巾等用具。

2）医者嘱患者采取俯卧位,脱去上衣,充分暴露腰背部。

3）医者右手持制备好的水牛角刮痧板,蘸上白酒,先刮大椎穴,再刮背脊部。刮痧时,遵循膀胱经的循行路线,从上至下,由内至外均匀地刮痧,刮至皮肤出现红紫色条痕或斑块为止。通过刺激经络或体表肌肤,使局部皮肤发红充血,使表邪发散或脏腑秽浊之气通达于外,促进气血流通,调整脏腑功能,逐邪外出。一般3~4日施术1次,5次为1个疗程。

4）医者清理患者刮痧处,嘱患者穿好衣物,放松休息 5 分钟左右,注意局部保暖,治疗结束。

【其他治疗】

（1）撮痧疗法:医者嘱患者采取坐位,充分暴露手臂,用无菌棉球蘸取 75% 的酒精擦拭手臂内侧,并涂抹上姜汁;然后医者右手五指弯曲,利用食指和中指的第二指节对准手臂内侧,把皮肤与肌肉层一起夹起,然后再松开,如此反复地一夹一放,可所见"啪、啪"的声音,多次进行操作,直到皮肤局部出现红色或紫色的痧点为止。

（2）瓦针放血疗法:医者嘱患者采取坐位,脱去上衣,将土家苞谷酒盛装于土碗之中,并将其点燃,再选定患者的少商、少泽、曲池、大椎等穴位,先用土家苞谷酒消毒,然后手持瓦针在燃烧的苞谷酒火焰上烧灼半分钟左右,快速刺入皮下,使之出血,一般刺入 1~2mm,放出 2~5 滴血为宜,从而达到清热败毒、回阳救急、缓急止痛之功效,最后嘱患者穿好衣裤,放松休息 5 分钟左右,注意局部保暖,治疗结束。

【按语】

（1）在刮痧过程中出现头晕、目眩、心慌、冷汗、面色苍白等晕刮现象者,应停止刮痧,迅速让患者平卧,饮一杯温开水,静卧片刻即可恢复。如患者饥饿、疲劳、大渴时,应令其进食、休息、饮水后再刮痧。

（2）对皮肤感染、溃破、过敏者禁止刮痧。

三、咳嗽症

咳嗽是以咳和嗽为主要症状的一种病证,咳为有声而无痰,嗽为有痰而无声,有声有痰为咳嗽,两者既可单独为其见症,亦可两者兼见。它与中医学中之咳嗽无异,现代医学之支气管炎和肺部感染可参考辨治。

【主症】

（1）风寒咳嗽:恶寒,发热,无汗,流清涕,喷嚏,咳嗽痰白,舌淡,苔白,脉浮缓。

（2）风热咳嗽:发热,咳嗽,痰黄而稠,甚则咳吐血痰,舌红,苔黄,脉浮快。

（3）内伤咳嗽:久咳不已,兼三元脏器虚损之症,或见肝火旺盛之表现,如咳嗽短气,或纳呆食少,或耳鸣腰酸,或面赤易怒等。

【辨析】

（1）风寒咳嗽是因风寒袭表,肺气不宣,津凝成痰所致。

（2）风热咳嗽是因风热袭肺,肺失宣肃,炼液成痰所致。

（3）内伤咳嗽主要是因三元脏器虚损,或肝火旺盛,肺失润养,肺气上逆所致。

【基本治疗】

（1）治疗原则

1）风寒型:疏风散寒,宣肺止咳。

2）风热型:疏风清热,宣肺止咳。

3）内伤型:调补三元,佐以清肝泻肝。

（2）治疗方法:刮痧疗法。

（3）操作

1）医者将手洗净,准备好水牛角刮痧板、火罐、消毒酒精、刮痧油。

2）医者嘱患者采取坐位,脱去上衣,充分暴露肺俞、身柱、风门、定喘、大椎、天突至膻中、尺泽至太渊经线,用酒精擦拭消毒施术部位。

3)医者右手持刮痧板,在刮痧部位涂抹适量刮痧油,先刮肺俞、身柱、风门、定喘等穴;风寒咳嗽者,加刮胸部天突至膻中经线,刮痧后可在风门(双侧)、肺俞(双侧)、天突、膻中等穴拔火罐,时间以10分钟为宜;风热咳嗽者,加刮大椎穴、尺泽至太渊经线;内伤咳嗽者,加刮太白、丰隆、阳陵泉。刮痧时,用力要轻柔,不可过重。从风门穴经肺俞穴向下刮至身柱穴,用刮板部自上而下刮拭,用刮板角部刮天突至膻中经线。时间以出痧为度或每个部位时间以3~5分钟为宜。3~4日施术1次,3次为1个疗程。

4)医者用毛巾擦干刮痧油,穿上衣服,休息5分钟,治疗结束。

【其他治疗】 撮痧疗法:医者用酒精擦拭消毒施术部位,并涂抹上生姜汁,然后双手的拇指、食指在手臂内侧围出一个1~2厘米面积的表皮,再作向中间圆心的对抗挤压,一挤一松,如此反复地进行操作,直到皮肤局部出现红色或紫色的痧点为止。

【按语】

(1)发烧患者应在烧退后进行治疗,一般3天左右,因拔火罐有祛风散寒的作用。

(2)在背部及胸部听到湿啰音较明显的区域上刮痧、拔罐时,临床观察效果较好。

四、齁病

齁病是一种反复发作性痰鸣气促疾病,症见痰鸣气促,声如拽锯或喉中如有鸡鸣,甚则气喘吁吁,张口抬肩,不能平卧。中医之哮喘病,现代医学之支气管哮喘、喘息性支气管炎、肺气肿等可参考辨治。

【主症】 反复发作呼吸气促,喉间痰鸣,声高息粗,甚则张口抬肩,气喘吁吁,不能平卧,常伴咳嗽咯痰,舌暗苔润脉滑,或舌淡苔润脉弱。

【辨析】 瘟气外感,情志内伤,三元脏器亏损或失调,水液潴留,痰湿内生,伏阻气道,肺气上逆,乃发此证,常因多种原因而诱发。舌暗苔润脉滑,则为痰瘀阻肺之象,舌淡苔润脉弱,为三元脏器亏损,痰湿内蕴之征。

【基本治疗】

(1)治疗原则:降气平喘,化痰理肺。

(2)治疗方法:外敷加灯火疗法。

(3)操作

1)选取药物。将生芥子30g与轻粉9g分别研末混匀,再加适量蜂蜜搓揉至软硬适度,直径8~10厘米、厚1厘米圆饼,一般现用现配。

2)穴位的选择。一般选择肺俞、定喘、膏肓、膻中穴。

3)发作时,先用桐油灯火灸肺腧3~7灯火,立即将制好的膏饼烤热贴穴位上,用纱布固定,贴30~60分钟后取掉,局部可有红晕微痛出现。若起泡,消毒后挑破。1日1次。

【其他治疗】 发泡疗法:白芥子、细辛各21g,延胡索、甘遂各12g,共研细末,加入少量面粉,用生姜汁调成膏,分别摊在7张5平方厘米的有光纸上,把药膏贴在穴位上(大椎、风门、肺俞、膏肓),用胶布固定2~4小时取下,贴后皮肤有水泡反应。

【按语】

(1)齁病在发作缓解后,应积极治疗其原发病。

(2)对于发作严重或齁病持续者,应配合药物治疗。

(3)注意保暖,属于体质过敏者,要避免接触致敏原。

五、肺胀疱

肺胀疱以咳嗽吐腥臭浓痰为特征。此病咳嗽,伴吐腥臭脓痰。患者口嚼生黄豆而不呕吐,是土家族民间医生诊断该病的一种方法(正常人口嚼生黄豆常恶心呕吐)。中医之肺痈,现代医学之肺脓疡可参照辨治。

【主症】　起病时突然恶寒发热,体温可高达39~40℃,咳嗽、胸痛、短气,病后3~5天,咳嗽加剧,吐大量脓痰,痰有腥臭气味,舌质红,苔黄厚,脉滑快有力。

【辨析】　邪热伤肺,热壅血瘀,酝酿成疱(化脓),故恶寒发热、咳嗽、胸痛、短气、吐大量腥臭脓痰。热盛脓成,故舌质红、苔黄厚、脉滑数有力。

【基本治疗】

(1)治疗原则

1)成脓期清肺败毒,化瘀排脓。

2)恢复期益气养阴,扶正抗邪。

(2)治疗方法:吹末疗法。

(3)操作

1)药物的选取:鱼腥草、桔梗、白茅根、白及、吊阳尘(适用于成脓期)适量,红孩儿(千下槌)、南沙参、百合、百部、果上叶、盘龙参(适用于恢复期)适量。将药物焙干,研成细末。

2)取0.3g左右药末放在纸的边缘,将纸卷成烟卷状,或将药末放入10~15厘米长、直径约1厘米的竹管内,药末靠近端口。患者取仰卧位,药筒对准患者的鼻孔,医生用口吹药筒另一端,将药末吹敷到鼻腔内,让药物吸收。每天3~6次。

3)吹完药末后,嘱患者稍事休息。

【按语】

(1)吹末疗法对肺胀疱有一定疗效。

(2)肺胀疱应配合药物内服治疗。

六、头风痛

头风痛以头痛为主症,多发于中、老年,疼痛反复发作,服药(中、西药)可暂时缓解,但情绪波动时疼痛又发作,甚则头部筋脉跳痛难忍,伴两目胀痛,烦躁易怒,失眠多梦等现象。中医的头痛,现代医学的血管神经性头痛可参与本病辨治。

【主症】　头痛,起病缓慢,病程较长,反复发作,经久不愈,甚则头部筋脉跳痛难忍,两目胀痛,烦躁易怒,失眠多梦,或头痛重滞,纳呆食少,舌红,苔黄,脉弦。

【辨析】　因情志失调,肝气郁结,肝阳上亢,气血阴阳逆乱或因脾失健运,痰浊内生,上阻清窍,均可诱发。肝气郁结,肝阳上亢,肝风内动,故头痛剧烈,头部筋脉跳掣,双目胀痛,烦躁易怒,失眠多梦。痰浊上阻,清窍被蒙,故头痛重滞,伴纳呆食少。气滞血瘀,痰瘀互结,或久病入络,故病程缠绵,反复发作。舌红,苔黄,脉弦为肝阳偏亢之征。

【基本治疗】

(1)治疗原则:行气通络,化痰搜风,平肝止痛。

（2）治疗方法：三水点穴。

（3）操作

1）开天门：医者将手洗净、擦干，并保持双手的清洁、暖和。患者取仰卧位，医者双手从眉中（即攒竹穴）向上推抹至前额发际处，反复推抹24次。

2）三水点穴：患者仰卧位，医者取坐位，位于患者头前方，用双手拇指指腹从眉间印堂向太阳穴分推，力量柔和而深沉，每推3次后在太阳穴处点按3下，反复推抹24次。

3）推黄经：患者取坐位，医者用双手拇指指腹或手掌从风池发际处推至同侧肩井穴处，再点按风池、哑门、风府、肩井穴，力量由轻到重，再逐渐减轻，如此循环反复推抹点按24次。

4）嘱患者稍事休息，治疗结束。1日1次，7日为1个疗程。

【其他治疗】

（1）药枕疗法：将一枝黄花草、刺黄连、夏枯草、桑叶、荷叶、六月雪、水菖蒲、青葙子、枫香果、天麻各20g，焙干，切碎，用碎药机打成粗粉，再加50g朱砂粉，同时医者在山上采集野棉草花代棉花作为药枕的主要填充物，将制备的药物粗粉均匀地放在棉花枕芯中，用缝衣针将细棉布缝好做成内枕头。患者将制备的药枕作为家居枕头，每晚睡觉即用此药枕代替平常的枕头，借助药物芳香浓烈的性味和药性及功能，经口鼻吸入或皮肤吸入，达到祛邪治病、防病保健的作用。

（2）水罐疗法：医者嘱患者采取坐位，充分暴露施术部位。选取合适的竹罐放入水中煮沸几分钟，取出竹罐，甩净罐内水气，迅速罩于头部前额部、太阳穴、大椎穴，在罐底轻叩几下，以便使罐吸附牢固，留罐3~5分钟后取罐。患者休息5分钟，治疗结束。

【按语】

头风痛是难治性疾病，但通过按摩、药枕和拔罐可明显减轻症状和减少发作频率。

七、黑脑晕

黑脑晕是以眼黑眼花，头晕转向为特征的病证。土家族民间泛指一切头晕、目眩、眼前发黑均为黑脑晕。中医的眩晕症，现代医学的内耳性眩晕、颈椎病、高血压或低血压等以眩晕为主要表现者可参考辨治。

【主症】　自觉周围景物旋转，站立不稳，眼前发黑，发花，不能睁眼，重者恶心呕吐，或伴面赤易怒，舌红苔黄脉弦，或伴面白无华，舌淡苔红，脉细无力。

【辨析】

（1）肝阳上亢，清窍被扰，故眼前发黑，发花，自觉旋转。阳亢气逆，故恶心呕吐，肝阳上亢，肝火上炎，故面赤易怒。舌红，苔黄，脉弦，均为肝阳上亢之象。

（2）气血亏虚，脑失所养，故亦可眼前发黑，发花，不能睁眼，自觉旋转，不能站立，气血亏虚，颜面失充，故面白无华。舌淡苔白，脉细无力，均属气血不足之征。

【基本治疗】

（1）治疗原则

1）肝阳上亢型：平肝潜阳。

2）气血亏虚型：益气养血。

（2）治疗方法：三水点穴（两型均适合）。

（3）操作

1）开天门:患者取仰卧位,医者双手蘸酒或盐水等介质从眉中(即攒竹穴)向上推抹至前额发际处,反复推抹24次。

2）三水点穴:患者仰卧位,医者取坐位,位于患者头前方,用双手拇指指腹从眉间印堂向太阳穴分推,力量柔和而深沉,每推3次后在太阳穴处点按3下,反复推抹24次。

3）推黄经:患者取坐位,医者用双手拇指指腹或手掌从风池发际处推至同侧肩井穴处,再点按风池、哑门、风府、肩井穴,力量由轻到重,再逐渐减轻,如此循环反复推抹点按24次。

4）嘱患者稍事休息,治疗结束,一般1日1次,7日为1个疗程。

【其他治疗】

（1）药枕疗法:将野菊花、桑树叶、夏枯草、金钩莲、紫苏叶、白茅根、鹅不食草各20g(肝阳上亢型),大仙鹤草、头昏草、臭牡丹草、淫羊藿、何首乌、夜交藤、夜合欢树皮、忘忧草各20g(气血亏虚型),焙干,切碎,再加50g朱砂粉,打成粗粉备用,医者采集野棉花后制成药枕。患者将药枕作为家居枕头,每晚睡觉即用此药枕代替平常的枕头。

（2）药佩疗法:药物的选取,一般选用臭牡丹根、鹅不食草、白菊花、龙牙草、夏枯草适量(肝阳上亢型)。何首乌、土人参、铁扫帚适量(气血亏虚型)。选好药物后,焙干,用碎药机碎研成细末,把研好的药末,装进细棉布制成的小布袋或小纸袋,一般20g左右,缝好袋口,避免药物流出。患者将制成佩袋放入内衣口袋内,或用细麻线系在颈项上或悬挂在胸前、背部等,药物经鼻吸入体内达到平肝潜阳、安神定魄、调理气血的作用,一般佩带15天左右,时刻佩带,睡觉时也可不用取下。

【按语】

（1）三水点穴治疗本病具有较好的临床疗效,但治疗本病时应查明原因,明确诊断,注意原发病的治疗。

（2）本病发作时,嘱患者闭目或平卧,保持安静。

（3）痰湿较重者,应少食肥腻之品。

八、羊痫风

羊痫风,是一种急性发作的疾病,症状为突然昏倒,不省人事,抽筋,口吐涎沫,或如猪、羊叫声为主症,可自行苏醒,又称羊角风。土家农村又将本病口吐白色涎沫者称为母猪风,如羊尖叫者为羊癫疯,中医学称"痫症",现代医学之"癫痫"可参考辨治。

【主症】 突然昏倒,不省人事,口吐涎沫,肢体抽筋,双目上视或伴畜样尖叫。

【辨析】 风痰上扰心脑,故突然昏倒,双目上视或伴畜样尖叫。风痰流于经络,故肢体抽筋。风痰上涌,则口吐涎沫。

【基本治疗】

（1）治疗原则:祛风、化痰、定痫。

（2）治疗方法:雷火神针疗法。

（3）操作

1）医者选取人中、百会、三阴交、血海、曲池、尺泽、太冲,任脉穴如中极、关元、气海,督脉穴如命门、大椎,消毒充分。

2）持雷火神针蘸上少许桐油点燃,待点燃的神针燃烧30秒钟后,用明火将雷火神针点刺穴位点,每次治疗10~15分钟。每日1次,7日1个疗程。

3）点刺完毕,嘱患者放松休息 5 分钟,注意局部清洁卫生,治疗结束。

【其他治疗】

(1) 刮痧疗法:刮大椎、天柱、天杼、膏肓至神堂,配刮肝俞至脾俞、神门、人中、劳宫至大陵、上脘、大钟。

(2) 外敷疗法:生雪见七(雪里见)20g,巴豆 10g,石菖蒲 10g,生半夏 10g,朱砂、琥珀各 5g,先将巴豆、半截烂、生半夏、石菖蒲捣成泥,然后将朱砂、琥珀研的粉放在器内,再入鸡蛋清、冰片少许,制成弹子大的药丸备用。临用时先用生姜擦脐,继而取药丸,入脐中,用手压紧,外用胶布固定,每 24 小时换一次,连续敷脐 15 天。

(3) 烧艾疗法:艾灸百会(至醒)。

九、半边风

半边风,是以突然昏倒,继而半身不遂为特征的病证,相当于中医的"中风后遗症",现代医学的脑血管意外可参考辨治。

【主症】　表现为突然昏倒,不省人事,醒后半边肢体不能随意活动等症状。

【辨析】　年老脏腑失调,或劳累过度脏腑失调,风阳上冲,痰瘀阻络而致。风阳上扰,则头晕而痛,昏倒不省人事。肝气上逆,胃失和降,故呕吐。痰瘀阻络,故半边肢体不遂。舌暗苔腻,脉弦,均为风痰瘀阻之征。

【基本治疗】

(1)治疗原则:行气活血、舒筋活络。

(2)治疗方法:赶油火疗法。

(3) 操作

1) 医者将 2~3 两的桐油置容器中,加热烧沸约 2 分钟。

2)待桐油温度稍下降后,加入适量的介质(生姜或葱白粗末),同时备一碗凉水供操作中冷却降温之用。

3)嘱患者取仰卧或侧卧位,充分暴露患肢,清洗干燥双手后,蘸取热烫桐油在患肢部,以从上到下顺序,反复的摸、揉、按、拿、捏、拍、打等 10~15 分钟,以患处发红、舒适为度。每日 1 次,5~7 日为 1 个疗程。

4)清洁患者施术部位,嘱患者放松休息 5 分钟,治疗结束。

【其他治疗】

(1) 药浴疗法:选用威灵仙、续断、接骨木、白京条、蜈蚣、大血藤、四两麻、岩风藤、三百棒各 30g 煎液洗浴全身或病变患肢 20~30 分钟,1 日 1 次,治疗 5~7 日为 1 个疗程。

(2) 三百棒疗法:嘱患者取适宜体位,充分暴露患肢,用揉法、按法或滚法在患处操作约 30 分钟后,持三百棒圆针点按刺激患处选取的穴位,先轻后逐渐加重,在缓慢减轻力度,刺激力量适中,以患者感觉酸胀无疼痛为宜,每穴 3~5 秒。然后医者手持三百棒推拿棒以患处为中心,反复敲打,敲打力量适中,以患者无明显疼痛为度,约敲打 15 分钟后,患处皮肤发红即可,1 日 1 次,5~7 日为 1 个疗程。

(3) 刮痧疗法:大椎、大杼、膏肓、神堂加刮足三里、环跳、阳陵泉,隔日 1 次,15 日为 1 个疗程。

十、歪嘴风

歪嘴风是以突然颜面麻木,口角歪斜为临床表现的一种病证,因嘴角变歪而得名。该病好发于青少年,一般多与面部吹风受凉有关。中医学的面瘫,现代医学的面神经麻痹可参考此病辨治。

【主症】　一侧面部突然感觉松弛或麻木,嘴角歪向对/健侧,病侧额纹消失,不能皱眉,耳下疼痛,舌淡,苔薄白,脉浮。

【辨析】　风寒袭面,经脉阻滞,故病侧面部松弛,麻木,嘴角歪向健侧,病侧额纹消失,不能皱眉,耳下疼痛。舌淡,苔白,脉浮,均为血虚感风之征。

【基本治疗】

（1）治疗原则:养血活络,祛风散寒。

（2）治疗方法:涂擦疗法。

（3）操作

1）制备药汁,将黄鳝血、白及磨浆制成药汁用瓶装好。

2）患者采取坐位,用棉花蘸取药汁后涂擦患处,待患处皮肤药汁干后穿好衣服。每天2~3次,7日为1个疗程。

【其他治疗】　发泡疗法:巴豆3粒,白芥5g,捣成泥,放在胶布上,外贴于太阳穴、下关穴、地仓穴,24小时后局部发泡去膏,隔2日后再贴,疗效甚佳。

【按语】

（1）本病在涂擦药物的同时配合针灸疗效更好。

（2）本病应避免风寒,必要时应戴口罩、眼罩;因眼睑闭合不全,灰尘容易侵入,每日滴眼药水,以预防感染。

十一、瞌睡少

瞌睡少,是指以夜卧困倦且又难以入睡为主症的一种疾病。本病名在民间普遍流传。中医称"少寐"或"不寐",现代医学神经衰弱之"失眠"可参考辨治。

【主症】　夜卧失眠或不易入睡,或睡而又醒,甚则通宵达旦不能卧寐入睡,常伴有心烦,郁闷恼怒,精神疲乏,食少,五心烦热,头晕耳鸣,肚腹嘈杂,舌红瘦,苔薄,脉细快。

【辨析】　因外感或内伤等,上、中、下三元脏腑功能失调,致心神不安,则难以入睡,或睡而易醒,甚则通宵达旦似睡非睡。阴虚火旺者,伴心烦易怒;肝郁血虚者,伴郁闷恼怒;心脾两虚者,伴精神倦怠食少;心肾不济者,伴头晕耳鸣;胃中不和者,伴脘腹嘈杂。舌红瘦,苔薄,脉细快,均脏腑失调,阳虚内热之征。

【基本治疗】

（1）治疗原则:扶正祛邪,调五脏,安心神。

（2）治疗方法:三水点穴疗法。

（3）操作:一般1日1次,7日为1个疗程。

【其他治疗】

（1）药枕疗法:将金柴胡、米辣子、零陵香、石菖蒲、桑叶、野菊花、白芷、川芎、檀香、含羞草、蜘蛛香、朱砂等芳香之类药物各 30g,焙干,切碎,用碎药机打成粗粉,再加 50g 朱砂粉,打成粗粉备用,同时医者在山上采集野棉草花代棉花作为药枕的主要填充物,将制备的药物粗粉均匀地放在棉花枕芯中,用缝衣针将细棉布缝好做成内枕头。患者将制备的药枕作为家居枕头,每晚睡觉即用此药枕代替平常的枕头,借助药物芳香浓烈的性味和药性及功能,经口鼻吸入或皮肤吸入,可改善睡眠。

(2)烧灸疗法:灸百会、足三里、阴陵泉、三阴交,每晚一次,烧完后睡觉,效果好。

【按语】　本病常需内外兼治,内服方药在本病治疗中同样重要,治疗时间以午后及睡前为宜。除此之外患者还需调畅情志。

十二、瞌睡多

瞌睡多是指不分昼夜,时时欲睡或入睡,呼喊能醒,醒后又昏然入睡的一病证。本病名流传甚广。进餐后精神不振,随即昏然入睡,稍后自醒,一如常人,此又名“饭醉症”,犹如酒醉一般。中医称为“多寐”,或“嗜睡”,现代医学之“发作睡眠症”或“疲劳综合征”可参考辨治。

【主症】　患者不论白天黑夜,不分场合地点,随时思睡或昏昏入睡,呼之即醒,醒后又睡,少数每在进餐后便精神不振,随即昏然入睡,数分钟或数十分钟后自醒,一切如常人,常有精神委靡倦怠,肢体沉重,脘闷,或懒言肢寒。舌淡苔白,脉缓无力。

【辨析】　瞌睡多一病,多为中下元阳气不足所致。中阳不振,或肥胖之人痰湿内生,中阳之气阻遏,致心神失宁。阳气不足,则精神委靡倦怠。痰湿困肚,中阳不振,故脘闷,肢体沉重,懒言肢寒,饭后睡意浓浓。舌淡苔白,脉缓无力,为阳虚湿困之征。

【基本治疗】

(1)治疗原则:温阳补肾,振奋中阳,燥湿醒脑。

(2)治疗方法:药枕疗法。

(3)操作:将马蹄香、米辣子、香药、小根葱、香血藤、土大茴、零陵香、石菖蒲、桑叶、野菊花、白芷、川芎、檀香、含羞草、蜘蛛香、朱砂等芳香之类药物各 30g,焙干,切碎,用碎药机打成粗粉,再加 50g 朱砂粉,打成粗粉备用。同时医者用二口(未长饱满的水稻)为药枕的主要填充物,将制备的药物粗粉均匀地放在棉花枕芯中,用缝衣针将细棉布缝好做成内枕头。患者将制备的药枕作为家居枕头,每晚睡觉即用此药枕代替平常的枕头,借助药物芳香浓烈的性味和药性及功能,经口鼻吸入或皮肤吸入,刺激患者清醒。

【其他治疗】

(1)药佩疗法:取防风、白艾、青木香、神香、零陵香、石菖蒲、雄黄、冰片、荆芥、薄荷、樟树叶、野菊花、朱砂、三百棒、五加皮、三加皮、红花、薄荷、荆芥、麝香、藿香等芳香之类药物,用缝衣针将细棉布缝好再佩带在患者胸前或背后腰腹部。一般佩带 1 周左右更换,有的带 1 个月或更长的时间,据病情而定。时刻佩带,睡觉时也可不用取下。

(2)外敷疗法:香薷、野花椒、菊花、还阳草、清明茶各 30g 打成粉末,用适量高度苞谷酒、芝麻油调湿后放于纱布上贴于印堂穴上,每天更换一次,7~10 天为 1 个疗程。

(3)三水点穴疗法:见前述。

(4)瓦针放血疗法:将准备好的瓦针在燃烧的苞谷酒火焰上烧灼半分钟左右,再在患者太阳、印堂、百会、八邪、四缝、十宣、八风,用土家苞谷酒清洗消毒后,快速闪刺几下,使之出血(可刺1~3处出血)即可。每天1次,7~10天为1个疗程,治疗时间以午后及睡前为宜。

　　【按语】　该病治疗期间还应注意清淡饮食,控制体重,忌烟酒,适量户外活动。

十三、心里疼

　　心里疼,是以胃脘部(近歧骨陷中处)发生疼痛为主证的疾病。本病在民间又称"胸门口疼"、"肚子疼",以心口窝部位疼痛故名。

　　【主症】　心口窝部位疼痛,胀满,嗳腐厌食,或呕吐,吐后痛减,脉弦。

　　【辨析】　多因饮食不节,损伤中元或郁怒伤肝,肝气不舒,横逆犯肚所致。肝失疏泄致气机郁滞,胃气不和而痛。脾胃与肝,相互为用,肝木疏土,助其运化之功,胃气养肝成其疏泄之用。肝郁气滞,常易乘袭胃腑;胃气不和,易致肝气乘虚犯胃。所以,胃病的病位,以胃为主,但与肝脾有关,两者之中,肝与胃痛的关系尤为密切。

　　(1)饮食不节:暴饮暴食,饥饱失常,过食生冷或肥甘厚味,可使脾胃受伤。或因宿食停滞,胃气窒塞;或因寒凉伤中,胃阳被遏,或因湿热阻滞,胃失和降,均致邪踞胃中,胃气不和,正邪交争,而发生胃痛。

　　(2)肝气犯胃:忧郁、恼怒伤肝,肝之疏泄失调,横逆犯胃,肝胃不和,气机郁滞,则胃脘疼痛。若气郁化火,可致疼痛加重;火郁阴伤,胃液肝阴亏耗,病程每多缠绵。

　　(3)脾胃虚弱:素体脾胃虚弱,或久病胃气受伤。胃阳不足,寒从内生,阴寒内盛,中阳不运,常致虚寒胃病;亦有胃虚中寒,再感外邪,寒气凝滞而痛者;或胃阴素虚,或病久阴伤,胃失濡养,胃气不和而痛者。

　　上述病因,既可单独致病,也可相互为因。在一定的条件下,郁久化热,痛久入络,由气及血,可出现寒热互见,虚实错杂,阴阳并损之证。

　　【基本治疗】
　　(1)治疗原则:疏通筋络,和胃止痛。
　　(2)治疗方法:刮痧疗法。
　　(3)操作
　　1)医者消毒清洁干燥双手,嘱患者采取仰卧位,暴露胸腹及下肢部,消毒充分。
　　2)持制备好的刮具(铜钱、硬币、木梳背、瓷碗边、瓷调匙、竹板或水牛角等),蘸取介质(植物油或清水),遵循足阳明胃经腿部的循行路线和疼痛部,从上至下,从内至外,用力均匀反复刮治约10分钟,刮至皮肤出现红紫色条痕或斑块为止,隔日施术1次,5~7日为1个疗程。
　　3)清洁施术部位的介质,嘱患者放松休息5分钟左右,注意局部保暖,治疗结束。

　　【其他治疗】　撮痧疗法:施术者选取上脘、中脘、下脘、足三里等穴,以拇指、食指、中指三指对抗用力,抓取治疗穴位,反复、交替、持续均匀的操作,并同时遵循足阳明胃经循行路线,作体表的缓慢游走,每穴施术6~8次,直到皮肤局部出现红色或紫色的痧点为止。

十四、打嗝

　　打嗝,是指气从肚出,上逆不降,嗝嗝连声,不能自止。民间又称打胃气,中医称呃逆,现代医学之膈肌痉挛可参考辨治。

【主症】　气从肚出,逆而上窜,嗝嗝连声,不能自止,脉弦。

【辨析】　肝郁气滞或饮食停滞致肚气不降,逆而上窜而成。脉弦为气滞之象。

【基本治疗】

(1) 治疗原则:疏肝解郁,消食导滞,和降肚气。

(2) 治疗方法:三百棒疗法配合刮痧疗法。

(3) 操作

1) 医者嘱患者采取俯卧位,脱去上衣,暴露背部,消毒充分。

2) 在背部行揉、按或滚法约5分钟,充分放松背部肌肉。

3) 手持圆针点按背部肝俞、胃俞、膈俞等穴,先轻后重,逐渐加力,以酸胀为度,每穴3~5秒。

4) 手持推拿棒反复敲打背部等穴部位,力量适中,施治10~15分钟,以背部皮肤发红即可。

5) 右手持制备好的刮具(铜钱、硬币、木梳背、瓷碗边、瓷调匙、竹板或水牛角等),蘸取介质(植物油或清水),从背部胃俞刮至膈俞穴,来回往复用力刮治,以皮肤出现红紫色条痕或斑块为度,每日施术1次,5~7日为1个疗程。

6) 清洁施术部的介质,放松休息5分钟左右,治疗结束,注意局部保暖。

【其他治疗】　撮痧疗法:医者首先用酒精擦拭背部胃俞、膈俞等穴,并涂抹上作用介质,然后利用双手的拇指、食指在治疗部位围出一个1~2厘米面积的表皮,再作向中间圆心的对抗挤压,一挤一松,如此反复地进行操作,直到皮肤局部出现红色或紫色的痧点为止。

十五、绞肠痧

绞肠痧,以腹中暴痛为主症。本病在湘鄂地区流行较广。其中夏秋发病伴四肢发寒、腹部皮肤出现红色疹子(不碍手),苔白脉弦紧者,又称其为寒痧。中医的腹痛,现代医学的肠炎、不全性肠梗阻、肠痉挛可参照此证辨治。

【主症】　腹中痛,多为阵发性加剧,或四肢发寒,腹部皮肤出现红色疹子,但不碍手。舌红苔黄,脉弦快或舌淡、苔白、脉弦。

【辨析】　湿热或寒湿阻滞,肠道气滞血瘀,不通则痛,故腹痛。湿热阻滞,则舌红,苔黄,脉弦快;寒湿阻滞,则舌淡,苔白。

【基本治疗】

1. 湿热型

(1) 治疗原则:清热化湿,理气活血,佐以止痛。

(2) 治疗方法:刮痧疗法。

(3) 操作:从腹至胸至肘,医者用一手持铜钱沾桐油挂皮肤(起红痕)赶刮,每次至肘时,医者用另一手环形箍住其肘关节,共7次,用瓷针或三棱针在患者该侧中冲穴放血7滴,泄其邪气,松开被箍肘关节,左右同法进行。

2. 寒湿型

(1) 治疗原则:温中化湿,理气活血,佐以止痛。

(2) 治疗方法:扑灰碗疗法。

(3) 操作

1）医者嘱患者仰卧在治疗床上,充分暴露腹部。

2）持温度约70℃,盛有紫木灰的扑灰碗,在患者腹部上下左右来回推动,动作的快慢以患者能耐受的温度和摩擦疼痛为度。每日2~3次,7日为1个疗程。

3）嘱患者稍事放松5分钟,注意局部保暖,治疗结束。

【其他治疗】

（1）药佩疗法:湿热型选用白花蛇舌草、羊蹄草、两面针根适量,寒湿型选用藿香、佩兰、桂枝、干姜适量,焙干,碎研成细末,制成佩袋,随身佩带。佩带时间依病情而定,1周至月余不等。

（2）水罐疗法:选取合适的竹罐放入水中煮沸几分钟,患者常取卧位,将竹罐迅速罩于腹部穴位如上脘、中脘、下脘、天枢等,留罐3~5分钟后取罐。

十六、屙血

屙血,是指血自大便而下,或血便夹杂而下,或大便前后下血,又名"打镖枪"。民间咒人死常用"打镖枪"病名骂人,说明本病可致人死亡,中医学称"便血",现代医学之上消化道出血、坏死性肠炎、肠出血等可参考辨治。

【主症】 血自大便而下,或血便夹杂,或血便分下,血色黑褐,或暗红,或鲜红,常伴肚腹疼痛,舌红,苔黄,脉快。

【辨析】 本病多因肚肠炽热,肚肠脉络受损,血液不循常道而下渗于肠,故自大便而下,色黑暗者为在肚肠中瘀积较久而腐败,色鲜者为随即而出者。舌红,苔黄,脉快,均为肚肠积热之征。

【基本治疗】

（1）治疗原则:清热泻火,凉血止血。

（2）治疗方法:药浴疗法。

（3）操作

1）大叶紫珠、地芽、紫金牛、白及、土三七各20g,煎液洗浴全身。

2）马鞭草、蚤休、仙鹤草、血见愁、旱莲草各30g,煎液冷却灌肠。

3）十大功劳叶、地黄连、红大蓟、槐树根皮各20g,水煎冷却灌肠。

【其他治疗】 刮痧疗法:选取足三里、上脘、中脘、下脘、曲池、小肠俞、大肠俞等穴位,医者持刮具在每穴处均匀反复刮治约1分钟,至穴位部皮肤出现红紫色条痕或斑块。每日施术1次,5~7日为1个疗程。

十七、屙稀

屙稀,是指大便质稀,排便次数增多,甚则泻下如注的一种病证。本病在鄂、湘、川土家族居住区又称拉稀、屙肚子。中医称为腹泻,现代医学急性肠炎、结肠过敏、肠功能紊乱可参考辨治。

【主症】 大便稀溏,甚如水样,一日三、五次至数十次,或大便臭如败卵,泻下不爽,粪色黄褐,肛门灼热。

【辨析】 患者感受寒湿或饮食不洁之物,致使肚肠升降功能失常,清浊不分,水分并走大肠,故大便稀溏,次数增多,甚如水样。或郁而生热,湿热互结,阻滞大肠,故大便臭如败卵,泻下不爽,粪色黄褐,肛门灼热。

【基本治疗】

1. 寒湿型

(1) 治疗原则:温中散寒,化湿。

(2) 治疗方法:烧艾疗法。

(3) 操作:医者嘱患者采取仰卧位,选取脐部,用酒精充分消毒,将食盐填敷于脐部,上置适宜的艾团连续施灸,并积极询问患者的皮肤温感,当患者告之剧烈疼痛不能耐受时,则用镊子将燃着的艾团夹离,等皮肤热感冷却后再放上施灸或更换新的艾团再点燃施灸。一般施灸 3~5 壮为宜,施术完毕,嘱患者躺着休息 3~5 分钟,操作完成。

2. 湿热型

(1) 治疗原则:清热化湿,宽中止泻。

(2) 治疗方法:刮痧+药佩疗法。

(3) 操作:刮痧疗法见前述。

药佩疗法:选取地耳草、一点红、过路黄、夜关门适量,焙干,用碎药机碎研成细末,装袋制成的药物佩袋,放入内衣口袋或悬挂于颈项、胸前或背部等。一般佩带 1 周左右,病情严重者,佩带时间可延长至 1 个月或更长的时间。

【其他治疗】 扑灰碗疗法(寒湿型):患者平卧暴露腹部。医者持扑灰碗在患者腹部上下左右来回推动,以患者耐受的温度和摩擦疼痛为度。1 天 2~3 次,5 日为 1 个疗程。

十八、屙痢

屙痢,是指以大便次数增多,便意窘迫,频频蹲厕,腹痛,大便坠胀,下痢赤白黏冻为主症的疾病。民间又称"痢症"、"屙痢症",中医称为"痢疾"。现代医学"痢疾","细菌性肠炎"等可参考辨治。

【主症】 发热,大便次数增多,便意窘迫,频频蹲厕,腹痛,便稀,肛门坠胀,下痢赤白黏冻,舌红苔黄,脉滑数。

【辨析】 饮食不洁,感受湿热,湿热毒邪蕴于肠中,肠失传化,气机阻滞,故发热,大便次数增多,便急窘迫,频频蹲厕,便稀腹痛,肛门坠胀。湿热损伤肠络,故下痢赤白黏冻。舌红苔黄,脉滑数,均为湿热内盛之象。

【基本治疗】

(1) 治疗原则:清热败毒,燥湿凉血,理气止痛。

(2) 治疗方法:扑灰碗疗法。

(3) 操作:患者平卧暴露腹部,医者持扑灰碗在患者腹部上下左右来回推动,以患者耐受的温度和摩擦疼痛为度。1 天 2~3 次,5 日为 1 个疗程。

【其他治疗】

(1) 烧艾疗法:患者取仰卧位,双下肢屈曲,暴露好腹部。采用隔蒜灸,在腹部以肚脐为中心每隔 1 厘米、2 厘米、4 厘米向四周选取穴位,1 日 1~2 次,7 日为 1 个疗程。

(2) 蛋滚疗法:患者取仰卧位,双下肢屈曲,暴露好腹部。在患者的腹部上反复按摩擦搓滚动,开始温度高,速度宜快,温度降低后可适当放慢速度。动作柔和轻快,当感触鸡蛋温度太低时,更换第二枚鸡蛋如前法滚动操作。每次治疗时间 15~20 分钟,1 日 1~2 次,7 日为 1 个疗程。

【按语】

(1)土家医治疗本病应用内服方药结合外治法效果更好。

(2)应用内服方药时应注意辨析,并与屙稀鉴别。

(3)治疗期间应注意清淡饮食,忌食生冷、辛辣、油腻之品,注意饮食卫生。

(4)急性屙痢发病时应避免与他人直接或间接接触。

十九、黄疸

黄疸,是全身皮肤发黄、目黄、尿黄的一种病证。中医亦称"黄疸",现代医学之黄疸性肝炎、胆囊炎及胆石症引起的黄疸均可参照辨治。

【主症】 起病之初纳呆,厌油,乏力,继而渐见肤黄,目黄,小便黄如茶色,苔黄厚腻,脉滑快。

【辨析】 感受湿热,阻滞中元,中元失运,故纳呆、厌油。湿性重浊,故乏力。湿热熏蒸肝胆,肝失疏泄,胆汁外溢,故身黄、目黄、尿黄。苔黄厚腻,脉滑快,均为肝胆湿热之征。

【基本治疗】

(1)治疗原则:清热败毒,疏肝利胆,化湿退黄。

(2)治疗方法:发泡疗法。

(3)操作

1)药物选取:医者结合患者的病情选取刺激性鲜药,一般选取毛茛姜,洗净后取适量捣烂。

2)穴位的选取:贴敷内关穴,一般双侧取穴。

3)贴敷药物:医者将选好的药物捣烂,贴敷在患者暴露的所选穴位上,并用胶布固定,利用药物刺激性,使皮肤发泡,从而刺激机体,排毒外出,达到治疗目的。

4)敷贴数小时后,待患者感觉贴药处有瘙痒疼痛灼热感时即可去掉药物,可见贴药处起一个或几个大小不等的水泡,次日刺穿水泡,局部消毒处理,让水流出自然结痂即可。

【其他治疗】

(1)药浴疗法:将以下药方煎液洗浴全身,每日 3 次。

1)小叶三点金、田基黄、田皂角、连线草、阴行草、虎刺各 15g(偏于热重者)。

2)九月花、积雪草各 50g。

3)白马骨、马鞭草、美人蕉、刺黄连、栀子、茵陈、鸡矢藤、萹蓄各 50g。

4)三月苞根、海金沙根、地骨皮根、虎杖、防风、野兰宫、天青地白、小桐子树根各 50g。

5)钓鱼竿、虎杖、红柴胡(一枝黄花)、车前草、小血藤、地苦胆各 50g。

6)花斑竹 50g,绒蒿 50g,大黄 12g,山栀子 15g。

(2)药佩疗法:选取七叶一枝花、过路黄、白马骨、牡荆、满天星、车前草适量。焙干,用碎药机碎研成细末,缝好袋口,将制成的药物佩袋,悬挂在颈项或在胸前、背部等部位。

二十、打摆子

打摆子,是以先发寒战,尔后发热,继之汗出热退,定时而发为特征的疾病。本病以夏秋季多发,因先发寒战后发热,反复发作,定时而发,又名"发寒病"。即中医学之"疟疾"。

【主症】 定时而作,发寒战,继而发热汗出,汗出热退。

【辨析】 邪入半表半里,入与阴争,阴盛阳虚,以致寒战;出与阳抗,则阳盛阴虚,故发热汗出。邪伏则止,邪动则发,故休作有时。

【基本治疗】

(1)治疗原则:祛邪散寒,和解表里。

(2)治疗方法:雷火神针疗法。

(3)操作

1)中药配方:将常山根 15g,鱼鳅串 200g,柴胡 15g,神针杆一个(木制)细铜丝 10 米,特制 5 寸钢针 6 颗,黑色棉布 1.6 米(备用),桐油,火柴,制成雷火神针。

2)用雷火神针针刺大椎、陶道、合谷、间陵、内关、太络。

【其他治疗】

(1)外敷疗法:将棕菊 200~300g,捣烂,用桐子叶包敷头顶,每天 1 次。

(2)熏蒸疗法:在患者寒战间歇时,医者将常山根 15g,鱼鳅串 200g,柴胡 15g,置入熏蒸机内加热煎煮,一般先武火煎煮药物 30 分钟左右,再嘱患者脱去衣裤进入熏蒸机熏蒸,一般每次蒸 30~60 分钟,一日 1 次,5~7 日为 1 个疗程。

【按语】

(1)患者高热发烧时可用凉水袋做枕暂时退烧处理。

(2)对恶性打摆子宜配合内服药物治疗。

二十一、大关门

大关门,是以大便秘结不通为主症的疾病。本病因大便秘结不通,似大门关闭不开,故名。其又称"大便关门杀贼"或"大关门杀贼"。中医学的便秘,现代医学的"结肠炎"、"不良性肠梗阻"可参考辨治。

【主症】 大便不通,坚硬难出;伴腹痛腹胀。

【辨析】 结肠中,肠失传化,故大便不通或坚硬难出;热结粪阻,腑气不通,不通则痛,故腹胀腹痛。

【基本治疗】

(1)治疗原则:清热通便。

(2)治疗方法:蛋滚疗法。

(3)操作:嘱患者采取仰卧位,脱去衣裤,双下肢屈曲,双髋关节稍外展,充分暴露需要治疗的部位。在患者的腹部上反复按摩擦搓滚动,开始温度高,速度宜快,温度降低后可适当放慢速度。动作柔和轻快,当感触鸡蛋温度太低时,更换第二枚鸡蛋如前法滚动操作。每次治疗时间 15~20 分钟,1 日 1~2 次,7 日为 1 个疗程。

【其他治疗】 翻背掐筋疗法:嘱患者脱去上衣,采用去枕俯卧位,医者用柔和均匀的力度,按揉患者脊柱两侧肌肉,以充分放松患儿背部肌肉。再用双手拇指、食指从患者尾骶骨处开始,沿脊柱两旁(旁开 0.5~1.5 寸),逐步向上翻转皮肤,直至颈部大椎穴为止,连续翻转 5~10 遍。翻毕,再在患者双侧两肋下约第 5、6 肋处摸到膈筋,双手用力快速掐提数下,再嘱患者取仰卧位,进行顺时针推摩腹部 3~5 分钟。每日 1 次,病情重者,可加 1~2 次,一般 7

日为 1 个疗程。

【按语】

（1）土家医治疗本病可加上具体偏方独具特色,结合外治法效果更好。

（2）嘱患者平时坚持体育锻炼,多食蔬菜及水果,养成定时排便的习惯。

二十二、小关门

小关门,以小便点滴难通为特征。犹如人户小门不开,故名。其又称"小便关门杀贼"或"小关门杀贼"。中医的"癃闭"、"腰痛"、"石淋",现代医学上的"前列腺疾病"、各种原因的"尿路梗阻"均可参考辨治。

【主症】　小便频数,点滴而下,色黄或清,甚则不通,伴腰腹疼痛。

【辨析】　湿热蕴结膀胱,膀胱气化失司,故小便频数,尿黄,甚则小便不通,伴腰腹疼痛。或年迈肾气亏虚,推动不力,膀胱气化失司,亦可致小便色清,点滴而下,甚则不通。

【基本治疗】

（1）治疗原则

1）湿热型:清热化湿,通关利尿。

2）肾虚型:温补肾气,通关利尿。

（2）治疗方法:外敷疗法。

（3）操作

1）湿热型:将三叶木通、叶下珠、四轮草、竹叶菜、土牛膝、海金沙、金刚藤、小叶黄、阳桃藤、酸筋草、碎米柴、连线草、土黄七、过路黄各 20g,捣烂后加白醋少许外敷小腹部,一般 1~3 天换药 1 次。

2）肾虚型:将铁马鞭、车前草、钓鱼竿、天青地白、白茅根、五爪龙各 20g,捣烂后加白醋少许外敷小腰部,一般 1~3 天换药 1 次。

【其他治疗】　推摩疗法:患者取侧卧位或屈膝屈髋位。湿热型:将三叶木通、叶下珠、四轮草、竹叶菜、土牛膝、海金沙、金刚藤、小叶黄、阳桃藤、酸筋草、碎米柴、连线草、土黄七、过路黄各 20g 煎好后,涂在手上,在下腹部、会阴部及肛周进行点按、推摩,操作完毕后再提拉阴毛数次,一日 2 次,3 日为 1 个疗程。肾虚型:将铁马鞭、车前草、钓鱼竿、天青地白、白茅根、五爪龙各 20g,煎好后,涂在手上,在下腹部、会阴部及肛周进行点按、推摩,操作完毕后再提拉阴毛数次,一日 2 次,3 日为 1 个疗程。

【按语】

（1）土家传统食疗:取一新鲜猪膀胱,将其洗净,再将用清水泡好的糯米放入其中缝好,蒸熟后食用。每日一个,连服 3 日。

（2）本病外治疗效欠佳时可配合内服药物治疗。苦参、铁丸中、青木香各 20g,日 1 剂,水煎服。

（3）长时间无法排尿,腹部膨隆者,应及时导尿。

（4）若属机械性梗阻或神经损伤患者,需明确发病原因,采取相应措施。

二十三、肿节风

肿节风,是以双足趾关节及踝关节红肿热痛,屈伸不利为主要表现的病证。中医的"热痹"，现代医学"风湿性关节炎"、"类风湿关节炎"可参考辨治。

【主症】 双足趾关节及踝关节红肿热痛，屈伸不利。

【辨析】 患者因居处阴寒潮湿，或劳作后饮寒或过溪受凉，而致寒热不均，湿阻脉络，痹阻关节，且湿性趋下，故双足趾关节、踝关节肿痛。湿郁生热，故局部色红发热。

【基本治疗】

（1）治疗原则：清热利湿，通络止痛。

（2）治疗方法：土家医赶酒火疗法。

（3）操作：患者选取坐位，充分暴露患侧红、肿、热、痛关节，点燃烧酒或制备好的药酒，医者用右手迅速从碗中抓取酒火，速将手中之火焰拍打在患处及周围组织，施行摸、揉、拍、打、捏、推、拿、摇等手法；待局部皮肤发红后，医生左手握住患肢从远端向近端进行按压以更好地消肿，再将活动不利的关节做各方向活动，活动时应注意循序渐进，在患者可忍受的疼痛中进行，切勿粗暴用力。反复取火，反复揉、拿、捏、按患处及周围组织10~15分钟，使患处发红，操作完毕后再将患肢放入冷水中浸泡5~8分钟。每日1次，7~10次为1个疗程，症状消除后停止治疗。

【其他治疗】

（1）赶油火疗法：患者取坐位，去衣裤，暴露患处，将桐油用电磁炉加热至沸腾，再将龙须草20g，三角枫200g，银花藤200g，钩藤根20g制成的粉末加入油中，体位及操作可参照该病土家医赶酒火疗法。

（2）外敷疗法：龙须草20g，三角枫200g，银花藤200g，钩藤根20g，水煎外洗，每晚一次，先热敷患处，后洗全身，直至症状消失为止。

（3）瓦针放血疗法：根据患侧红、肿、热、痛关节部位选取合适的体位，常规消毒，用消毒过的瓦针快速闪刺数下，可刺1~3处，使之出血，每次放血2~5滴血。

【按语】

（1）本病外治疗效欠佳时可配合内服药物治疗。

（2）患者治疗期间应注意休息，避免提重物及过度劳累。

（3）注意保暖，避免风寒侵袭。

第十二章 外伤科证

一、土家医外伤科研究的范围

土家人多聚居于山峦密布、沟壑纵横之地,气候湿热,自然环境残酷。在长期的生产实践中,创造了土家医药。由于特殊的居住环境,土家人在生产劳动中,不可避免地易受到外界创伤,故在土家医药中,外伤疾病更有其独特的一面。土家医外科疾病病种较多,因机体外部皮肤组织及筋骨肉受外部意外因素伤害皆属于此类。临床中可见骨折、跌打损伤、虫兽咬伤、水火烫伤、疔、疮、疱、疖、痈、疽、癣等病证。

二、外伤科病因病理特点

骨伤及外部肌肉组织的损伤是因机体直接受外界暴力的作用,如跌闪、击打、挤压、刀具、子弹等作用,造成的骨头的断裂、皮肤肌肉破裂、出血疼痛、局部肿胀、青紫瘀血,重则运动丧失、出血不止,甚至危及生命。

水火烫伤是因沸水、火直接接触机体皮肤,轻者导致皮肤及浅表肌肉出现局部肿胀,水泡破溃流清水、疼痛,重者则表现皮肤烧焦、肌肉坏死,甚或津枯液竭,三元之气、血、精大伤而危及生命。

虫兽咬伤是指虫兽直接咬伤人体局部,毒液经创口内侵,轻者出现局部的肿胀、青紫、疼痛,重者毒液随血脉内攻三元内腑,出现高热、抽搐、神昏狂语等危急症状。

疱疖痈疽疔疮及常见的皮肤病的发生,其主要因素在于三元之气失和,气血运行不畅所致,主要有内因和外因两个方面。内因包括:情志不舒,劳倦内伤,饮食不节,三元之气不和,体质虚弱,气血不足,易召致邪毒乘虚而入,阻遏气血运行,破坏局部组织而发病。外因包括:外感邪毒,邪毒蕴结,郁而生热化火,灼伤血脉,瘀阻肌肤而发病。

外科(皮肤)病与气血的关系:气与血并行,周流全身,运而不息,这种功能一旦被破坏,气血运行失常,致使气血凝滞,邪毒阻于肌肉、筋骨而发生痈肿、疼痛,郁久则生热化火,导致血肉腐败而化脓。气血的盛衰可直接影响病程的长短。气血充足,则病程短,伤处易于痊愈。疱疖痈疽疔疮易于起发消散,破溃后也易于生肌收口长肉愈合。反之,则病程长,不易愈合及消散。

三、外伤科病的辨治特点

外科病的辨证必须通过看、听、摸、触全方位综合分析疾病的症状、体征及结合发病部位,以获得对疾病的全面了解,从而作出正确的诊断,并采取科学合理的治疗。

外伤科病的治疗分为内治法、外治法、内外合治法三种。

（一）内治法

内治法是药物经口内服达到治疗目的的方法。土家医在长期的临床实践中总结了采用赶病法及补益法来治疗外科疾病,并取得了满意的疗效。赶病法可分赶风、赶湿、赶热、赶火、赶气、赶瘀、赶寒之法,采用祛风除湿、清热解毒泻火、理气消肿活血止痛、祛寒的药物,以祛除机体感受的风、寒、湿、热、毒、火等邪气病理产物;补益法是用补益三元气血的药物,增强机体的抗病能力,从而祛除病邪,以促进机体的康复。

（二）外治法

土家医将外治法又分药物外治、器械外治、手法外治、固定外治四类。

（1）药物外治:指利用某些药物,直接涂擦、敷贴、洗浴、搓揉患者的皮肤组织,达到清热除火解毒、消肿止痛、活血化瘀之目的。

（2）器械外治:是利用某些器具直接作用于患处,治疗气滞血瘀的病证,如放血法、拔罐法。

（3）手法外治:指对骨折、脱位之病证进行摸揉、挤捏、摇拐、抵藏达到复位目的的方法。

（4）固定外治:指对复位的患处利用夹板固定,防止再次错位,促进伤处愈合的方法。

（三）内外合治法

内外合治法是指内治和外治同时运用到患者身上的一种综合治法,将两者相结合,利用各自疗法的优势,合理的结合在一起,以充分增强其疗效。

外伤科常见病证具体如下。

一、刀伤

因各种刀具、锐利物品刺破皮肤而致局部出血的病证。

【主症】　表皮穿破,出血,伤口整齐或错乱,裂口或深或浅,易血肉腐败。舌淡红,苔薄白,脉细弱。

【基本治疗】

（1）治疗原则:止血生肌。

（2）治疗方法:外敷疗法。

（3）操作

1）医者嘱患者根据刀伤采取适当体位。

2）药物选择:常用药物为毛蜡烛(蒲黄)适量,塞于伤口包扎止血,愈合后结痂自行脱落;或八角枫叶、苦蘵捣烂外敷,加压包扎;或旱莲草、草血竭、盐肤木叶、钻岩金叶,焙干,研细粉备用(适用于伤口较大,出血不止)。以白酒调成糊状,加压包扎。

【其他治疗】　涂擦疗法:沸甲草、七叶一枝花、半枝莲、钻岩金根皮,焙干,研细粉备用。用虎杖、刺黄柏根煎水清洗伤口,撒上药粉包扎,1日更换1次。

【按语】

（1）刀伤后要快速止血,如出血量较大应立即到医院治疗。

（2）包扎后要保持伤口的清洁,尤其是夏天,以防止伤口的感染。

二、子弹伤

子弹伤是指一切枪支子弹射入皮肤肌肉所致之病证。

【主症】　损伤局部创口出血,红肿疼痛,可出现机体发热、烦躁、面色苍白等症,子弹穿皮入腑者,可三元内窍大量出血,须及时救治。舌淡红,苔薄白,脉细弱或微快。

【基本治疗】

(1)治疗原则:清除火毒,拨出子弹。

(2)治疗方法:外敷疗法。

(3)操作

1)嘱患者采取适当体位,对伤口进行消毒后取出子弹。

2)药物外敷:将老南瓜瓤适量敷伤口;或者蝼蛄(土狗子)数个,加豇豆子适量,捣烂,或焙干研末,醋调敷伤口。

【按语】

(1)本病的外敷药物对伤情疗效较好。

(2)子弹伤应到正规医院治疗,医院设备齐全,方便子弹取出和对严重患者的抢救。

三、水火烫伤

水火烫伤,是指开水或明火直接灼伤肌表皮肤组织而造成的一种损伤病证。

【主症与辨析】　开水烫伤或火烧伤,临床中根据受伤面积和深浅度分为一、二、三度。

一度(红斑性):仅表皮红肿、红斑,无水泡,无全身反应。

二度(水泡性):浅二度:真皮浅层肿胀疼痛明显,发红,潮湿,水泡;深二度:真皮深层,皮肤苍白,红斑,水泡,疼痛,麻木,全身反应明显。

三度(焦痂性):皮肤全层或皮下组织,甚则可达肌肉骨骼,皮肤焦红,肿胀,干燥,碳化,疼痛,麻木,焦痂下坏死,组织液化。全身反应严重,出现燥热,烦躁,口渴喜饮,大便结,小便短赤,舌红,苔少,脉快,乃至神昏抽搐,小便不通,津枯血脱之危象。

【基本治疗】

(1)治疗原则:清除水火热毒,消肿止痛,生肌。

(2)治疗方法:涂擦疗法。

(3)操作

1)先用清洁冷水浸泡半个时辰。

2)制备药膏涂擦

A.飞化石炭1碗,搅拌澄清,取上清液加小麻油(煎开后冷却)搅拌5~10分钟,即成白色乳膏。涂擦患处,一日4~5次。(适用于一、二度水火烫伤)

B.紫草、虎杖、地榆、刺黄柏、山黄连各100g。小麻油500g,烧开后先将紫草炸焦黑,滤出渣,再将其他药入锅炸致焦黄去渣。将油熬沸到310℃,迅速冷却到60℃加冰片3g,密封备用,涂擦患处,一日4~5次(适用于二、三度水火烫伤,其优点是愈合快,感染机遇少,痊愈后瘢痕小)。

【其他治疗】 外敷疗法:

(1) 女真子树(冬用皮,春用叶)焙干研细粉,菜油适量,调敷患处。

(2) 铺地蜈蚣、见肿消焙干研细粉,蓖麻油或菜油适量,调敷患处。

(3) 鸟不踏根皮、土大黄适量,研末,桐油调敷。

四、毒蛇咬伤

毒蛇咬伤是指机体被有毒蛇咬伤,毒液损害机体的一种病证。在鄂西、湘西、川东地区,山高密林,溪谷交错,有利于蛇类生存。蛇分为有毒蛇和无毒蛇,并且有毒蛇种类多,如眼镜蛇、青竹镖、五步蛇、鸡公花蛇等。在毒蛇类牙齿中有一种致人死亡的毒液,一旦人体被咬伤后,毒液侵袭机体,救治十分困难,严重地威胁着人民的生命。

【主症】 毒蛇咬伤乃凶险之症,轻者,局部红肿疼痛、麻木、出血,继而可出现头晕眼花、恶心呕吐,视物模糊,局部肿胀蔓延;严重者,可表现为全身多处出血、便血,呼吸减弱、四肢冰凉,神志昏迷,极短时间就会导致死亡。

【辨析】 毒液伤及血脉,随血液运行,伤及三元窍腑,破坏机体免疫机能。

【基本治疗】

(1) 治疗原则:清解蛇毒、宁神益气。

(2) 治疗方法:放血、吸负加外敷疗法。

(3) 操作

1) 根据被咬的部位,采取适合的体位,并迅速结扎咬伤部位,先用冷水冲洗伤口,再用消毒的利刀片迅速将伤口切开成"#"形,加速局部毒血的外排。

2) 医者马上口含土家苞谷烧酒或浓茶水等漱口,再将口对准伤口用力的吸吮,吸后快速的吐掉再吸,反复十余次,直到吸出新鲜血液为止,可使毒液被充分的吸出。现多对咬伤部位进行拔罐,利用其负压将毒液吸拔出来,从而减轻患者的病痛。

3) 用七叶一枝花、白矾煎水冲洗,并用雄黄连、七层楼、蛇总管捣烂如泥加醋少许外敷,1~2日更换1次。

【其他治疗】 外敷疗法:将鱼腥草煎水清洗伤口,另以铁打苔、半边莲、万年青、八角莲捣烂外敷,1~2日更换1次。或者急解索、七叶一枝花、魔芋叶捣烂如泥外敷,1~2日更换1次。

【按语】

(1) 搞好预防工作,避免毒蛇的咬伤。

(2) 毒蛇咬伤后现场急救很重要,应采取各种措施,迅速排出蛇毒,并防止毒液的吸收与扩散。

(3) 采取综合措施,如彻底清创,内服及外敷有效的蛇药片,注射抗蛇毒血清等的应用及全身的支持疗法。

五、疔疮

疔疮为好发于额面和手足部的外科疾病。因其初起形小根深,底脚坚硬如钉,故名疔疮,又因发病部位和形状各异,而有"人中疔"、"蛇头疔"、"红丝疔"、"虎口疔"、"下唇疔"、

"鼻疔"等名称。

【主症】　本病初起状如粟粒,其色或黄或紫,或起水疱、脓包,根结坚硬如钉,自觉麻痒而微痛,继则红肿灼热,肿势蔓延,疼痛增剧,多有寒热。如见壮热烦躁、眩晕、呕吐、神识昏迷者,为疔毒内攻之危象,称之为"疔疮走黄"。

【辨析】　本病为外科中的一种险证,火热之毒为其总的病因。多因恣食膏粱厚味及酗酒等所致脏腑蕴热,火毒从内发或因肌肤不洁而邪毒外侵,流窜经络,气血阻滞。若热毒亢盛内攻脏腑,则成危候。

【基本治疗】

（1）治疗原则:清热利湿,泻火解毒,化瘀散结,托脓生新。

（2）治疗方法:外敷疗法。

（3）操作

1）药物的选择:一般选用魔芋叶、野油菜叶、地钱草等份;或山豆根、青四块瓦、身杆等份;或避蛇参、蛇泡草等份;或桐油汁、雄黄少许,将采好的鲜药捣烂。

2）结合患者疔疮的部位,采取适宜的体位,充分暴露患部。

3）医者将捣乱的药物涂敷在纱布上,展平后,贴敷于患处,用纱布包好,用胶布固定。

4）患者换药时,去掉胶布和纱布,用无菌纱布搽尽患处已用过的药膏,再将配制的新鲜药重新敷贴于患部,一般1~3天换药1次。

【其他治疗】　涂擦疗法:五爪龙、山乌龟、断肠草、铁旱菜等份,焙干研细粉。先将疔疮脓液用虎杖、苦参洗净,再涂粉包扎(适用溃烂后的疔、疮)。

【按语】

（1）手部疔疮忌持重物或剧烈活动。有全身症状者宜静卧休息,并减少患部活动。

（2）忌内服发散药。忌早期切开、针挑,忌挤脓,以免疔毒走散入血。

（3）平素不要过食膏粱厚味,患疔疮后忌食烟酒、辛辣、鱼腥发物。

六、疖

疖是一种生于皮肤浅表的急性化脓性疾病,即是单个毛囊及其所属皮脂腺的急性化脓性感染。炎症常扩大到皮下组织,可以发生在任何有毛囊的皮肤区。常发生于颈、背、臀部。该病好发于青壮年,多见于皮脂腺代谢旺盛或糖尿病患者,亦可见于抵抗力差、营养不良的婴幼儿。中医学将疖分为暑疖、楼姑疖和多发性疖病。

【主症】　初起时,局部皮肤有红、肿、痛的小硬结,范围仅2厘米左右。数日后结节中央组织坏死、软化,肿痛范围扩大,触之稍有波动,中心处出现黄白色的脓栓;继而脓栓脱落、破溃流脓。脓液流尽炎症逐步消退后,即可愈合。有的疖无脓栓,自溃稍迟,需设法促使脓液排出。面疖特别是鼻、上唇及周围所谓"危险三角区"的疖症状常较重,病情加剧或被挤碰时,病菌可经内眦静脉、眼静脉进入颅内海绵状静脉窦,引起化脓性海绵状静脉窦炎,出现额面部进行性肿胀,可有寒战、高热、头痛、呕吐、昏迷等,病情严重,死亡率很高。另外,不同部位同时发生几处疖,或者在一段时间内反复发生疖,称为疖病。此与患者的抗感染能力较低(如有糖尿病)或皮肤不洁且常受擦伤相关。

【辨析】　土家医认为,夏秋气候炎热,汗泄不畅,暑湿阻于肌肤;恣食膏粱厚味,酗酒辛辣炙热,以致脏腑蕴热;平素体衰,或病后虚弱,气血精亏损,新陈代谢障碍(如糖尿病)的患者。

【基本治疗】

（1）治疗原则：清热利湿，泻火解毒，化瘀散结，托脓生新。

（2）治疗方法：外敷疗法。

（3）操作

1）药物的选择，常用的药物有夏枯草、铧口尖、两点草、斑鸠窝草适量，或五爪龙、黄瓜香适量捣烂加猪胆汁少许，或紫花地丁、一点红、七叶一枝花、红藤、抱石莲适量，或冬汗菜、老鸦蒜、蒲公英、魔芋叶、苎麻根适量。

2）嘱患者根据发病的部位采取适当的体位，充分暴露患处。

3）将药物捣乱后涂敷在纱布上，贴敷于患处，用纱布包好，用胶布固定。

4）换药时，去掉胶布和纱布，用无菌纱布搽尽患处已用过的药膏，再将配制的新鲜药重新敷贴于患部，一般1~2天换药1次。

【其他治疗】 涂擦疗法：将七叶一枝花、紫花地丁、人字草、三叉苦适量，焙干研细粉。用苦参、紫花熬水洗后，涂擦药粉，包扎。

【按语】

（1）注意个人卫生，勤洗澡，勤理发，勤修指甲，勤换衣服等。

（2）少食辛辣之物及肥甘厚腻之品，忌食鱼腥发物，保持大便通畅。

（3）搞好防暑降温工作，多饮清凉饮料，防止痱子发生。

（4）体虚者应积极锻炼身体，增强体质。

七、痈

痈是化脓性细菌侵入多数毛囊、皮脂腺和汗腺所引起的急性化脓性炎症，属中医"有头疽"范畴。并由于发生的部位不同而各异，如生于颈后部称"对口疽"，生于背部称"发背"、"搭手"等。

【主症】 初起时局部呈一片稍微隆起的紫红色浸润区，质地坚韧，界限不清，明显疼痛，继之在中央部的表面有多个粟粒状脓栓，破溃后呈蜂窝状，以后中央部发生组织坏死、溶解、塌陷，类似"火山口"，其内含有脓液和大量坏死组织。痈易向四周和深部发展，周围呈浸润性水肿，疼痛剧烈，局部淋巴结有肿大和疼痛。患者多有明显的全身症状，如畏寒、发热、全身不适、食欲不振等，易并发全身性化脓性感染。唇痈易引起颅内的海绵状静脉窦炎及急性化脓性脑膜炎，危险性更大。

【辨析】 本病多因外感火毒之邪，或素有湿热内蕴，毒邪凝聚肌肤气血凝滞而发病；或久患有消渴之疾，也易发生此症。

【基本治疗】

（1）治疗原则：清热利湿，泻火解毒，化瘀散结，托脓生新。

（2）治疗方法：麝针加外敷疗法。

（3）操作

1）嘱患者根据自身的患病部位，采取适当的体位，充分暴露患处。

2）对患处用无菌棉球蘸取酒精消毒，然后医者手持麝针柄，对痈疮成浓处刺破，使脓血排出，稍加挤压，脓出病愈，手法轻柔快速，不可点刺过深，以免损伤皮下大血管和神经组织。

3）外敷药物，常用药物如夏枯草、红百合等份，加甜酒汁外敷（适用背痈）；夏枯草、雨点草、匍地虎等份,捣烂外敷(适用于肚痈);仙鹤草、三角枫、五角枫、搜山虎、白及等份,共捣烂外敷(适用于腹股沟、腋窝痈);黄花菜、土大黄、野菊花、千里光各等份,捣烂,加红醋少许调敷(适用于各种疽);蒲公英、小地虎等份,捣烂,外敷(适用乳痈),同时用生半夏捣烂布包,左乳痈塞左鼻,右乳痈塞右鼻;细白蜡树叶2.5kg,水煎熬成膏外敷(适用于乳痈、九子羊);大四棱草、雨点草等份,捣烂,加酒少许外敷(适用于对口疽);黄瓜香、夏枯草、铧口尖、见肿消等份,捣烂外敷(适用于对口疽)。1~2日更换1次。

【其他治疗】 涂擦疗法:将药物半截兰、川乌、草乌叶尖、生半夏、生南星、地丁、苎麻根适量,焙干研末。用白酒、红醋各半,加温开水调匀涂擦于患处。

【按语】

(1)经常保持局部皮肤清洁。

(2)平素少食辛辣之物及肥甘厚腻之品,患病时忌食研究及辛辣、鱼腥发物。

(3)有全身症状者宜静卧休息,并减少患部活动。

八、赤游火丹

赤游火丹的发生,均属血热火毒为患,可发于全身各处,其所属脏腑、经络各有不同。发于头面部位,责之于风热火毒称"抱头火丹";发于胸腔腰胯部位者,责之于肝经郁火发越于外,或脾胃湿热蒸腾于外而成,称"内发丹毒";发于下肢者,多责之于湿热下注而发,称"流火";发于小儿者,则属胎毒胎火所致,称"赤游丹"。本病属中医学中"抱头火丹"、"内发丹毒"、"流火"等范畴。

【主症】 其特点为发病急、蔓延快、不化脓、无组织坏死、易传染。下肢丹毒可继发于丝虫病、足癣,局部出现红色斑块,鲜红,用手指轻压可褪色,皮肤有轻度水肿,炎症与周围界限清楚,边缘稍高出皮面。全身症状明显,有发冷、高热及全身不适、头痛等,躯干和肢体的丹毒常反复发作。下肢丹毒反复发作可引起皮下淋巴管阻塞,组织增厚,形成象皮肿。

【辨析】 土家医认为一般有内外两个方面的因素。外因:挖鼻、挖耳、虫咬、外伤、刺伤、抓伤等,致皮肤黏膜破损,毒邪乘隙侵袭而成;内因:素体血分有热,心火内炽,复感风热之邪,内外相攻,风火煽动,发为火毒搏结于皮肤而发之。

【基本治疗】

(1)治疗原则:清热赶火解毒。

(2)治疗方法:外敷疗法。

(3)操作

1)药物的选择,一般药物常用四叶金、状元红、七叶一枝花,或者金钱吊乌龟、节节红、了哥王适量捣烂。

2)嘱患者根据发病的部位采取适当的体位,充分暴露患处。

3)将捣乱后的药物加醋涂敷在纱布上,贴敷于患处,用纱布包好,用胶布固定。

4)换药时,去掉胶布和纱布,用无菌纱布搽尽患处已用过的药膏,再将配制的新鲜药重新敷贴于患部,一般1~2天换药1次。

【其他治疗】 涂擦疗法:嘱患者根据病情,采取适当体位,将雄黄连、朱砂莲、青牛胆醋磨浓汁,时时外涂。

【按语】

(1) 患者应卧床休息,多饮水,床边隔离。

(2) 流火患者应抬高患者30°～40°。

(3) 有肌肤破损者,应及时治疗,以免感染毒邪而发病。

(4) 多走、多站及劳累后容易复发,应加以注意。

九、发风赤

发风赤,是指局部或全身皮肤骤然间出现密集粟粒状或云片状或水泡样丘疹,瘙痒难忍,大多呈红色,故名"发风赤"。在土家族民间根据发病时的不同的临床症状,其名称各异。有如青草风、秧风、茶风、冷风赤、指甲风、日光风赤、药毒风等。中医学称之为瘾疹。现代医学之荨麻疹、接触性皮炎、过敏性湿疹、冷性荨麻疹、压迫性荨麻疹、丘疹性荨麻疹、皮肤划痕症(人工荨麻疹)等可以参考辨治。

【主症】

(1) 青草风、秧风、茶风:这些"风赤"是在花草中、森林里、稻田、茶园劳作或穿行后所发生的全身或皮肤暴露部位所发生的丘疹,舌质淡红,苔白,脉弦。

(2) 冷风赤:遇冷水、冷风发生于全身或局部皮肤发生的风疹或风团,舌淡,苔白,脉紧。

(3) 指甲风:是皮肤受到摩擦或搔抓,局部皮肤发生的风团或痒疹,舌淡红,苔白,脉紧。

(4) 日光风赤:皮肤暴露部位在日光照射后所发生的痒疹,舌红,苔白,脉弦。

(5) 药毒风:服用某些药物或接触某些药物所发生的皮肤痒疹或风团,舌淡红,苔白,脉弦。

还有一些不明原因所引发的痒疹或风团,均称为"发风赤"。

【辨析】 无论何种原因,均为风热毒邪侵袭于内,透发于外所致。

【基本治疗】

(1) 治疗原则:清热败毒,祛风止痒消疹。

(2) 治疗方法:涂擦疗法。

(3) 操作

1) 苍耳子15g,苦参20g,蝉衣10g,另以猪秧秧捣烂布包挤汁擦患处,每日4～5次(适用于青草风、秧风、茶风)。

2) 一枝黄花30g,假甘草20g,积雪草20g,徐长卿30g,三角枫30g,煎液外擦患处,每日4～5次(适用于各种风赤,皮肤划痕症)。

3) 碎米子树60g,野薄荷、野荆芥、马蹄香各15g,淫羊藿60g,煎液外擦患处,每日4～5次(适用于冷风赤、指甲风、药毒风)。

4) 土茯苓30g,鹅不食草50g,山芝麻15g,枫杨树30g、艾叶30g煎水外洗,每日4～5次(适用于日光风赤、药毒风赤)。

十、巴骨流痰

巴骨流痰,是指肌肉与骨之间产生的肿块,初起肿胀疼痛,日久化脓,或造成骨质损害的一种病证。本病名各地流传,又称骨疽或附骨疽等,中医学称"流痰",现代医学之"骨结核"、"骨髓炎"、"骨膜炎"可参考辨治。

【主症】 本病初期仅骨与肌肉组织间肿胀疼痛,经过一段时间后,肿胀疼痛逐渐加重,皮肤表面颜色多无改变,但深部组织渐渐化脓,相应部位骨质受到损害,经久则穿破皮肤流脓,部分患者伴有低热、盗汗、消瘦等全身症状。舌质淡红,苔腻,脉滑。

【辨析】 寒湿毒邪郁于骨与肌腠之间,气血不行,壅阻脉道,蕴久化热,伤及筋骨血脉,致骨肉腐败而成脓。

【基本治疗】

(1)治疗原则:清热解毒,化瘀消肿,生肌祛腐,托脓排毒。

(2)治疗方法:外敷疗法。

(3)操作

1)断肠草根皮、南五味子根皮、雷公藤、苎麻根适量、酒糟1撮,共捣烂外敷,2~3日更换1次。

2)糯米屯、木姜子、细肥猪叶、雷公藤叶适量,捣烂外敷,2~3日更换1次。

3)用老南瓜瓢外敷,将脓拨出,用金银花、甘草煎水冲洗脓腔,再用龙骨、牡蛎、冰片、红粉研细粉,敷于脓腔内,1日1次。

4)草河车(七叶一枝花)、魔芋(烧半熟)、钻岩叶适量,捣烂外敷,2~3日更换1次。

5)齐头蒿100g,水煎服,1日1剂。另以小白龙须、大母猪藤、野麻根捣烂外敷。

【按语】

(1)伴全身症状未控制时均应绝对卧床休息,限制其活动。

(2)注意饮食调理,平时多食富有营养的食物,如鸡蛋、大骨汤、鸡肉等,忌食鱼腥、酒类及发物。

(3)清心静养,节制房事,以利康复。

十一、癣疮

癣疮,是由湿热毒邪蕴结皮肤所致的多种皮肤病。根据不同的临床症状及体征,民间则分为发癣、癞子头、铜钱癣、汗斑、牛皮癣、鹅掌风、脚气、灰指(趾)甲等名称。中医学也有牛皮癣、圆癣、鹅掌风、脚气病、灰指(趾)甲等称谓。现代医学之白癣、黄癣、体癣、花斑癣、手足癣、银屑病、甲癣可参考辨治。

【主症】

(1)发癣:头皮毛发处发生大小不等,数目不一的圆形、椭圆形斑块,表皮有灰白鳞屑,头发干燥无光泽,发根外周绕以白屑,舌质淡红,苔腻,脉滑。

(2)癞子头:斑片状黄痂为本病特有损害,痂紧贴于头皮,有鼠尿样臭味,毛囊被破坏,而形成永久性脱发,舌质淡红,苔腻,脉滑。

(3)铜钱癣:发生于躯干体表任何部位,初起红色扁平丘疹,渐渐为浅红斑块,表面有少许白色鳞屑,边界清楚,周边略隆起,有小丘疹和水泡,多呈圆形故名为铜钱癣,舌质红,苔黄,脉快。

(4)汗斑:好发于躯干皮肤,初起为黄豆大小的圆形斑疹,浅黄至浅褐色,表面覆盖有糠状样鳞屑,出汗后有轻度痒感,仅损害真皮层,冬季白色糠状样鳞屑大量脱落,故名为汗斑,舌质红,苔黄腻,脉滑而快。

(5) 鹅掌风:多发于手、足掌,有深在性小水泡剧痒,皮肤多有糜烂,皲裂,舌质淡红,苔腻,脉滑。

(6) 牛皮癣:本病好发于全身躯干及手前臂足下肢,初起为点状红斑丘疹,表面覆盖较厚一层云母样鳞屑或鳞痂,刮去后,会出现点状出血,瘙痒,散在分布或大片存在,故名牛皮癣。本病原因常不明,虽名为"癣",其实并非"癣",舌质红,苔黄腻,脉滑。

【辨析】 多因风邪外袭皮肤,郁久生风,化燥,肌肤失养所致。

【基本治疗】

(1) 治疗原则:杀虫,祛风,止痒。

(2) 治疗方法:涂擦配合外敷疗法。

(3) 操作

1) 飞扬草、徐长卿、白花蛇舌草、一枝黄花、土茯苓、何首乌黄花各 30g,泡酒涂擦患处,每日 4~5 次(适用于发癣、癞子头、铜钱癣、牛皮癣)。

2) 见肿消、攀枝花各 30g,水煎服,1 日 3 次,再以花椒 150g,大恶鸡婆 200g,硫黄 50g,刺黄柏皮 150g,桐油煎熬成膏。用苦参、古山龙、羊耳菊煎水外洗后,涂膏,1 日 3 次。

3) 苦楝树皮 50g,野棉花根、菝葜、野荆芥各 30g,煎水洗净创面,另以七姊妹辣椒(形态小而尖的辣椒)30g,焙干,研细粉布包,待水干后,扑撒患处(适用于癞子头)。

4) 先用何柳叶、蓼辣、土大黄熬水外洗患部,后用醋泡土槿皮、苦参、黄花的药液外擦患处,每日 4~5 次(适用于手、足癣)。

5) 密陀僧碾细粉,黄瓜半截,粘粉擦患处,每日 4~5 次(适用于汗斑)。

6) 古山龙(黄藤)羊耳菊、白花败酱桐油熬膏。另以羊踯躅煎水洗净,再涂药膏。每日 1 次(适用于发癣、癞子头、鹅掌风)。

7) 旱连木、白雪花、何柳叶各 30g,熬膏涂患处,每日 2 次(适用于牛皮癣、铜钱癣、癞子头、发癣)。

8) 土大黄、羊踯躅各 200g,白酒浸泡 1 周外擦患处,每日 4~5 次(适用于发癣、铜钱癣、鹅掌风)。

十二、蛇斑疮

蛇斑疮,是因感受湿热毒邪,发于局部皮肤,呈集簇性水痘样疱疹的一种病证。该病亦称鱼籽丹、飞蛇丹、转蛇丹等,中医学称缠蛇火丹,现代医学之带状疱疹可参考辨治。

【主症】 该病好发于春秋季节,以成年患者居多。

发病初期,其皮损为带状的红色斑丘疹,继而出现粟米至黄豆大小簇集成群的水疱,累累如串珠,聚集一处或数处,排列成带状,疱群之间间隔正常皮肤,疱液初澄明,数日后疱液混浊化脓,或部分破裂,重者有出血点、血疱或坏死。轻者无皮损,仅有刺痛感,或稍潮红,无典型的水疱。皮损好发于腰胁部、胸部或头面部,多发于身体一侧,常单侧性沿皮神经分布,一般不超过正中线。发于头面部者中,尤以发于眼部和耳部者病情较重,疼痛剧烈,伴有附近肿痛,甚至影响视力和听觉。

发病前患部皮肤常有感觉过敏,皮肤灼热刺痛,伴全身不适、疲乏无力、轻度发热等前驱症状,疼痛有的伴随皮疹同时出现,有的疼痛发生 1~3 日后或更长时间才出现皮疹。皮肤刺痛轻重不等,儿童疼痛轻微,年老体弱者疼痛剧烈,常扩大到皮损范围之外,部分中、老年患者皮损消退后可遗留顽固性神经痛,常持续数月,甚至更长时间。

病程 2 周左右,老年人 3~4 周。

【基本治疗】

（1）治疗原则:清热解毒,利湿消疹。

（2）治疗方法:外敷疗法。

（3）操作:常用外敷疗法:

1）杠板归、半边莲、山乌龟捣烂外敷。

2）仙人掌、还阳草（马齿苋）捣烂外敷。

3）猎瓜草（杠板归）、五瓜龙、大蒜、雄黄共捣烂外敷（初起可在疱疹中心和两头烧灯火）。

【其他治疗】

（1）涂擦疗法:朱砂莲,醋磨浓汁,频频涂擦患处。

（2）内治疗法:

1）狗肝草、蒲公英、三叉苦、蛇舌草各 30g,水煎服。

2）半枝莲、朱砂莲、野菊花各 30g,水煎服。

3）天泡草、鹅不食草、白英各 30g,水煎服。

十三、漆疮

漆疮,是指因接触生漆或漆树后产生皮肤丘疹,瘙痒难忍的一种病证。中医学称漆风疮。现代医学之"接触性皮炎"、"过敏性皮炎"可参考辨治。

【主症】 全身或局部皮肤突然出现密集红色丘疹,轻度水肿,自觉瘙痒难忍,舌红,苔白,脉快。

【辨析】 漆之风毒,侵袭于内,透发于外,故出疹瘙痒。

【基本治疗】

（1）治疗原则:清热、祛风、止痒。

（2）治疗方法:药浴疗法。

（3）操作:将八树、野菊花、野鸦椿放入煎药机或煎药罐中,用武火先煎约 30 分钟,再文火熬煎约 15 分钟即可滤倒在洗脚盆或特制药浴桶中,兑入适量的水,乘热洗浴全身或病变部位,通过浸泡擦洗,利用药温的热作用使毛孔张开,药物被肌肤吸收,循筋脉到达病变部位,从而达到治疗疾病的目的,但药液温度不宜太高,以免烫伤皮肤组织。一般药液洗搽20~30分钟为佳,一般 1 日 1 次,治疗 5~7 日为 1 个疗程。

【其他治疗】 外敷疗法:

（1）油菜叶、杠板归叶火上烤殃捣烂布包,挤汁外涂,一日 4 次。

（2）先用白果叶、荷叶煎水外洗,再将河螃蟹一个或多个,韭菜一把,共捣烂,取汁外擦,一日 4 次。

【按语】

（1）一旦确定为漆疮或有漆疮过敏史,一定远离漆树及生漆制品。

（2）外治同时可结合内服方药,飞扬草、野鸦椿、野荆芥、徐长卿各 30g,水煎服。

（3）避免摩擦搔抓,禁止刺激性强的外用药物,多饮水,给予易消化食物。

十四、冻包

冻包,是指由于气候寒冷引起的局部皮肤反复红斑、肿胀性损害,严重者可出现水疱、溃疡,病程缓慢,气候转暖后自愈,易复发。本病名在鄂西地区各地流传,也称为"冻疮"、"冻烂疮"。现代医学称之为"冻僵"、"冻伤"。

【主症】 冻疮好发于初冬、早春季节,以儿童、妇女多见,患者常伴有肢体末端皮肤发凉、肢端发紫、多汗等表现。皮损好发于手指、手背、面部、耳郭、足趾、足缘、足跟等处,常两侧分布。常见损害为局限性瘀血性暗紫红色隆起的水肿性红斑,境界不清,边缘呈鲜红色,表面紧张有光泽,质柔软。局部按压可褪色,去压后红色逐渐恢复。严重者可发生水疱,破裂形成糜烂或溃疡,愈后存留色素沉着或萎缩性瘢痕。痒感明显,遇热后加剧,溃烂后疼痛。

【辨析】 冻包多由寒凝血瘀,寒盛阳衰,寒凝化热,气血虚瘀而来。

【基本治疗】

(1)治疗原则:温经散寒、散寒通脉、益气养血、活血化瘀。

(2)治疗方法:药浴疗法。

(3)操作

1)老茄子一根,煮水浸泡患处,每次 30 分钟,5~7 天为 1 个疗程。

2)取胡椒粉 10g,高度白酒原液一斤浸泡一周后外洗,每天 4~5 次。

3)生姜、干辣椒各 60g,高度白酒原液一斤浸泡一周后外洗,每天 4~5 次。

【其他治疗】 外敷疗法:萝卜一根烧熟后外敷患处,每天 3 次,7~10 天为 1 个疗程。

【按语】

(1)加强锻炼,促进血液循环,提高机体对寒冷的适应能力。

(2)注意防冻、保暖防止潮湿,不穿过紧鞋袜。

(3)受冻后不宜立即用热水浸泡或取火烘烤。

(4)伴有其他相关性疾病时应积极治疗。

十五、黄水疮

黄水疮,是局部皮肤生出红色丘疹,瘙痒,并逐渐融合成片,破裂后流出黄水或清水的一种急慢性皮肤病。该病亦称"清水疮"、"旋耳疮",中医学名"浸淫疮",现代医学之急慢性湿疹可参考辨治。

【主症】 本病初起皮肤出现多数密集点状红斑片状粟粒大小的皮肤丘疹和小水泡,其基底部潮红,轻度浮肿,融合破裂后,流出黄色或清稀黏液性水,奇痒,多对称分布,好发于头部、腋窝、阴部及四肢伸侧,舌质红,苔腻,脉快。

【辨析】 感受湿热风毒之邪,郁于肌腠,浸淫于肌表,发为本证。

【基本治疗】

(1)治疗原则:清热利湿,祛风止痒。

(2)治疗方法:外敷配合涂擦疗法。

(3)操作

1)苦参、五爪龙、花椒叶、挖耳草、牛舌头、土茯苓、九里光、土荆芥、一枝黄花、硫黄各

30g,熬水等份外洗,每日 4~5 次。再以五爪龙、猫爪草等份焙干研细粉,加醋调匀细末后外敷患处。每日 1 次;已流水者,直接采用干粉外撒。

2) 二叶红薯、飞扬草、山芝麻、苦参、虎杖、苍耳子薇菜、花椒叶各 30g,煎水外洗,再以五爪龙、九里光、虎杖、钩吻等份熬成浓汁,加桐油、硫黄适量,熬成膏状涂擦,每日 4~5 次。

3) 喜树皮、鸡矢屯、徐长卿、艾叶各 30g,煎液外擦患处,每日 4~5 次。另以哥兰叶根、野菊花、苍耳草、盐肤木叶各 30g,熬膏外敷每日 1 次。

十六、大粪疮

大粪疮,是在施用农家肥(大粪)的农田菜地赤脚劳作后,手足长出一种硬性水泡,伴奇痒的一种病证。

【主症】 在施用农家肥(大粪)的农田、菜地劳作后,数小时或次日手足又出现苍白色硬性水泡,奇痒难忍,舌质淡红,苔白,脉滑。

【辨析】 粪毒浸淫肌肤所致。

【基本治疗】

(1) 治疗原则:除毒,杀虫,止痒。

(2) 治疗方法:搓药疗法。

(3) 操作

1) 医者将大粪草、野烟置火上烘烤至蔫。

2) 趁热直接放在患者患部,用手来回搓揉药物,直至患处皮肤发红、发热、药碎断、药汁干为止,1 日 2 次。

3) 患者休息 5 分钟,治疗结束。

【其他治疗】

(1) 钩虫草(藜科土荆芥)、一枝黄花各 15g,煎水服。

(2) 葫芦茶 100g,文火煎水 200ml,分 2 次早晚空服。

十七、鬼剃头

鬼剃头,是指毛发一夜之间或突然发生全部脱落或斑片状脱落的一种病证。病名在全国各地流传,中医学称"油风"或"斑秃",现代医学"圆形脱发"或"斑秃"可参考辨治。

【主症】 头部毛发一夜之间或突然一处或多处圆形或椭圆形斑状脱落,边界清楚,无自觉不适,常在无意中发现,脱发区皮肤光滑,毛孔不清,脱落的毛发上粗下细,毛球显著萎缩。病情进展时,整个头发松动易脱落,严重者可致眉毛、胡须、阴毛、腋毛均脱落,舌质淡红,苔薄白,脉细弱。

【辨析】 本病多为肾虚血亏,感受风邪,风胜血燥,毛发失去濡养,或情志郁结,肝郁血虚,"发为血之余",血虚毛发失荣,故松动脱落。

【基本治疗】

(1) 治疗原则:补肾祛风,舒肝解郁,活血养血。

(2) 治疗方法:外敷疗法。

(3) 操作

1）豨莶草 20g,南瓜叶、丝瓜叶、苦参、升麻各 30g,水煎服,另以豨莶草捣烂,白酒调敷。

2）箭叶秋葵、何首乌、土荆芥、马鞭草、血当归各 200g,加水 8kg,煮去渣,加白糖 1kg 熬成约 3kg 的膏状,每次口服 30g,1 日 3 次。另以马蹄香 50g,侧柏叶 100g,补骨脂 50g,白酒浸泡 1 周,去渣,擦患处。

【按语】

（1）注意头发卫生,加强头发护理,不用碱性强的肥皂洗发,忌烫染。

（2）劳逸结合,保持心情舒畅,避免烦躁、忧愤怒。

（3）加强营养,多食富含维生素的食物,纠正偏食习惯。

十八、长羊子

长羊子,是指在颈部、腋下、腹股沟、锁骨窝等生长指头大小,单个或多个椭圆形包块为主要表现的病症,因其病形状如羊睾丸故得名。根据其不同临床表现分为"行羊子"、"火羊子"、"九子羊"等名称。中医学称"瘰疬"。现代医学之"淋巴结结核"、"急性淋巴结炎"可参考辨治。

【主症】 颈部、腋窝、腹股沟等处长出如指头大小,单个或多个硬性包块。局部无明显红肿热痛,呈慢性肿大者,为"行羊子";局部红肿热痛、急性肿大者为"火羊子";红肿疼痛不显,呈串珠状分布者,称"九子羊"。舌质红,苔少,脉快。

【辨析】 长羊子多由其他相关疾病而来,如咽喉肿痛,乳蛾肿大,则导致颈部长羊子;如手足生疮,则导致腋下、腹股沟长羊子;如肺部病变则锁骨窝长羊子。此多为痰火热毒郁于肌腠,滞留筋脉发为本病。

【基本治疗】

（1）治疗原则:清火解毒,化痰散结。

（2）治疗方法:外敷疗法。

（3）操作

1）火羊子

A. 钻岩金、黄药子适量,捣烂外敷。

B. 山慈菇(葱果七)、七叶一枝花,醋磨成糊状,加酒少许,1 日涂擦患部数次。

C. 飞蛾七、花泽兰,捣烂外敷。

D. 老鸦蒜、仙人掌,共捣烂外敷。

2）行羊子外敷可参见火羊子。

3）九子羊

A. 见肿消、野百合、钻岩金等份捣烂外敷,2~3 日更换 1 次。

B. 七叶一枝花、石仙桃、石蒜等份捣烂外敷,2~3 日更换 1 次。

C. 野芹菜、白马骨、白花丹、钻岩金根皮各等份焙干研末,醋调外敷,2~3 日更换 1 次。

【其他治疗】

（1）发泡疗法:选取天南星、半截烂、半夏、大蒜、野棉花、打破碗花、桃树叶、野烟、威灵仙、过路黄、鸭跖草、毛茛、仙人掌、剑麻等鲜草药,洗净后取适量捣烂,贴敷在患者长羊子的部位,用胶布固定,使皮肤发泡,敷贴数小时后,待患者感觉贴药处有瘙痒疼痛灼热感时即可去掉药物,可见贴药处起一个或几个大小不等的水泡。这时要告知患者不要抓破水泡,以免造成感染化脓,要让其自然溃破,让水流出自然结痂即可。

（2）药浴疗法

1）火羊子:将夏枯草、肝火草、地丁、穿心莲、香泽兰、土茯苓、蒲公英、香附子、野羊藿根各 50g,蛇莓 30g,凤尾草、排风屯、天葵子、黄精各 25g,碎米柴 20g,扁竹兰 10g,水煎洗浴,一天一次。

2）行羊子:夏枯草 100g,昆布 50g,黑玄参 50g,川贝 30g,牡蛎 50g,八月扎壳 100g,羊菠萝根 100g,水煎洗浴,一天一次。

3）九子羊:果上叶、土茯苓、草河车、凤尾草、丁葵草、半枝莲、兰花参、铁包金、夏枯草、百部、山芝麻、七叶一枝花、抱石莲、紫背天葵、山乌龟各 50g,水煎洗浴,一天一次。

【按语】

（1）保持心情舒畅,情绪稳定。

（2）节制房事,注意休息。

（3）加强营养,忌食辛辣刺激之品。

十九、翻脏

翻脏,是指肛门外翻,直肠脱出,不能自行回纳的一种病证。民间又称粪门脱出,中医学及现代医学均称脱肛。

【主症】　在体力劳动中或解大便后,直肠脱出而不能自行还纳,经久不愈,甚则肿胀疼痛,舌质淡红,苔薄白,脉细弱。

【辨析】　素体虚弱,中元之气下陷,肛门失约所致肛肠脱出不能自行回复。

【基本治疗】

（1）治疗原则:补益中气,升陷固脱。

（2）治疗方法:药浴疗法。

（3）操作

1）石榴皮、白矾各 50g,煎水坐浴,每日 2 次。

2）五加皮、韭菜蔸、五倍子各 30g 煎水,便后坐浴,每日 2 次。

3）五倍子、苦参、杠板归各 30g,煎水坐浴,每日 2 次。

【其他治疗】

（1）外敷疗法:槐树根皮、蓖麻子各 30g,捣烂如泥,敷贴于百会穴,每日 1 次。

（2）内治

1）土党参、大叶骨碎补、七姐妹(蔷薇)、川续断、茅瓜各 30g,水煎服。

2）天仙果、勾儿茶、地炼根、牛尾参各 30g,水煎服。

3）五指山参(秋葵)、墨饭草、盐肤木、油麻藤各 30g,水煎服。

4）甲鱼头(打烂)一个,血藤 30g,土茯苓 50g,白芍、陈皮各 20g,水煎服。

【按语】

（1）本病为素体虚弱,中元之气下陷,肛门失约所致肛肠脱出不能自行回复,需内外兼治方能治愈。

（2）避免负重远行,多食蔬菜防止便秘。

（3）养成良好的如厕习惯,忌久蹲茅厕用力排便。

（4）经常作提肛运动以增加肛门括约肌的功能。

二十、痔疮

痔疮，是直肠末端黏膜下和肛管皮下的静脉丛扩大曲张所形成的柔软静脉团。中医的痔有广义和狭义之分，广义的痔指空腔赘生物的总称，狭义的痔泛指肛肠疾病。

【主症】 痔疮有内痔、外痔、混合痔三种类型。内痔初期尚小，肛门检查可见齿线上方有多个或单个紫红色的黏膜隆起，痔核扩大，大便时可脱出，发生肿胀、疼痛、滴血。外痔一般自觉症状轻，如脉管破裂，可形成血栓，则肿胀剧痛。混合痔又称花圈痔，具备内外痔共同特点。本病多因过食辛辣，过量饮酒，久坐或久行久立，妊娠，长期便秘或腹泻，湿热内生，气血不调，经络受阻，瘀血浊气下注所致。

【辨析】 中医学认为，痔的发生不单是由于局部原因，还与全身脏腑经络的病理变化密切相关。历代医家论述较多，可归纳如下：本病的发生，多由饮食不节，过食辛辣，酒色过度，湿热内生，下注大肠所致；或因久泻久痢，久坐、久立、久忍大便、妇女妊娠而引起阴阳不和，关格壅塞，经脉流溢，渗漏肠间，以致冲发为痔；或因外感风、湿、燥热之邪下冲肛门所致；或因内伤七情，热毒蕴积气血壅滞下坠，经络不通，而瘀滞结聚于肛门，以致冲突为痔。正如《外科正宗·痔疮论》中所说："夫痔者，乃素积湿热，过食炙煿；或因久坐而血脉不行，又因七情而过伤生冷，以及担轻负重，竭力运行，气血纵横，经络交错，又或酒色过度，肠胃受伤，以致浊气瘀血，流注肛门，俱能发痔。"

【基本治疗】

（1）治疗原则：活血化瘀，利湿消肿止痛。

（2）治疗方法：药浴疗法。

（3）常用药浴疗法

1）无花果、鱼腥草、虎杖煎水坐浴，1日1次。

2）铁扫把、杠板归、川花椒、三白草煎水坐浴。

【其他治疗】 外敷疗法：豨莶草捣烂，白酒调敷。

【按语】

（1）养成定时排便的习惯，保持大便通畅，可减少痔疮的频次。

（2）平时多饮温开水，多食蔬菜、水果，忌食辛辣刺激、肥甘厚腻性食物。

二十一、瘊子

瘊子是指生长于手指、手背、足背、面部及男女阴部、肛周的一种灰褐色豌豆大小、表面如花蕊状或刺状的皮肤病。本病其种类多样，名称各异，有刺瘊、水瘊子、阴瘊子。中医学称"千日疮"、"鼠乳"、"青年疣"、"湿疣"。现代医学之"寻常疣"、"扁平疣"、"传染性软疣"、"尖锐湿疣"可参考辨治。

【主症】

（1）刺瘊：多个参差不齐柔软丝状突起，针帽如豌豆大小，灰褐色花蕊状或刺状，数目单个或多个，好发于头面、手、足背部，舌质淡红，苔腻，脉滑。

（2）青年瘊：多发于颜面、手背、前臂，骤然发生，褐色扁平，多散在分布，偶有微痒，舌质淡红,苔腻,脉滑。

（3）水瘊:传染性软疣,多见于儿童及青年。初为粟粒大至绿豆大的半圆形丘疹,呈灰白、乳白,表面光泽,中央有脐窝,可挤出白色乳酪状物质,好发于躯干、四肢、眼睑,舌质红,苔黄腻,脉弦滑。

（4）阴瘊:本病好发于外阴(男性阴茎的冠状沟、包皮内及女性阴部的大小阴唇等)初发为少数微小淡红色丘疹,逐渐增大增多,形成乳头状、蕈状、鸡冠样或菜花状,表面湿润糜烂,舌质红,苔黄腻,脉滑快。

【辨析】 此多为感受湿热毒邪,透发于肌肤所致。

【基本治疗】

（1）治疗原则:清热利湿,败毒除瘊。

（2）治疗方法:外敷疗法。

（3）操作

1）生石灰 500g,草木炭 500g(土碱),加水 1 碗捣拌,澄清,取上清液加糯米适量,泡成糊状加鸦胆子粉混合,敷于瘊体上,1 周即可脱落(适用于寻常疣、扁平疣、湿瘊)。

2）雪上一枝蒿(云南一枝蒿)醋磨成糊状,涂于瘊体上,一周即可脱落(先用黄屯煎水洗)(适用于寻常瘊疣、尖锐湿疣)。

3）半夏捣烂外敷(适用于寻常疣、扁平疣)。

【其他治疗】 药浴疗法:木贼草、香附子、山豆根、板蓝根等份水煎趁热洗(适用于扁平疣、传染性软疣)。

【按语】

（1）土家医外治法治疗该病疗效肯定,可根据病情选用适当的方案。

（2）软疣、湿瘊可结合内服方药治疗效果更佳。

（3）禁止不洁性交,注意阴部卫生,积极治疗性伴侣,避免交叉感染。

第十三章　骨伤科病证

一、闭合性骨折

闭合性骨折即骨的完整性或连续性中断,骨折断端的皮肤、黏膜没有破损,断骨没有与外界相通。

【主症】 一般表现骨折后出现局部疼痛、压痛、肿胀和功能障碍,患处可出现严重肿胀,甚至张力性水疱和皮下瘀斑。患者因疼痛和精神紧张,可有面色苍白、不安、脉搏加快等,一般经过一段时间后可以好转,但骨折严重的病例,如骨盆骨折、股骨骨折和脊柱骨折,常因大量失血、剧痛或合并其他的损伤而发生休克。骨折后还可能出现体温升高,如果是一般的损伤后反应发热多在38℃左右而已,若是感染则可出现高热。

特征性表现:①畸形:骨折移位可使患肢外形发生改变,主要表现为缩短、成角和旋转畸形。②异常活动:正常情况下不能活动的地方骨折后出现活动。③骨擦音和骨擦感:骨折后由断端摩擦产生。具备以上三个骨折特征之一者,可诊断为骨折,但骨折的异常活动和骨擦感或骨擦音不可故意多次反复检查,以免加重组织的损伤,特别是有重要血管和神经的部位;也有些骨折,如裂隙骨折和嵌插骨折可不表现以上三个典型的骨折特征,需摄片确诊。

【辨析】 土家医一般认为多由外伤、暴力或禀赋不足,后天失养造成骨质脆弱复受外力作用而导致骨折,气滞血瘀,阻滞经络,故见疼痛、肿胀,三元受损,故见功能障碍。

【基本治疗】

(1) 治疗原则:外治复位固定。

(2) 治疗方法:封刀接骨疗法。

(3) 操作

1) 复位手法

A. 一揉摸:药匠首先轻轻揉摸骨折处,使筋脉揉活,肌肌松弛,减少复位时的剧烈疼痛。

B. 二捏拉:骨折后错位,药匠用力拉骨折上下端,使骨折两端对位,同时用手将骨折突起处轻轻捏平,使之复位。

C. 三摇拐:对关节脱臼患者,复位前先摇一摇,活动活动部位,然后药匠向内或向外用突然一拐的手法,使脱臼关节复位。

D. 四抵崴:对骨折错位形成畸形的骨,药匠往往习用抵崴之法在畸形骨痂形成处用力将其抵崴使其折断,至新复位。

2) 骨折固定法

A. 鲜鸡接骨法:活仔公鸡一只,用槌捣烂,加入跌打损伤药物之鲜品,参合融兑,使之成糊膏状,外敷患处。此法能活血化瘀,消肿止痛,生筋接骨,糊膏状药物干后结壳有一定的固定作用。

B. 杉树皮接骨法:用压平稍干的杉树皮,按肢体的周径、长短取材4~5块,按规格修剪成形,两端用胶布包巾后搋软,根据骨折的情况安放适当固定垫,手法整复后外敷中药膏,包扎夹板,3~5天换药重包1次,1个月左右可拆除夹板。本法取材方便,塑形容易,经济适用,固定可靠,有轻便、舒适感。杉树皮内含油质与松节油类似,有舒筋活络、活血化瘀、滑利关节的作用。

C. 竹片接骨法:用鲜竹片按肢体周径、长短取4~5块,修制成形,根据骨折情况安置适当固定垫,手法整复,中药膏外敷后包扎夹板,3~5天换药重包1次,1个月左右拆除夹板。本法取材方便,经济适用,固定可靠,有轻便舒适感。

D. 柳木接骨法:用鲜柳木板按肢体周径、长短取材4~5块,修制成形,再将柳木板加温按肢体外形加压塑形,根据骨折的情况安放固定垫,手法整复、中药膏外敷后包扎夹板,3~5天换药重包1次,1个月左右拆除夹板。本法取材方便,经济适用,固定可靠,轻松舒适。

E. 泡桐木接骨法:用鲜泡桐木板,按肢体周径、长短取材4~5块,修制成形,将泡桐木板加温后按肢体外形加压塑形,根据骨折的情况安放适当固定垫,手法整复、中药膏外敷后包扎夹板,3~5天换药重包1次,1个月左右拆除夹板。本法取材较方便,经济适用,固定可靠,轻松舒适。

F. 纸壳接骨法:用质量上乘,中厚度纸壳,按肢体周径、长短剪成3~5块,适用于无移位的骨折,行中药膏外敷后将纸夹板包扎固定,3~5天换药1次,1个月左右拆除夹板。本法取材方便,经济适用,固定可靠,轻松舒适。

【其他治疗】 外敷疗法:

(1) 子鸡(去毛)、螃蟹、杉树炭、红糖适量,马蹄香、钻岩金根皮捣烂,复位后,敷于骨折处,3~5日换1次。

(2) 接骨丹、狗骨头树皮、蛇泡草、梧桐树根皮适量,子鸡1只,共捣烂外敷复位后骨折处。

(3) 一字草、鹅肠、酸味草、土田七、大小血通、钻岩金各适量加酒捣烂,复位固定包扎,5日更换1次。

(4) 红刺苞头根、五加皮、接骨丹、苎麻根适量捣烂,加熟糯米粉250g,冰片3g,蛋黄1个,醋少许搅拌调匀外敷。

(5) 生大黄、鲜山萝卜、鸟不踏根皮、巴岩姜、自然铜、五加皮适量,加甜酒汁捣烂,外敷固定,1周换1次。

【按语】

(1) 有条件者最好先行X线检查。

(2) 治疗期间注意勿活动患处,注意局部保暖。

二、瘀气

瘀气,是指机体肌肉、关节筋骨闪挫所造成的一种疼痛病症。中医学称扭伤,相当于现代医学的软组织损伤。

【主症】 损伤局部肿胀疼痛,功能活动轻度受限,关节屈伸不利,严重者伤处肌肤可出现青紫、瘀血等,疼痛较甚,功能活动完全丧失。迁延日久,局部肿胀不明显,隐痛不适,反复发作,天气变化时明显。瘀气部位常发生于颈、肩、肘、腕、腰、髋、膝、踝等处。

【辨析】 肌肉、筋骨、关节多因用力不当、跌扑、闪挫引起筋脉及关节损伤而导致气血运行不畅瘀滞局部,故见局部肿痛,血出脉外,故见瘀血、青紫,三元气血不活,故致功能障碍。

伤至迁延日久,筋脉气血不足,筋脉拘急,局部隐痛,风寒湿邪乘虚侵袭而反复发作。

【基本治疗】

(1) 治疗原则:舒筋通络,活血止痛。

(2) 治疗方法:土家医赶酒火疗法。

(3) 操作

1) 根据患者瘀气的部位,采取合适的体位,充分暴露治疗部位。

2) 点燃碗中备好的烧酒或药酒,医者用右手迅速从碗中抓取酒火,速将手中之火焰拍打在患处及周围组织,施行摸、揉、拍、打、捏、推、拿、摇等手法。

3) 反复取火,反复揉、拿、捏、按患处及周围组织 10～15 分钟,使患处发红。每日 1 次,3～5 日为 1 个疗程。

【其他治疗】

(1) 外敷疗法:紫背天葵、连钱草、小救驾,捣烂加酒调敷;或土大黄、穿破石、韩信草、苎麻根,捣烂外敷;或铜锤玉带草、黄药子、钻岩金根,捣烂,加白酒少许外敷患部,1～3 天换药 1 次。

(2) 熏蒸疗法:将特制的九龙药物条点燃熏烤瘀气处或大血藤、小血藤、风香球、刺五加、水菖蒲、川乌、大风藤、羌活、独活、桂枝、岩防风、灵陵香、龙须藤等适量加适量清水煎煮熏蒸瘀气部位。

(3) 药浴疗法:将三百棒、乳香、没药、松香、皂角、桂枝、刺老苞、白京条、大血藤、小血藤、风香球、刺五加、水菖蒲、川乌、大风藤、羌活、独活、桂枝、岩防风、灵陵香、龙须藤等中草药煎煮药液洗浴瘀气部位,每日 1～2 次。

(4) 瓦针放血疗法:根据瘀气部位选取合适的体位,常规消毒,用消毒过的瓦针快速闪刺几下,可刺 1～3 处,使之出血,每次放血 2～5 滴血。常和拔罐疗法结合使用。

【按语】

(1) 土家医治疗本病效果较好。

(2) 应注意病变局部保暖,勿受凉。

(3) 需拍 X 线排除局部骨折病变。

三、跌打损伤

跌打损伤,又称瘀肿伤,是指因跌扑、钝器击打、碾压、挤压所致的闭合性软组织损伤。中医学亦称跌打损伤,现代医学之软组织损伤、闭合性损伤、瘀血、血肿、青紫伤可参考辨治。

【主症】 损伤局部肌肉组织疼痛、肿胀、青紫或血肿,严重者可出现肢体功能障碍,活动不便,舌紫暗脉涩。

【辨析】 气血瘀阻,运行不畅故见肿胀疼痛,气血运行失常,血不循脉道,故见青紫或血肿,血性瘀阻,脉气不利,而致功能活动不便。

【基本治疗】

(1) 治疗原则:活血化瘀,赶气消肿止痛。

(2) 治疗方法:土家医赶酒火疗法配合药罐、外敷疗法。

(3) 操作

1) 根据患者跌打损伤的部位,采取适宜的体位,充分暴露治疗部位。

2）点燃碗中备好的土家苞谷烧酒或药酒，医者用右手迅速从碗中抓取酒火，按揉、拍、打、捏、推、拿患部 3 分钟左右，反复 3~5 次。

3）反复取火，反复按揉患处及周围组织 10~15 分钟，使患处发红。

4）酒火疗法治疗完毕后，医者选取备好的合适药罐，迅速拔于跌打损伤处，留罐 5~8 分钟取罐。

5）取罐后，选取四两麻、岩风藤、三百棒、续断、接骨木、白京条、蜈蚣、大血藤、独正岗、刺老苞、威灵仙等适量等份捣烂，或半截烂、白四块瓦适量捣烂外敷；或白冷麻、抱石莲各等份捣烂外敷，或接骨草、红牛膝、木瓜、甜酒汁，捣烂外敷，或一枝黄花、丁茄、七层楼、土田七、钻岩金皮，捣烂，外敷患处。

【其他治疗】

（1）药浴疗法：将水菖蒲、川乌、三百棒、乳香、没药、刺老苞、风香球、刺五加、大风藤、岩防风、灵陵香、龙须藤等活血化瘀中草药各 30g 煎煮取药液，将药液洗浴患部，每日 1~2 次，7 日为 1 个疗程。

（2）瓦针放血疗法：患者采取适宜的体位，常规消毒治疗部位，医者用消毒好的瓦针快速闪刺几下，使之出血，刺 1~3 处出血，常结合拔罐治疗。

【按语】

（1）急性期需冰敷患处。

（2）治疗期间需注意休息。

（3）需排除骨折。

四、肩头风

肩头风又称肩膀痛，是以肩膀头（肩峰部）疼痛胀麻，活动不利为主症，因五十岁左右的人易患此病，故又称"五十肩"。中医学称肩痹，也称漏肩风、冻结肩、肩凝症，相当于现代医学的肩周炎。

【主症】　多一侧肩部疼痛，胀麻，活动不灵，夜间疼痛加剧，活动不利。

【辨析】　五旬之人，年老体弱，气血精三元物质不足，肝肾亏损，以致关节失于滑利、筋失濡养。又或肩部露卧受凉，感受风寒湿邪乘虚入侵，致使寒凝筋膜，经络阻滞，气血运行不畅，筋脉拘急，加之肩部长期劳累，引起局部疼痛及活动功能障碍。瘀血阻滞，夜间阴盛，气血瘀阻更甚，故见夜间疼痛加剧。

【基本治疗】

（1）治疗原则：舒筋通络，活血止痛。

（2）治疗方法：土家医赶酒火疗法。

（3）操作

1）患者仰卧位或坐位，先用推法或一指禅推法施术于患侧肩前部及上臂内侧，往返数次，配合患肢被动的外展、旋转等活动放松患肢。

2）点燃碗中的土家苞谷烧酒或药酒，医者用右手迅速从碗中抓取酒火，速将手中之火焰拍打在肩部患处及周围，施行摸、揉、拍、打、捏、推、拿等手法，反复取火，反复揉、拿、捏、按 10~15 分钟，使患处发红。

3）配合患肢上举、内收等被动活动。选取肩贞、肩内陵、肩井、天宗、阿是穴等穴按揉，拿肩部、上肢、肩井等。

4）医者一手扶住患肩，一手握住其腕部或托住其肘部，摇肩关节，幅度由小到大。施扳法于肩关节，如前屈、后伸、内收、外展等方向各扳 5~7 次，然后医者站在患者健侧稍后方，用一手扶健侧肩部，防止患者上身前屈，另一手握住患侧腕部，从背后使患肢屈肘，手背上触腰背部。扳法幅度由小至大，以患者忍耐为度。医者双手握住患肢腕部稍上方提抖肩关节，幅度逐渐增加，力量由小到大。最后搓肩部和前臂，往返搓动 3~5 次结束。

5）治疗结束后，患者放松休息 5 分钟左右，注意局部施术部位的保暖。每日 1 次，5~7 日为 1 个疗程。

【其他治疗】

（1）药罐酒疗法：选取合适的药罐，拔于肩关节肩贞、肩内陵、肩井、天宗、阿是穴等穴处，留罐 5~8 分钟，同时口服药酒，每日 2 次，每次约 15ml，20 天为 1 个疗程。

（2）雷火神针疗法：患者卧位或坐位，暴露患肩部位，然后土家医将神针蘸上少许桐油点燃约 30 秒钟后，刺入黑布覆盖的疼痛点，反复刺入，每次 10~15 分钟。每日 1 次，7 日为 1 个疗程。

（3）药浴疗法：将川乌、大风藤、羌活、独活、桂枝、岩防风、灵陵香、龙须藤三百棒、乳香、没药、松香、皂角、桂枝、刺老苞、白京条、大血藤、小血藤、风香球、刺五加、水菖蒲等中草药适量煎煮取药液，将药液洗浴肩部疼痛部位，每日 2 次，7 日为 1 个疗程。

（4）挑痧疗法：患者卧位或坐位，暴露患肩部位，常规消毒，医者右手持在火苗上烧过的缝衣针或用碘伏消毒过的三棱针，左手捏住肩部皮肉，先轻轻缓慢地将消毒针刺入并挑起，然后双手挤压挑刺的部位，可出现紫色暗淡的瘀血痧点，反复 4~5 次，至出血为鲜红为度，然后医者用消毒棉球涂擦清洁施术部位，最后用酒精棉球消毒局部，注意局部保暖。

（5）烧艾疗法：以艾条灸或隔姜、附子饼灸施于患肩及疼痛部位，每次 20~30 分钟。每日 1 次，7 日为 1 个疗程。

【按语】

（1）土家医治疗本病有较好的疗效，可明显改善患者的功能受限状况。

（2）本病治疗时应排除肩关节结核、肿瘤等疾患。要注意区别因臂丛神经损伤引起的症状，及时解除病因。

（3）注意肩部保暖，避风寒。注意休息，避免提重物及过度劳累。

（4）治疗期间注意肩部再次受外伤。

（5）坚持肩关节功能锻炼，如摇肩、甩手、牵拉、拔伸、爬墙等锻炼。

五、盐铲骨痛

盐铲骨痛主要指肩胛骨局部疼痛、活动受限，常伴有颈部及上肢疼痛。本病属于中医学项肩痛、伤筋范畴，现代医学的肩胛骨滑膜炎、颈椎病可参考辨治。

【主症】　本病的主要表现为肩部外侧及肩胛骨疼痛，肩部活动受限，可伴有颈部疼痛及上肢疼痛。

【辨析】　由于遭受外力损伤、长期的劳损积累，加之外感五毒邪气，导致局部气血运行不畅、经筋脉络失和，故见疼痛，三元受损，故见活动受限。

【基本治疗】

（1）治疗原则：舒筋通络，活血止痛。

（2）治疗方法：土家医赶酒火疗法结合药罐酒疗法。

（3）操作

1）患者采取坐位或俯卧位，脱去上衣，充分暴露颈肩部及上肢部位。

2）点燃碗中烧酒或药酒，医者快速用右手从碗中抓取燃烧的酒火，拍打在肩胛部、颈部疼痛患处及周围组织，施行摸、揉、按、捏、推、拿、拍、打等手法，然后拿捏颈部肌肉，点按揉天宗、肩井、肩贞、巨骨、曲池等穴，使患侧上肢外展30°，在疼痛点及其周围组织施弹拨法，在肩胛部、肩关节及上肢部行擦法，以透热为度，最后摇、搓、抖患肩及上肢，反复操作10~15分钟。每日1次。

3）酒火疗法治疗完毕后，拔药罐于肩贞、肩内陵、肩井、天宗、阿是穴等穴处，留罐5~8分钟。

4）治疗结束后，患者放松休息5分钟左右，注意局部施术部位的保暖。每日1次，5~7日为1个疗程。

5）同时口服制备好的药酒，每日2次，每次约15ml，20天为1个疗程。

【其他治疗】

（1）外敷疗法：续断、接骨木、白京条、蜈蚣、大血藤、独正岗、刺老苞、威灵仙、四两麻、岩风藤、三百棒等适量捣烂外敷肩胛骨疼痛处。

（2）药浴疗法：将桂枝、刺老苞、白京条、大血藤、小血藤、风香球、刺五加、水菖蒲、川乌、三百棒、乳香、没药、松香、皂角、大风藤、羌活、独活、桂枝、岩防风、灵陵香、龙须藤等中草药物煎取药液，将药液洗浴肩胛骨疼痛等部位。每日1~2次，7日为1个疗程。

（3）三百棒疗法：先用柔和而深沉的揉法、按法或滚法在肩胛部操作3~5分钟，使患处肌肉充分放松；然后手持三百棒圆针点按刺激天宗、肩贞等穴，先轻后逐渐加重，再缓慢减轻力度，刺激力量适中，以患者感觉酸胀无疼痛为宜，每穴3~5秒；最后医者手持三百棒推拿棒以肩胛部为中心，反复敲打，敲打力量适中，以患者无明显疼痛为度，约敲打15分钟后，患处皮肤发红即可，5~7日为1个疗程。

（4）烧艾疗法：以艾条灸或隔姜、附子饼灸施于肩胛骨天宗穴、局部压痛点等穴，每次20~30分钟。每日1次，7日为1个疗程。

【按语】

（1）土家赶酒火疗法加拔罐疗法治疗本病疗效肯定。

（2）本病急性期推拿手法宜柔和，患肩活动宜适当控制，注意肩部保暖。

六、倒拐子痛

倒拐子痛是肘部疼痛、关节活动障碍为主要表现的慢性劳损性疾病。本病属于中医学肘劳、伤筋、痹症范畴，现代医学的肱骨外上髁炎、肱骨内上髁炎、肱桡滑囊炎、学生肘可参考辨治。

【主症】 主要表现为肘关节内、外侧、肘尖、肘窝局限性疼痛，呈持续性酸痛，可向前臂、腕部及上臂、上臂部放射，发于一侧，但亦有双侧同时发病者。

【辨析】 由于长期的劳损、劳伤过度、气血虚弱及风寒湿等邪气的外袭，留于关节，引起局部气血凝滞，瘀阻经筋，脉络失和而见疼痛，活动障碍。

【基本治疗】

（1）治疗原则：舒筋通络，活血止痛。

（2）治疗方法：土家医赶酒火疗法。

（3）操作

1）患者坐位，暴露上臂、肘部、前臂部位。

2）点燃碗中烧酒或药酒，医者用右手迅速从碗中抓取酒火，从肱骨下端推至腕部，反复操作约 5 分钟，并点按揉手三里、外关、曲池、手五里、尺泽等穴。

3）医者一手持患者腕部，一手拇指按住患者肘部痛点，其余四指握肘部，在对抗牵引力下作旋后、旋前、曲肘等动作，同时在曲肘或伸肘位时，迅速从碗中抓取酒火，用拇指在疼痛点周围反复点揉，并按压桡骨小头，反复操作约 5 分钟。

4）在肘部触及小结节时，抓取酒火，用指推法治疗数次，反复操作，并点揉疼痛点及小结节处，在局部用分筋理筋及揉、拍、打、捏等手法治疗。

5）对前臂、上臂放射疼痛者，抓取酒火，从肘部痛点起沿伸腕肌走行方向作弹拨理筋手法、滚揉、按揉法，最后从肘部至腕部以及从肘部至上臂部抓酒火用掌揉法与掌擦法治疗数遍，以皮肤温热为度。

6）酒火疗法治疗完毕后，患者放松休息 5 分钟左右，注意局部施术部位的保暖。每日 1 次，5~7 日为 1 个疗程。

【其他治疗】

（1）外敷疗法：四两麻、岩风藤、三百棒、续断、接骨木、白京条、蜈蚣、大血藤、独正岗、刺老苞、威灵仙等鲜品各 50g 捣烂外敷于患部疼痛处，1~3 天换药 1 次。

（2）药浴疗法：水菖蒲、川乌、三百棒、乳香、没药、刺老苞、风香球、刺五加、大风藤、岩防风、灵陵香、龙须藤等中草药各 30g 煎取药液，将药液洗浴倒拐子疼痛部位，每日 1~2 次，7 日为 1 个疗程。

（3）烧艾疗法：以艾条灸或隔姜灸、附子饼灸施肱骨外上髁、内上髁、肘尖等局部压痛点及手三里、曲池、手五里等穴，每次 20~30 分钟，每日 1 次，7 次为 1 个疗程。

【按语】

（1）赶酒火疗法配合治疗本病有肯定的疗效。

（2）治疗期间患者尽量减少前臂的活动，并注意保暖。急性期避免肘部关节运动。

七、手腕痛

手腕痛，又称手颈痛，主要是由于外伤或慢性劳损使气血瘀滞、气血亏虚致手腕部疼痛，活动受限。本病属于中医痹症、麻木范畴，相当于现代医学腕管综合征、腕正中神经挤压征。

【主症】　该病主要表现为手腕疼痛、乏力或无力，手腕活动受限，甚至出现手指麻木、乏力。

【辨析】　由于长期劳损或风、寒、湿、瘟、火五毒之气侵袭人体腕部关节，造成"气、血、精"、"筋、肉、骨"受损，从而出现疼痛及腕部关节的功能障碍。

【基本治疗】

（1）治疗原则：舒筋通络，活血止痛。

（2）治疗方法：土家医赶酒火疗法配合药罐酒疗法。

（3）操作

1）患者采取坐位，暴露腕关节。

2）点燃碗中烧酒或药酒,医者左手握住患手,右手迅速从碗中抓取酒火,速将手中之火焰拍打在腕部及周围组织,施行摸、揉、捏、推、拿、拍、打、牵伸等手法,反复取火,反复揉、拿、捏、按、牵伸 10~15 分钟,使患处发红。

3）赶酒火疗法结束后,拔药罐于腕部疼痛点,留罐 5~8 分钟。

4）治疗结束后,患者放松休息 5 分钟左右,注意局部施术部位的保暖。每日 1 次,5~7日为 1 个疗程。

5）同时口服制备好的药酒,每日 2 次,每次约 15ml,20 天为 1 个疗程。

【其他治疗】

（1）外敷疗法:半截烂、白四块瓦、大鹅儿肠、接骨木、白京条、蜈蚣、大血藤、四两麻、岩风藤、三百棒、洋参、土三七、乌金七、八棱麻、独正岗、刺老苞、威灵仙、续断等适量捣烂外敷于腕部疼痛处,1~3 天换药 1 次。

（2）熏蒸疗法:将特制的九龙药物条点燃熏烤腕部或白四块瓦、大鹅儿肠、接骨木、白京条、大血藤、小血藤、风香球、刺五加、水菖蒲、川乌、大风藤、羌活、独活、桂枝、岩防风、灵陵香、龙须藤等各适量切细,把药放入一大锅内加适量清水或置入熏蒸机内加热煎煮 30 分钟左右熏蒸腕部疼痛处。

（3）药浴疗法:将一枝黄花、丁茄、七层楼、土田七、钻岩金皮、三百棒、乳香、没药、松香、皂角、桂枝、刺老苞、白京条、大血藤、小血藤、风香球、刺五加、水菖蒲、川乌、大风藤、羌活、独活、桂枝、岩防风、灵陵香、龙须藤等中草药物适量煎取药液,将药液洗浴腕部疼痛部位,每日2~3 次,7 日为 1 个疗程。

（4）烧艾疗法:以艾条灸或隔姜、附子饼灸施于手腕及疼痛部位,每次 20~30 分钟,7 日为 1 个疗程。

【按语】

（1）治疗期间注意不能提物、屈伸腕,以免加重损伤。

（2）注意局部保暖。

八、手指拇痛

手指拇痛是指双手手指疼痛,活动受限。该病主要见于拇指、食指和中指弯、伸指时疼痛,严重者弯、伸指困难甚至不能。该病属于中医学伤筋范畴,相当于现代医学屈指肌腱腱鞘炎、伸指肌腱腱鞘炎。

【主症】 该病多表现为手指酸痛无力或疼痛,可向附近部位牵扯痛,屈伸活动受限。

【辨析】 手指因活动频繁,用力过度劳损、寒湿侵袭引起经筋失和、痹滞不通,故见手指酸痛无力,活动受限。

【基本治疗】

（1）治疗原则:舒筋活血,通络止痛。

（2）治疗方法:土家医挑痧疗法。

（3）操作

1）患者采取坐位或卧位,充分暴露需要治疗的手指疼痛的部位。

2）常规消毒,医者右手持在火苗上烧过的缝衣针或用碘伏消毒过的三棱针,左手捏住施术部位的皮肉,轻轻缓慢地将消毒针刺入并挑起皮下的纤维,拉断或挑出,挑至没有纤维随针而出为止。

3）用消毒棉球涂擦清洁施术部位,用酒精棉球消毒治疗部位。注意局部保暖。

【其他治疗】

（1）瓦针放血疗法:患者坐位或卧位,充分暴露需要治疗的手指部位,常规消毒,用消毒过的瓦针在手指疼痛部位,快速闪刺几下,刺1～3处出血。

（2）外敷疗法:将独正岗、刺老苞、威灵仙、续断、接骨木、白京条、蜈蚣、大血藤、四两麻、岩风藤、三百棒等适量捣烂外敷于手指疼痛处,1～3天换药1次。

（3）药浴疗法:将三百棒、乳香、没药、松香、皂角、桂枝、刺老苞、白京条、大血藤、小血藤、风香球、刺五加、水菖蒲、川乌、大风藤、羌活、独活、桂枝、岩防风、灵陵香、龙须藤等中草药物煎煮取药液,将药液洗浴手指疼痛部位,1日2～3次,7次为1个疗程。

（4）土家医赶酒火疗法:患者采用坐位或卧位,充分暴露手指拇疼痛部位。医者左手握住患手手腕,右手迅速从碗中抓取点燃的酒火,速将手中之火焰拍打在手指疼痛处,并施摸、揉、拍、打、捏、推、拿等手法。反复取火,反复揉、拿、捏、按10～15分钟,使患处发红。每日1次,5～7日为1个疗程。注意施术部位的保暖。

【按语】

（1）治疗本病时可几种土家医方法结合一起治疗。

（2）在采用瓦针放血疗法、挑痧疗法前要查血常规、出凝血时间排除血液疾病及凝血功能障碍疾病。

（3）要严格无菌操作,防止感染。

九、筋疙瘩

筋疙瘩是以腕、踝关节附近或其他部位出现圆滑、坚硬囊肿为主要表现的病症。本病相当于中医学的筋结,相当于现代医学的腱鞘囊肿。

【主症】　囊肿局部酸痛或疼痛,有时会向囊肿周围扩散,囊肿多逐渐发生,成长缓慢,外形较光滑,触诊时呈饱胀感,大小可能发生变动。

【辨析】　患部关节过度劳累、反复提重物、长时间站立等劳伤经筋,加之邪气所居,以致气津运行不畅,凝滞筋脉,水液积聚于骨节经络,故见局部圆滑、坚硬囊肿物,酸痛。

【基本治疗】

（1）治疗原则:舒筋通络,活血止痛。

（2）治疗方法:土家医瓦针放血疗法。

（3）操作

1）患者采取适宜的体位,充分暴露需要治疗的囊肿部位,并用75%酒精常规消毒。

2）医者用瓦针在囊肿部位,快速闪刺几下,一般刺入1～2mm,放出2～5滴血为宜,或刺破皮肤后按压使囊肿内容物溢出或向四周流散,治后常规包扎。现多用采用三棱针或特制银针治疗。

【其他治疗】

（1）药浴疗法:将三百棒、乳香、没药、松香、皂角、桂枝、刺老苞、白京条、大血藤、小血藤、风香球、刺五加、水菖蒲、川乌、大风藤、羌活、独活、桂枝、岩防风、灵陵香、龙须藤等适量中草药煎取药液,将药液洗浴囊肿疼痛部位。

（2）雷火神针疗法：患者选取适宜体位，充分暴露囊肿部位。将蘸上桐油的雷火神针点燃约 30 秒钟后，用明火将雷火神针刺入黑布覆盖的囊肿部位，反复刺入 3~5 次，然后按压使囊肿内容物溢出或向四周流散，治后常规包扎。

（3）外敷疗法：适量的四两麻、岩风藤、一枝黄花、丁茄、七层楼、土田七、钻岩金皮、独正岗、刺老苞、威灵仙、续断、接骨木、白京条、蜈蚣、大血藤、三百棒等捣烂外敷于囊肿处，1~3 天换药 1 次。

【按语】

（1）治疗期间避免过度活动，减少摩擦。

（2）注意休息，局部可适当按揉。

（3）局部放血治疗后，注意保持局部清洁，防止感染。

十、脖子痛

脖子痛，又称"颈子痛"、"后颈窝痛"、"颈项痛"，是以睡觉醒后感到颈项部的酸楚强痛、功能活动受限为主症的一种疾病。轻者 3~5 天可自愈。重者疼痛严重，可合并向后脑部及肩臂部放射，迁延数周而不愈。本病属中医痹证、项强、颈筋急、颈肩痛等范畴，现代医学的落枕、失枕、颈椎病可参考辨治。

【主症】 本病多无明显的外伤史。常在睡醒后突然感到颈项强硬、疼痛，颈部一侧颈部歪斜，头歪向一边，活动受限。严重者疼痛可以向头部、背部及上肢放射。

【辨析】 失枕多因睡觉时，头颈姿势不正，头颈过度偏转，或枕头高低不当，使颈部气血运行受阻，气血瘀滞，经络不通；或夜卧感受风寒湿邪，气血凝滞而致经络不通，筋脉拘急故见醒后脖子痛，活动受限。

【基本治疗】

（1）治疗原则：舒筋通络，活血止痛。

（2）治疗方法：土家医三水点穴疗法配合赶酒火疗法。

（3）操作

1）开天门：患者仰卧位，医者双手蘸酒或盐水等介质从眉中（即攒竹穴）向上推抹至前额发际处，反复推抹 24 次。

2）三水点穴：患者仰卧位，医者用双手拇指指腹从眉间、印堂向太阳穴分推，力量柔和而深沉，每推 3 次后在太阳穴处点按 3 下，反复推抹 24 次。

3）推黄经：患者坐位，医者用双手拇指指腹或手掌从风池发际处推至同侧肩井穴处，再点按风池、哑门、风府、肩井穴，力量由轻到重，再逐渐减轻，如此循环反复推抹点按 24 次。

4）患者坐位，充分暴露如颈、肩等部位。

5）点燃碗中土家苞谷烧酒或药酒，医者用右手迅速从碗中抓取酒火，速将手中之火焰拍打在颈肩部疼痛处及周围组织，施行摸、揉、拍、打、捏、推、拿等手法，反复取火，反复揉、拿、捏、按 10~15 分钟，使患处发红。每日 1 次，5~7 日为 1 个疗程。注意颈部保暖。

【其他治疗】

（1）赶油火疗法：医者用指腹快速蘸取热烫桐油拍打在患者颈部疼痛位处及周围组织，反复的摸、揉、按、拿、捏、拍、打等，反复蘸取烫油，反复揉按 10~15 分钟，使患者感到局部有热感、舒适为度。每日 1 次或隔日 1 次，5~7 次为 1 个疗程。

（2）雷火神针疗法：患者采取坐位,充分暴露颈部施术部位。将神针蘸上少许桐油点燃约 30 秒钟后,用明火将雷火神针刺入黑布覆盖的疼痛点,反复刺入,每次治疗 10~15 分钟。每日 1 次,7 日为 1 个疗程。

（3）火罐疗法：将火罐拔在颈部疼痛部位,留罐 5~8 分钟。每日 1 次,7 日为 1 个疗程,不可留罐过久,以防止皮肤起泡。

（4）刮痧疗法：患者俯卧位或坐位,充分暴露颈肩部,医者右手持制备好的刮具如铜钱、硬币、木梳背、瓷碗边、瓷调匙、竹板或水牛角等,蘸上植物油或清水,在选定的颈部疼痛区,从上至下,用力均匀反复刮治,刮至皮肤出现红紫色条痕或斑块为止。一般 2~3 日施术 1 次,5~7 次为 1 个疗程。

（5）挑痧疗法：患者俯卧位,充分暴露颈部疼痛部位,常规消毒颈部。医者右手持在火苗上烧过的缝衣针或用碘伏消毒过的三棱针,左手捏住颈部皮肉,轻轻缓慢地将消毒针刺入皮肉并挑起,然后双手挤压挑刺的部位,可出现紫色暗淡的瘀血痧点,反复 4~5 次,至出血为鲜红为度。然后医者用消毒棉球涂擦清洁施术部位,最后用酒精棉球消毒挑治部位。注意颈部保暖。

（6）烧艾疗法：以艾条灸或隔姜灸施于脖子疼痛部位,每次 20~30 分钟。每日 1 次,7 日为 1 个疗程。

【按语】

（1）睡眠时枕头高低、软硬适中。

（2）注意颈部保暖,避免再受风寒。

（3）平素注意颈部活动,不能伏案及低头过久。

（4）必要时需行颈椎 X 线或 MRI 检查排除骨质等病变。

十一、背杆痛

背杆痛,又称背板痛,是指背部肌肉或背部脊梁骨疼痛,板滞沉重感,与天气变化有关。本病属于中医学痹症范畴,相当于现代医学背部肌纤维组织炎、胸椎病。

【主症】　背部反复酸重疼痛,时轻时重,迁延难愈,与天气变化有关,如阴雨天、潮湿、风寒时症状加重,晨起时痛甚,活动、热敷后减轻。

【辨析】　负重闪挫,或长期负重劳损,经络受损,气滞血瘀,加之感受风寒湿等邪侵袭,故见背部疼痛明显,阴雨天更甚,活动后及热敷后气血运行加速,故痛减。

【基本治疗】

（1）治疗原则:散寒除湿,活血止痛。

（2）治疗方法:土家医三百棒疗法。

（3）操作

1）患者俯卧于治疗床上,充分暴露腰背部的肌肉。

2）医者用柔和而深沉的揉法、按法或滚法在腰背部操作 3~5 分钟,使腰背部肌肉充分放松。

3）医者手持三百棒圆针点按刺激背部膀胱经腧穴及阿是穴,先轻后逐渐加重,再减轻,以患者感觉酸胀无疼痛为宜,每穴 3~5 秒。

4）医者手持三百棒推拿棒以最痛处为中心,反复敲打,敲打力量适中,以患者无明显疼痛为度,敲打 15 分钟左右,患处皮肤发红即可。每日 1 次,5~7 日为 1 个疗程。

【其他治疗】

（1）刮痧疗法：患者俯卧位，充分暴露腰背部肌肉，医者右手持制备好的刮具如铜钱、硬币、木梳背、瓷碗边、瓷调匙、竹板或水牛角等，蘸上植物油或清水，按膀胱经、督脉的循行路线，从上至下，由内至外用力均匀反复刮治，刮至皮肤出现红紫色条痕或斑块为止，一般3~4日施术1次，5~7次为1个疗程。

（2）火罐疗法：患者俯卧位，充分暴露腰背部肌肉，将药罐迅速拔于腰背部疼痛处，留罐5~8分钟。每日1次，7日为1个疗程。也可用走罐疗法。

（3）赶酒火疗法：患者俯卧于治疗床上，充分暴露腰背部肌肉。医者用右手迅速从碗中抓取酒火，速将手中之火焰拍打在腰背部疼痛处，并施摸、揉、拍、打、捏、推、拿等手法。多次取火，反复揉、拿、捏、按10~15分钟，使患处发红。每日1次，5~7日为1个疗程。

（4）烧艾疗法：以艾条灸或隔姜灸、附子饼灸施于腰背部疼痛部位，每次20~30分钟。每日1次，7日为1个疗程。

（5）外敷疗法：适量的接骨木、白京条、蜈蚣、大血藤、四两麻、岩风藤、一枝黄花、丁茄、七层楼、土田七、钻岩金皮、独正岗、刺老苞、威灵仙、续断、三百棒等捣烂外敷于腰背部疼痛处，1~3天换药1次。

（6）赶油火疗法：用指腹快速蘸取热烫桐油拍打在患者腰背部疼痛部位及周围组织，反复行摸、揉、按、拿、捏、拍、打等操作，反复蘸取烫油揉按10~15分钟，使患者感到局部有热感、舒适为度。每日1次或隔日1次，5~7日为1个疗程。

【按语】

（1）土家医治疗治疗本病效果很好。

（2）平素注意睡硬板床，加强腰背部肌肉抗负荷锻炼。

（3）在工作、劳作中注意变换姿势，一种姿势不能维持过久。

（4）应排除胸椎结核、肺部肿瘤等疾患。

十二、闪腰

闪腰又称腰伤痛，是指突然出现腰部疼痛，俯仰不便，腰部僵硬、腰部乏力有断折感的病症。本病好发于青壮年。本病属于中医学伤筋、岔气范畴，相当于现代医学急性腰扭伤。

【主症】　本病多有明显外伤史，腰部突然疼痛剧烈持续，腰肌僵硬，腰软乏力，俯仰不便，活动受限，有断折感。

【辨析】　本病是由卒然腰部跌仆闪挫损伤、瘀血停滞、脉络阻滞而出现腰部疼痛，腰软乏力，活动受限。

【基本治疗】

（1）治疗原则：活血行气，通络止痛。

（2）治疗方法：土家医赶酒火疗法。

（3）操作

1）患者俯卧于治疗床上，充分暴露腰部。

2）点燃碗中土家苞谷烧酒或药酒，医者用右手迅速从碗中抓取酒火，速将手中之火焰拍打在腰部疼痛患处及周围组织，施行摸、揉、拍、打、捏、推、拿等手法。反复取火，反复揉、拿、捏、按腰部10~15分钟，使患处发红。每日1次，5~7日为1个疗程。

【其他治疗】

（1）外敷疗法：适量的接骨木、白京条、蜈蚣、大血藤、四两麻、岩风藤、一枝黄花、丁茄、七层楼、土田七、钻岩金皮、独正岗、刺老苞、威灵仙、续断、三百棒等捣烂外敷于腰部疼痛处。

（2）赶油火疗法：用指腹快速蘸取热烫桐油拍打在患者治疗的腰部疼痛部位及周围组织，反复的摸、揉、按、拿、捏、拍、打等，反复蘸取烫油揉按10~15分钟，使患者感到局部有热感、舒适为度。每日1次或隔日1次，5~7日为1个疗程。

（3）雷火神针疗法：患者俯卧于治疗床上，充分暴露腰部。然后将神针蘸上少许桐油点燃约30秒钟后，用明火将雷火神针刺入黑布覆盖的疼痛点，反复刺入，每次治疗10~15分钟。每日1次，7日为1个疗程。

（4）火罐疗法：将火罐拔在腰部疼痛部位，留罐5~8分钟。每日1次，7日为1个疗程。

（5）挑痧疗法：患者俯卧于治疗床上，充分暴露腰部，常规消毒，医者右手持在火苗上烧过的缝衣针或用碘伏消毒过的三棱针，左手捏住腰部皮肉，轻轻缓慢地将消毒针刺入并挑起，然后挤压挑刺的部位，可出现紫色暗淡的瘀血痧点，反复4~5次，至出血为鲜红为度。然后用消毒棉球涂擦清洁施术部位，最后用酒精棉球消毒治疗部位。注意腰部保暖。

（6）刮痧疗法：患者俯卧位，充分暴露腰部，医者右手持制备好的刮具如铜钱、硬币、木梳背、瓷碗边、瓷调匙、竹板或水牛角等，蘸上植物油或清水，按膀胱经、督脉的循行路线，从上至下，由内至外用力均匀反复刮治腰部，刮至皮肤出现红紫色条痕或斑块为止，一般3~4日施术1次，5~7次为1个疗程。

【按语】

（1）闪腰采取土家医方法治疗疗效肯定。

（2）闪腰急性期，需绝对卧硬板床休息，少活动，并注意腰部保暖。

十三、腰杆痛

腰杆痛是指腰部疼痛，活动不利，疼痛部位在一侧，或两侧，或脊柱正中。本病属于中医学腰痛范畴，现代医学慢性腰肌劳损、腰椎退行性变、腰椎间盘突出可参考本病辨治。

【主症】 腰部反复酸胀疼痛，时轻时重，迁延难愈。劳累或弯腰稍久或气候变化而腰痛加剧，休息或保暖后减轻。

【辨证】 寒湿腰痛：多为劳力汗出之后，衣着湿冷，风寒湿等氲气客于经络，气血阻滞而见腰部酸痛。

血瘀腰痛：负重闪挫，长期劳损，跌仆撞击，经络受损，气滞血瘀；或弯腰劳累过度，气血运行不利，而致腰痛。

肾虚腰痛：腰为肾之宫，下元肾府气血精不足，肾元亏虚则腰骨不坚，腰是人体活动支柱，极易疲劳，劳累则气耗血滞，筋脉不利，气血运行不畅，故腰痛屈伸转侧不利，腿膝无力，卧则痛减。

【基本治疗】

（1）治疗原则：散寒除湿，活血行气，通络止痛。

（2）治疗方法：土家医三百棒疗法。

（3）操作

1）患者俯卧于治疗床上，充分暴露腰背部的肌肉。

2）医者用柔和而深沉的揉法、按法或滚法在患处操作3～5分钟,使患处肌肉充分放松。

3）医者手持三百棒圆针点按刺激患处选取肾俞、大肠俞、小肠俞、腰阳关、命门、秩边等穴位,先轻后逐渐加重,再缓慢减轻力度,刺激力量适中,以患者感觉酸胀无疼痛为宜,每穴3～5秒。

4）医者手持三百棒推拿棒以患处为中心,反复敲打,敲打力量适中,以患者无明显疼痛为度,约敲打15分钟后,患处皮肤发红即可。每日1次,5～7日为1个疗程。

【其他治疗】

（1）刮痧疗法:患者俯卧于治疗床上,充分暴露腰背的肌肉,医者右手持制备好的刮具蘸上植物油或清水,按膀胱经、督脉的循行路线,从上至下,由内至外用力均匀反复刮治,刮至皮肤出现红紫色条痕或斑块为止,一般3～4日施术1次,5～7次为1个疗程。

（2）火罐疗法:将火罐拔在腰部疼痛部位,留罐5～8分钟。每日1次,7日为1个疗程。也可走罐治疗。

（3）赶酒火疗法:患者俯卧于治疗床上,充分暴露腰背的肌肉。点燃碗中土家苞谷烧酒或制备好的药酒,医者用右手迅速从碗中抓取酒火,速将手中之火焰拍打在腰部疼痛患处,并施摸、揉、拍、打、捏、推、拿等手法。多次取火,反复揉、拿、捏、按10～15分钟,使患处发红。每日1次,5～7日为1个疗程。

（4）烧艾疗法:以艾条灸或隔姜、附子饼灸施于腰部疼痛部位,每次20～30分钟。每日1次,7日为1个疗程。

（5）瓦针放血疗法:患者俯卧位,充分暴露腰部。选取腰部压痛点,常规消毒,手持在酒火焰上烧灼半分钟左右的瓦针快速闪刺几下,使之出血。一般与拔罐结合使用。

（6）外敷疗法:适量的接骨木、白京条、蜈蚣、大血藤、四两麻、岩风藤、一枝黄花、丁茄、七层楼、土田七、钻岩金皮、独正岗、刺老苞、威灵仙、续断、三百棒等捣烂外敷于腰部疼痛处。1～3天换药1次。

（7）赶油火疗法:用指腹快速蘸取热烫桐油拍打在患者治疗的腰部疼痛部位及周围组织,反复的摸、揉、按、拿、捏、拍、打等,反复蘸取烫油揉按10～15分钟,使患者感到局部有热感、舒适为度。每日1次或隔日1次,5～7次为1个疗程。

（8）雷火神针疗法:采取俯卧位,充分暴露腰腿部疼痛处。然后土家医将神针蘸上少许桐油点燃30秒后,用明火将雷火神针刺入黑布覆盖的疼痛点,反复刺入,每次治疗10～15分钟。每日1次,7日为1个疗程。

（9）药浴疗法:将松香、皂角、桂枝、刺老苞、白京条、大血藤、小血藤、风香球、刺五加、水菖蒲、川乌、三百棒、乳香、没药、松香、皂角、桂枝、刺老苞、白京条、大血藤、小血藤、风香球、刺五加、水菖蒲、川乌、大风藤、羌活、独活、桂枝、岩防风、灵陵香、龙须藤等中草药煎煮取药液,将药液洗浴腰腿部疼痛部位。

【按语】

（1）注意卧硬板床休息,避风寒。

（2）治疗期间,注意腰部保暖,勿负重。

（3）平素注意坐姿,加强腰部肌肉抗负荷锻炼,弯腰劳作时宜行腰围固定。

（4）应排除腰椎结核、肿瘤疾患。

十四、坐骨风症

坐骨风症,是指臀部疼痛不适,可放射至腿杆后侧、外侧疼痛的一种病症,尤其是坐着时疼痛明显,甚至不能坐,多表现为一侧疼痛。本病属于中医学坐臀风范畴,现代医学坐骨神经痛、梨状肌综合征可参考辨治。

【主症】　臀部及大腿后侧、小腿的后外侧疼痛,疼痛性质可呈刀割样或烧灼样痛或隐痛不适,遇劳遇寒、行走时则疼痛加重,得卧可稍微缓解,脉紧而涩。

【辨证】　瘀血阻络型:外伤跌仆,气血瘀滞,阻滞经脉,经络气血运行不畅,不通则痛。风寒湿热型:风、寒、湿、火、氲五毒邪侵袭局部经络,痹阻气血,气血运行不畅而致疼痛。正气不足型:三元元气虚损,或劳累过度,或久病体虚,气血亏损,不能濡养筋脉,筋脉失养,不荣则痛。

【基本治疗】

(1)治疗原则:舒筋活血通络,温经除湿止痛。

(2)治疗方法:土家医三百棒疗法配合烧灯火疗法。

(3)操作

1)患者俯卧于治疗床上,充分暴露臀部及患肢。

2)医者用柔和而深沉的揉法、按法或滚法在患者臀部疼痛区及大腿后侧、小腿的后外侧部操作5~8分钟,使疼痛区的肌肉得以充分放松。

3)医者手持三百棒圆针点按刺激患侧的环跳、承扶、胞肓、秩边、殷门、委中、委阳等穴位,先轻后逐渐加重,再缓慢减轻力度,以患者感觉酸胀无疼痛为宜,每穴操作3~5秒。

4)医者手持三百棒推拿棒,有节奏性的反复敲打臀部疼痛区及大腿后侧、小腿的后外侧部丰厚肌肉,敲打力量适中,以患者无明显疼痛为度,敲打15分钟左右。

5)推拿敲打完毕,施行烧灯火疗法,医者选取环跳、承扶、胞肓、殷门、秩边、委中、委阳等穴位,常规消毒。

6)用灯芯草一节约3寸许,蘸取桐油或菜油,点燃直接点烧施术穴位,点烧时可听到类似米粒在火中烧炸之声音一般,发出啪的一声脆响效果为最佳,动作要迅速轻快,点烧一次,火灭速提,即称之为一焦,从上到下,依次点烧,一般1日1次,重者可1日2次。注意局部保暖。

【其他治疗】

(1)赶酒火疗法:患者俯卧于治疗床上,充分暴露臀部疼痛区及大腿后侧、小腿的后外侧部肌肉。点燃碗中土家苞谷烧酒或制备好的药酒,医者用右手迅速从碗中抓取酒火,速将手中之火焰拍打在腰臀部疼痛区及大腿后侧、小腿的后外侧部,并施摸、揉、拍、打、捏、推、拿等手法。多次取火,反复揉、拿、捏、按10~15分钟,使患处发红。每日1次,5~7日为1个疗程。

(2)火罐疗法:将罐拔于腰臀部压痛点及环跳、承扶、胞肓、秩边、委中、委阳等诸穴部位,留罐5~8分钟。每日1次,7次为1个疗程。

(3)烧艾疗法:以艾条灸或隔姜、附子饼灸施于患侧环跳、承扶、胞肓、秩边、委中、委阳等诸穴,每次20~30分钟。每日1次,7次为1个疗程。

(4)外敷疗法:接骨木、白京条、蜈蚣、大血藤、四两麻、岩风藤、一枝黄花、丁茄、七层楼、土田七、钻岩金皮、独正岗、刺老苞、威灵仙、续断、三百棒等适量捣烂外敷于臀部疼痛处,1~3天换药1次。

（5）赶油火疗法：医者用指腹快速蘸取热烫桐油拍打患侧臀部疼痛部位及下肢疼痛部位，反复摸、揉、按、拿、捏、拍、打等手法。反复蘸取烫油揉按患处 10~15 分钟，使患者感到局部有热感、舒适为度。每日 1 次或隔日 1 次，5~7 次为 1 个疗程。

（6）药浴疗法：将川乌、大风藤、羌活、独活、桂枝、岩防风、灵陵香、龙须藤三百棒、乳香、没药、松香、皂角、桂枝、刺老苞、白京条、大血藤、小血藤、风香球、刺五加、水菖蒲等中草药物适量煎煮取药液，将药液先熏洗臀部疼痛部位及下肢疼痛部位，再洗浴痛处。

【按语】

（1）急性期需卧床休息。

（2）平素注意局部保暖，劳作时注意姿势正确。

十五、膝盖痛

膝盖痛，又称磕膝痛，主要以膝盖疼痛，活动不便为主要表现。本病属于中医学骨痹范畴，相当于现代医学增生性膝关节炎、膝关节骨性关节炎。本病好发于中老年，50 岁以上多见，尤其是肥胖女性。

【主症】 本病发病缓慢，往往有劳损史。膝部活动时疼痛，在夜晚、上下楼、行久时疼痛加重。早期疼痛为间歇性，后期为持续性。膝关节活动受限，但不强直。

【辨析】 本病多因劳损、下元亏虚、气血精不足、五毒邪气侵袭、局部经筋脉络失和引起。活动时气耗血瘀故见疼痛明显，夜间寒湿之邪更甚，故见夜间痛甚。

【基本治疗】

（1）治疗原则：活血舒筋，通络止痛。

（2）治疗方法：土家医赶油火疗法。

（3）操作

1）患者仰卧位或坐位，充分暴露施术膝关节部位。

2）医者用指腹快速蘸取热烫桐油拍打在患者治疗的膝关节疼痛部位及周围组织，反复的摸、揉、按、拿、捏、拍、打血海、膝眼、阳陵泉、足三里等穴位，并配合屈伸膝关节。

3）反复蘸取烫油揉按 10~15 分钟，使患者感到局部有热感、舒适为度。每日 1 次或隔日 1 次，5~7 次为 1 个疗程。

【其他治疗】

（1）赶酒火疗法：患者坐位或仰卧位，充分暴露膝关节疼痛部位。点燃碗中土家苞谷烧酒或制备好的药酒，医者右手迅速从碗中抓取酒火，速将手中之火焰拍打在膝关节疼痛患处，并施摸、揉、拍、打、捏、推、拿等手法。多次取火，反复揉、拿、捏、按 10~15 分钟。每日 1 次，7 次为 1 个疗程。

（2）火罐疗法：患者坐位或仰卧位，将罐拔于膝关节疼痛部位，留罐 5~8 分钟。每日 1 次，7 次为 1 个疗程。

（3）扑灰碗疗法：患者平卧或仰卧在治疗床上，充分暴露膝关节部位。医者用瓷碗盛一平碗温度约 70℃ 的灶中或火炕中紫木灰，再用一条稍拧水的湿毛巾，盖在灰碗上面，将碗口倒置过来，包紧碗口，把毛巾角打结，手可提拿为宜。医者将碗口置于膝关节部位，紧持碗底，在患者的膝关节部位上下左右来回推动，动作的快慢以患者能耐受的温度和摩擦疼痛为度。如感温度太高，不能耐受时，可以轻提碗底，稍离开皮肤会，再接触皮肤操作，一般几分钟到半小时不等,灰冷了或毛巾干了可再换 1 次续用,1 天 1~2 次。

(4) 烧艾疗法:以艾条灸或隔姜、附子饼灸施于膝盖疼痛部位,每次 20~30 分钟。每日 1 次,7 次为 1 个疗程。

(5) 外敷疗法:接骨木、白京条、蜈蚣、大血藤、四两麻、岩风藤、一枝黄花、丁茄、七层楼、土田七、钻岩金皮、独正岗、刺老苞、威灵仙、续断、三百棒等适量捣烂外敷于膝关节疼痛处,1~3 天换药 1 次。

【按语】

(1) 赶油火疗法对本病效果较好。

(2) 注意膝盖保暖,勿负重,少活动,减少摩擦。

十六、脚后跟痛

脚后跟痛,又称脚跟痛,是由慢性劳损引起的足跟部局限性疼痛。40 岁以上中老年人较常见。本病属中医伤筋、痹证范畴,相当于现代医学足跟痛、跟痛症。

【主症】　本病主要表现为脚后跟疼痛,晨起下床时及久坐站起时疼痛较重,活动后疼痛减轻,行走过久后疼痛又加重,有时因疼痛而跛行。

【辨析】　本病由慢性劳损、气血精亏虚、肾气不足不能濡养局部经筋脉络故见足跟局部疼痛。

【基本治疗】

(1) 治疗原则:舒筋通络,温经止痛。

(2) 治疗方法:土家医雷火神针疗法。

(3) 操作

1) 患者俯卧,充分暴露足跟部位。

2) 常规消毒,医者将神针蘸上少许桐油点燃 30 秒后,用明火将雷火神针刺入黑布覆盖的足跟部位,反复刺入,每次治疗 10~15 分钟。每日 1 次,7 次为 1 个疗程。

3) 注意局部保暖。

【其他治疗】

(1) 瓦针放血疗法:患者俯卧位,充分暴露足跟部位,常规消毒,用消毒过的瓦针在足跟疼痛部位,快速闪刺几下,使之出血。

(2) 药浴疗法:将三百棒、乳香、没药、松香、皂角、桂枝、刺老苞、白京条、大血藤、小血藤、风香球、刺五加、水菖蒲、川乌、大风藤、羌活、独活、桂枝、岩防风、灵陵香、龙须藤等中草药物煎取药液,将药液洗浴足跟疼痛部位。

(3) 熏蒸疗法:将特制的九龙药物条点燃熏烤足跟部或白四块瓦、大鹅儿肠、接骨木、白京条、大血藤、小血藤、风香球、刺五加、水菖蒲、川乌、大风藤、羌活、独活、桂枝、岩防风、灵陵香、龙须藤等各适量切细,把药放入一大锅内加适量清水,加热煎煮熏蒸足跟部疼痛处。

(4) 外敷疗法:采用适量的半截烂、白四块瓦、大鹅儿肠、接骨木、白京条、蜈蚣、大血藤、四两麻、岩风藤、三百棒、洋参、土三七、乌金七、八棱麻、独正岗、刺老苞、威灵仙、续断等鲜品捣烂外敷于足跟疼痛处,1~3 天换药 1 次。

【按语】

(1) 几种土家医疗法结合治本病疗效更好。

（2）注意局部保暖，保持局部清洁，预防感染。

（3）需排除跟骨结核及足跟部软组织感染性病变。

十七、骨节痛

骨节痛是指全身骨节疼痛，活动不利，休息及变天时明显，活动后减轻。本病属于中医学痹证范畴，现代医学类风湿关节炎、风湿性关节炎可参考辨治。

【主症】　全身关节疼痛，酸痛不适，伴乏力，活动不便，休息及变天时疼痛明显，活动后痛减。

【辨析】　本病是由于外感内伤互作所致，外感五毒邪气侵犯关节，邪毒积聚不出，加之三元元气亏虚，无力祛邪外出，致筋脉不通，气血不畅而导致疼痛及关节的功能障碍，休息、变天时气血运行更受阻，故痛甚，活动后气血运行加速，故痛减。

【基本治疗】

（1）治疗原则：早期祛邪通络，活血止痛；晚期舒筋通络，滑利关节。

（2）治疗方法：土家医赶油火疗法配合药罐、药浴疗法。

（3）操作

1）加热桐油。

2）患者坐位或卧位，暴露骨节疼痛部位。

3）医者用手指腹快速蘸取热烫桐油拍打在患者的骨节疼痛部位及周围组织，反复的摸、揉、按、拿、捏、拍、打等。反复蘸取烫油，反复揉按10~15分钟，使患处发红，使患者感到局部有热感、舒适为度。每日1次或隔日1次，7次为1个疗程。

4）赶油火结束后，选取合适的药罐迅速拔于骨节疼痛部位，留罐5~8分钟。

5）取罐后，用松香、皂角、桂枝、刺老苞、白京条、大血藤、小血藤、风香球、刺五加、水菖蒲、川乌、三百棒、乳香、没药、大风藤、岩防风、灵陵香、龙须藤等中草药煎煮取的药液，熏洗骨关节疼痛部位。

【其他治疗】

（1）赶酒火疗法：患者采取坐位或卧位，充分暴露关节疼痛肿胀部位。点燃碗中土家苞谷烧酒或制备好的药酒，医者用右手迅速从碗中抓取酒火，速将手中之火焰拍打在关节疼痛患处，并施摸、揉、拍、打、捏、推、拿等手法。多次取火，反复揉、拿、捏、按10~15分钟，使患处发红。每日1次，7次为1个疗程。

（2）雷火神针疗法：将雷火神针蘸上少许桐油点燃30秒后，用明火将雷火神针刺入黑布覆盖的关节疼痛点，每次治疗10~15分钟。每日1次，7次为1个疗程。

（3）直接灯火疗法：医者根据病情选用关节疼痛处穴位（可以选择一穴或多穴），用灯芯一节约3寸许，蘸取盛装于土碗中的桐油，点燃直接点烧施术穴位，点烧时可听到类似一粒米在火中烧炸之声音一般，发出啪的一声脆响效果为最佳。注意局部保暖。

（4）烧艾疗法：以艾条灸或隔附子饼灸施于关节疼痛部位，每次20~30分钟。每日1次，7日为1个疗程。

【按语】　在整个病程中，应注意避免或去除诱因，如寒冷、潮湿、过度疲劳、精神刺激、外伤及感染等。疾病在初发或处于复发状态而出现全身及局部症状时，应卧床休息，直至症状基本消失为止。当疾病处于缓解期时，应按动静结合及劳逸结合的原则，经常作适当的体育锻炼以增强抵抗力。以避免过久的卧床导致关节的失用而变得强直。

第十四章 女 科 病 证

一、月经提前

月经提前是指月经周期提前 7 天以上,甚至 10 余日一行,又称月经赶前、经期超前、经行先期、经早、月经先期。该病相当于中医的"月经先期",西医的"性激素失调引起的月经超前"可参此辨证。土家医将此病分为气虚型和血热型。

【主症】

1. 气虚

周期提前,经量增多,色淡,质稀,神疲肢倦,或小肚空坠,食少便稀,舌质淡,脉细弱。

2. 血热

经来先期,量或多或少,色深红或紫,质黏稠,小便黄,或两肋骨胀,两奶胀痛,小肚子胀痛或脾气暴躁易怒,或颧骨处发红热,五心热,大便结,烦躁,舌红,苔黄,脉快。

【辨析】

(1) 中元亏虚,水谷精气消磨失常,儿肠脉、胞脉不固,则见月经提前、量多。肚肠吸收减弱,养儿肠失养则见色淡质清稀。养儿肠空虚失养波及上元心血,则见神疲肢倦,小腹空坠。食少拉稀为肠肚之虚。舌质淡,脉细弱皆为中元亏虚之象。

(2) 外感火热之邪,或情志所伤,肝郁化火,或阴虚,虚火内生,火热内伏于儿肠脉、胞脉,血热则沸而乱行,引起月经提前,量多。血有火热,其经则红或紫红而质黏稠,热扰上元心神,则心胸烦躁。火热伤津则小便黄,大便结。气滞肝经,筋脉阻滞,则两乳、肋骨、小肚子胀痛。虚火上浮则颧骨红。舌红、苔黄、脉快,均为火热于里之象。

【基本治疗】

(1) 治疗原则:调经止血。

(2) 治疗方法:刮痧疗法。

(3) 操作

1) 取背部夹脊穴,肾俞,脾俞,三阴交,血海等穴位。

2) 患者坐位或者俯卧位,充分暴露刮痧部位。

3) 医生先对患者背部夹脊穴进行刮痧,并以腰骶部为主进行刮痧。再对所选穴位进行刮痧,并结合点按加强疗效。

【其他治疗】

(1) 拔罐疗法:选取血海、三阴交、肾俞、脾俞等穴位。留罐 10~15 分钟。经期来潮前一个星期经行拔罐治疗,经来停止。

(2) 烧艾疗法:选关元、血海、三阴交、复溜、太溪、然谷等穴位。采用直接无瘢痕灸法。每一穴位施灸 3~5 焦,以局部皮肤发红为度。在月经来潮之间进行施灸,来潮停止。3 周为 1 个疗程。

【按语】

（1）刮痧疗法在临床上治疗该病疗效较好，不同证型应注意辨别，并选择不同穴位及刮痧手法及力度轻重，以更好地达到治疗效果。刮痧应在经期前一个星期进行刮痧治疗，经来停止。连续3个周期为1个疗程。

（2）刮痧后要注意保暖，以免邪气进入机体。

（3）身体过度虚弱者应配合其他治疗手段进行治疗。

二、月经拖后

月经拖后是指月经周期推后7天以上，严重的40~50日才来，又称经行后期、经期错后、经迟、月经后期、月经推后。本病相当于中医的"经行后期"，西医的"内分泌失调黄体酮缺乏症"可参此辨证。

【主症】

（1）血寒：经期拖后，量少，色黯有血块，小肚子冷痛，得热减轻，畏寒肢冷，苔白，脉沉紧。

（2）虚寒：经期拖后，量少，色淡红，质清稀，无血块，小肚隐痛，喜热喜按，腰酸无力，小便清长，大便稀溏。舌淡，苔白，脉沉慢或细弱。

（3）血虚：经期拖后，量少，色淡红，无块，小肚子空痛，面色苍白或萎黄，舌质淡红，脉细弱。

（4）气滞：经期拖后，量少，色黯红，或有小块，小肚子作胀，或胸肚、两排叉骨、两奶胀痛，脉紧有力。

【辨析】

（1）外受寒凉，血为寒凝，运行不畅，则经期拖后，量少，色黯。寒留于养儿肠，与血相结，故经来有块，小肚子冷痛，得热则减。寒为阴邪，易伤阳气，阳不外达，故畏寒肢冷。苔白，脉沉紧，为寒邪在里之象。

（2）元阳不足，寒从内生，气血生化不足，运行无力，故经行拖后，量少，色淡红，质清稀。阳虚养儿肠无火温煦，则见小肚子隐痛，喜热，喜按。元阳不足则腰子气亏，故腰酸无力，尿脬失煦，故小便清长。肠肚阳虚失健运，清气走下，故大便稀溏。舌淡，脉沉迟细弱，均为阳虚不能生血行血，血脉不充之象。

（3）血亏少，儿肠脉、胞脉空虚，不按期满溢，故经期拖后，量少，无块，小肚子空痛。血虚气弱，胞脉失养上不能荣面，故面色苍白或萎黄，血不荣舌则舌淡，血不充于脉，故脉细弱。

（4）急怒忧愁，气结于里，血为气结，养儿肠不能按时满溢，故月经拖后，量少，色黯红或有小块。肝郁气滞，经脉壅阻，故小肚子、排叉骨、奶胀痛。气结于内故脉紧有力。

【基本治疗】

（1）治疗原则：活血调经。

（2）治疗方法：烧艾疗法。

（3）操作

1）患者采用仰卧位，暴露气海、归来、中极、血海、三阴交等穴位。

2）患者选择合适体位，充分暴露施灸部位。

3）采用间接灸法或者直接无瘢痕灸法。腹部穴位5~10焦。其他穴位3~5焦，每天1

次。月经来潮前就行治疗,经来停止。

【其他治疗】 热熨法:用热水袋熨小肚、或者用瓷碗盛一平碗温度约 70℃ 的灶中或火炕中紫木灰,再用一条稍拧水的湿毛巾,盖在灰碗上面,将碗口倒置过来,包紧碗口,把毛巾角打结。医者将碗口置于患者充分暴露需要治疗的部位,紧持碗底,在患者小肚上下左右来回推动。

三、月经乱来

月经乱来是指月经周期或提前或推后 5~7 天不规则来潮,又称月经紊乱。中医的"月经先后不定期"、"经水先后无定期",西医的"黄体酮分泌失调"可参此辨证。土家将月经乱来分为肝郁和腰子虚两型。

【主症】

(1)肝郁:月经周期不定,经量或多或少,色紫红有块,经行不畅,或有胸胁、奶、小肚子胀痛,胸闷不舒,爱叹气,打呃,茶水不香。苔薄白或薄黄,脉弦。

(2)腰子虚:经来先后无定时,量少,色淡黯,质清,腰杆酸痛,头晕耳响,舌淡,苔少,脉细弱。

【辨析】

(1)呕气伤肝,疏泄失常,养儿肠蓄溢失度,故经行先后无定,经量或多或少。肝郁气滞,经脉不利,则见胸胁、奶、小肚等肝经循行之处胀痛。呕气肝不舒则叹气。气串入胃,则打呃,茶水不香,气郁血滞则经行不畅,有块。气郁化火,可见经色紫红,苔薄黄等证。脉弦为肝郁气滞之象。

(2)腰子虚弱,儿肠脉、胞脉不调,而儿心肠血蓄溢失常,以致月经错乱,先后不定,腰子气不足。阴阳两虚,阴不足则经血少,阳不足则经色淡而清。腰子虚精血不足上不能养脑,孔窍不利,则见头晕耳响。腰子为先后天精血积聚之地,为精血之所养,腰子亏虚,则见腰杆酸痛。舌淡,苔薄,脉细弱均为腰子虚之象。

【基本治疗】

(1)治疗原则:调经活血。

(2)治疗方法:烧艾疗法。

(3)操作

1)选取肾俞、关元、命门、三阴交、太溪、水泉等穴位。

2)患者选择合适体位,充分暴露施灸穴位。

3)采用间接灸法或者直接无瘢痕灸法。每穴位 3~5 焦,每天 1 次。月经来潮前就行治疗,经来停止。

四、月经量多

月经量多是指月经量连续数月增多,但周期正常,又称经水暴涨。该病类似于中医的"月经过多"、"经水过多"。现代医学的"内分泌失调"、"功能性子宫出血"、"血凝素减少"均可参此辨证。土家医将该病分为气虚、血热、血瘀三型。

【主症】

(1)气虚:经来量多,色淡红,质清稀。或见面色苍白,气短懒言,肢软无力,或小肚空坠;或心慌胆怯,舌淡,脉细弱。

(2)血热:经来量多,色鲜红或深红,质稠黏,或有小块,常伴心烦口渴,尿黄,便结,舌质红,苔黄,脉快。

(3)血瘀:经行虽多,或持续难净,色紫黑,有血块,或伴小肚疼痛拒按,舌有瘀点,或舌质青黯,脉细,经来不畅。

【辨析】

(1)气虚则儿肠脉、胞脉不固,经血失束,故量多。气虚火衰不能化精为赤,故经色淡而清稀。气虚阳气不布血,则见面色苍白,气短懒言,肢软无力,气虚失于升举,故小腹空坠。气虚血少不能养心定神,故心慌胆怯。舌淡,脉细弱,皆为气血虚弱之征。

(2)火热于里,扰及儿肠脉,乘经行之际,迫血下行,故使经量增多。血为火烤,则深红或鲜红而质稠。垫壅气滞,经血行而不畅,故有小血块。邪热拢心则心烦,伤津则口渴。尿黄便结,舌红,苔黄,脉快,皆火热内盛之象。

(3)瘀血内阻,络脉破伤,故经量增多。瘀阻儿肠脉,新血难安,则经来持续难净;瘀血凝结,则色黯有块;阻滞儿心肠,则小肚疼痛拒按。舌质青黯,或有瘀点,脉细往来不畅,为瘀血阻滞之征。

【基本治疗】

(1)治疗原则:止血调经。

(2)治疗方法:烧艾疗法。

(3)操作

1)选取气海、血海、中极、行间等穴位。艾团中加一些活血祛瘀,行气的药物。

2)患者选择合适体位,充分暴露施灸穴位。

3)采用间接灸法或者直接无瘢痕灸法。每穴位3~5焦,每天1次,月经来潮前就行治疗,经来停止。

五、月经量少

月经周期对月,经量明显减少,严重者来一点即干净者称为月经量少,该病又称经水不足。中医的"月经过少"、"经水涩少",西医的"黄体酮减少"、"雌激素分泌失调"均可参此辨证。

【主症】

(1)血虚:月经少,或来一点即干净,色如苋菜水,不挟块,或伴头晕眼花,心慌心悸,面色萎黄,小肚空坠,舌质淡红,脉细弱。

(2)腰子虚:月经少,色淡红或黯红,质薄,腰脊酸软,足跟痛,头晕耳响,或小肚冷,或夜尿多,舌淡,脉沉弱慢。

(3)血瘀:经行量少,色黑挟块,小肚痛怕按,血块排出后胀痛减轻,脉细流而不畅。

【辨析】

(1)血生化不足,养儿肠缺血,则见经行时血少色淡,血虚上不养脑,则头晕眼花,血不养心神,则心悸心慌,血不荣面,则色萎黄,血虚胞脉失养,则小肚空坠。舌淡红,脉细,均为血虚之象。

(2)下元腰子亏虚,精血不旺,故经来量少,色淡红,经色淡黯,质薄。腰子长骨生精养脑,今腰子阳虚则见头晕耳响,腰脊疲软,足跟痛。儿肠系于腰,腰之元阳不足,胞脉失热温,故小肚冷。阳虚,尿脬不固,则见夜尿多。舌淡,脉沉弱慢,均为腰之元阳不足之象。

(3) 瘀血内停,经遂阻滞,血不畅行,故经来量少,色黑挟块,小肚胀痛怕按,血块排出则瘀滞稍通,故血出胀痛减轻,脉细流而不畅乃瘀血内停之征。

【基本治疗】

(1) 治疗原则:赶血调经。

(2) 治疗方法:烧艾疗法。

(3) 操作

1) 选取气海、血海、中极、行间等穴位。艾团中加一些活血祛瘀、行气的药物。

2) 患者选择合适体位,充分暴露施灸穴位。

3) 采用间接灸法或者直接无瘢痕灸法。每穴位 3~5 焦,每天 1 次。月经来潮前就行治疗,经来停止。

六、经期拖延

月经汛期大致正常,但行经时间超过 7 天以上,甚至半月方净的称为"经期拖延",又称"好事"拖长。中医的"经期延长、月水不断、月水不绝、经事延长"与此同。西医的"血酶原缺乏症引起的月经拖长、内分泌失调、子宫内膜出血"等可参照此辨证。

【主症】

(1) 血瘀:月经淋漓八九日至半月,量少,色黯有块,小肚疼痛怕按,舌质紫黯或有痕点,脉流不畅。

(2) 阴虚内热:月经持续八九日至十余日,量少,色红,质稠,咽干口燥,或有颧红,潮热,或见手心灼热,舌质红少津,苔少或无苔,脉细快。

【辨析】

(1) 瘀血内停阻滞胞脉,新血不得归经而乱行,故见月经淋漓八九日至半月,血瘀于内,运行不畅,则经来甚少,色黯有块,肚痛怕按。舌黯或有瘀点,脉流不畅,则为瘀血阻滞所致。

(2) 阴虚内热,扰及儿肠,胞脉不宁,故经血过期未尽,火旺则面色红,水亏则经量少,质稠水津不能上承则咽干口燥,颧红潮热或手心灼热,苔红,苔少,脉细快,亦为阴虚内火之象。

【基本治疗】

(1) 治疗原则:补阴清火止血。

(2) 治疗方法:烧艾疗法。

(3) 操作

1) 选取三阴交、血海、太溪、水泉、肾俞、行间。

2) 患者选择合适体位,充分暴露施灸穴位。

3) 采用间接灸法或者直接无瘢痕灸法。每穴位 3~5 焦,每天 1 次。月经来潮前就行治疗,经来停止。

七、倒经

倒经是一种每逢经行前后或正值经期,出现规律的吐血,或鼻子出血的病症,又称之为

"经行吐红"、"鼻经"、"逆经"。中医的"经行吐衄",西医的"月经期雌激素紊乱"可参此辨证。该病特点是每逢月经周期而吐血或鼻出血,经净后便逐渐停止。

【主症】

(1)肝经郁火:经前或经期吐血、鼻出血,量较多,色鲜红,心烦易怒,或两排叉骨胀痛,口苦咽干,头晕耳响,尿黄便结,月经可提前,量少,甚或不行,舌红,苔黄,脉快。

(2)上下阴虚:经前或经期吐血,鼻出血,量少,色黯红。平素可有头晕耳鸣,手足心热,两颧潮红,潮热咳嗽,咽干口渴。月经每先期量少。舌红或绛,苔花剥或无苔,脉细快。

【辨析】

(1)肝经郁火,值经前或行经之时,血气挟肝火上犯,灼伤阳络,故吐血,鼻出血。火扰儿肠脉、胞脉,则经期超前。因吐血、鼻出血较多,故经量少,甚或不行,两排叉骨为肝经所过,肝气郁结,则两排叉骨胀痛。肝郁化火,则心烦易怒,口苦咽干,肝火上扰则头晕耳响。热灼阴津,则尿黄便结,舌红,苔黄,脉弦快,为肝热内盛之象。

(2)上下阴虚,虚火上扰,损伤肺络,故血上出而为吐血,鼻出血,色鲜红。阴虚内热,故头晕耳鸣,手足心热,潮热,两颧潮红。热伤胞脉,故月经先期。火灼肺阴,则见经量少,咽干,口渴,咳嗽。舌红绛,苔黄剥或无苔,脉细快,为阴虚内热之象。

【基本治疗】

(1)治疗原则:补上下之阴,导血下行。

(2)治疗方法:烧艾疗法。

(3)操作

1)选取三阴交、血海、太溪、水泉、肾俞、行间。

2)患者选择合适体位,充分暴露施灸穴位。

3)采用间接灸法或者直接无瘢痕灸法。每穴位3~5焦,每天1次。月经来潮前就行治疗,经来停止。

【其他治疗】　拍痧疗法:患者采取坐位,充分暴露患者后颈部,医者用凉水或泉水打湿手后,拍打患者前额及后颈部,将其拍打出痧即可。该方法对急性出学者有效,如治疗后出现不止者应才用其他止血方法。出血停止后还应服用相应药物进行巩固治疗。

八、痛经

痛经是指女人正值经期或行经前后,出现周期性小肚子疼痛,或痛引腰杆,甚则到痛昏厥,又称痛经、经行肚痛。中医的"经行腹痛",西医"子宫内膜炎、幼稚子宫、雌激素失调引起的痛经"均可参此辨证。

【主症】

(1)气滞血瘀:经前二日或月经期小肚子胀痛,怕按,或见胸、肋、奶作胀或经量少,或月经不畅,经色紫黯有块,血块排出后痛减,经净疼痛消失,舌紫黯或有瘀点,脉弦或弦。

(2)阳虚内寒:经期或经后小肚子冷痛,喜按,得热则舒,经量少,经色黯淡,腰腿酸软,尿清长,脉沉,苔白润。

(3)寒湿凝滞:养儿肠经前一二日或经期小肚冷痛,得热痛减,按压痛苦,经量少,经色黑有块,或畏冷身疼,苔白腻,脉沉紧。

(4)湿热下注:经前小肚疼痛拒按,有灼热感,或伴腰杆胀痛;或平时小肚疼痛,经来疼痛加剧。低热起伏,经色黯红,质稠有块,带下黄稠,小便短黄,舌红,苔黄而腻,脉快。

（5）气虚血弱:经后一二日或经期小肚隐隐作痛,或小肚及下阴空坠,喜揉按,月经淡质薄,或神疲乏力,或面色不华,或食少便稀,舌质淡,脉弱。

（6）下元虚损:经行后小肚绵绵作痛,腰肝子作胀不适,经色暗淡,量少,质稀薄,或有潮热,或耳响,苔薄白或薄黄,脉细弱。

【辨析】

（1）心情不好,情志怫郁,儿肠脉、胞脉气血郁滞,气血流行不畅,故经来小肚子胀痛、怕按、量少。经血瘀滞,故色黯有块饥块排出瘀滞减轻,气血暂通,故疼痛缓解,瘀滞随经血而外泄,故经后疼痛自清。若郁滞之因未除,则于下次月经周期又复出作。舌紫黯有瘀点,脉弦,为瘀滞之征。

（2）腰子为养儿肠的根本,胞脉系于腰子而终于儿心肠中,元阳虚弱,虚寒内生,养儿肠、胞脉失温煦,虚寒滞血,故经期或经后小肚冷痛,经少色黯淡。寒得热化,故得温则舒,非实寒所凝聚,故喜揉按,元阳不足,故腰腿酸软,屎清长。脉沉,苔白润,为虚寒之象。

（3）寒湿之邪重浊凝滞,客于养儿肠,胞脉与经血裹结,使经血运行不畅,故于经前期小肚冷痛。血为寒凝,故经血有乌块。得热则凝滞稍减,故疼痛减轻。苔白腻,脉沉紧,均为寒湿内闭,气血瘀滞之征。

（4）湿热胶结,阻滞于儿肠脉,故小肚、腰杆疼痛拒按。湿遏热伏,脉络阻滞,故见低热,经黯质稠。尿短黄、舌红、苔黄腻、脉快为湿热之征。

（5）气血不足,胞脉亦虚,经行之后,胞脉更虚,血虚濡养不足,气虚运行不力,血行迟滞,故经后一二日小肚隐隐作痛而喜揉按。气虚阳气不充,血虚精血不荣,故经量少而色淡质薄,面色萎黄不华,气血虚弱,中阳不振,故神疲,食少,拉稀。舌淡,脉细弱,为气血两虚之象。

（6）下元肝、腰子亏损,儿肠脉、胞脉俱虚,精血本来不足,加之行经后,养儿肠空虚,胞脉更失濡养,故在经后小肚子疼痛绵绵,经量少而色黯淡,质稀薄,腰子虚故腰酸耳响。阴虚生内热,可见潮热,苔薄黄。脉细弱为精亏血少之象。

【基本治疗】

（1）治疗原则:活血通经止痛。

（2）治疗方法:烧艾疗法。

（3）操作

1）选取肝俞、肾俞、脾俞、关元、血海、气海、命门、足三里、三阴交等穴位。

2）患者选择合适体位,暴露施灸穴位。

3）采用间接灸法或者直接无瘢痕灸法。每穴位 3~5 焦,每天 1 次。

九、带下病

带下病又称邋遢病、带臭病,是指女人儿道分泌物增多,色、质、气味异常,或伴全身,或局部症状的一种疾病,是女人特有的疾病。正常生理女人儿道有少量渗出物。但如果儿道出现多而臭的分泌物则为带下病。带下病的辨证要点,土家医有口诀"带下量多色白稀,必是寒湿肠肚虚;带下色黄臭难闻,必是火热湿毒蕴;带下如注是白崩,肠肚、腰子两亏分;带下臭秽羞门痒,湿热蕴结养儿肠"。中医的"带下病",西医的阴道炎、宫颈炎、子宫内膜炎、盆腔炎、附件炎等证均可参此辨证。特点是女人儿道内流出的带下量多绵绵不断,或色、质、气味异常,或伴有全身症状者,可确诊为带下。

【主症】

(1)中元肚肠虚:带下色白或淡黄,质黏稠,无臭气,绵绵不断,面色㿠白或萎黄,四肢不温,精神疲倦,纳少便稀,两足跗肿,舌淡,苔白或腻,脉缓弱。

(2)腰子虚:腰子阳虚,白带清冷,量多,质稀薄,终日淋漓不断,腰酸如断,小肚冷感,尿频数清长,夜间尤甚,大便稀,舌质淡,苔薄白,脉沉慢。腰子阴虚,带下赤白,质稍黏无臭,下阴灼热,头昏目眩,或面部烘热,五心烦热,臆睡少,多梦,大便难,尿黄,舌红少苔,脉细略快。

(3)湿热下注:带下量多,色黄或黄白,质黏腻,有臭气,胸闷口腻,饮食较差,或小肚作痛,或带下白,质黏如豆腐渣状,下阴痒等,小便黄少,舌苔黄腻或厚,脉快。

【辨析】

(1)中元虚弱,消磨水谷能力下降,不能运送水湿,水湿之气下陷流入养儿肠而为带下,中阳不振,则面色不荣而见㿠白或萎黄,四肢不温,精神疲乏。肠肚虚失运,则食少便稀,两足跗肿。舌淡,苔白或腻,脉浮弱,皆为肚肠虚中阳不振之象。

(2)腰子阳不足,阳虚内寒,腰带脉失约束,儿肠脉不固,故带下清冷,量多,滑脱而下。腰阳不足,元火衰,不能下暖尿脬,故尿频数清长,不能上温中阳,故大便稀。腰子为元阳元阴之府,虚则失养,则腰酸如折。小肚为养儿肠所居之地,胞脉系于腰,腰元阳虚衰,不能温煦养儿肠,则小腹有冷感,舌淡,苔薄白,脉沉迟,亦为腰阳不足之征。腰子阴不足,虚火偏旺,损伤血络,儿肠脉、胞脉失固,故带下赤白,下阴灼热,阴虚不能制阳,虚阳上扰则头昏目眩,面部烘热,五心烦躁,腰之元阴亏损,不能上济于心,则瞌睡少,多梦,大便难,尿黄,舌红少苔,脉细快,均为腰之元阴亏损之象。

(3)湿热蕴积于下,损伤胞脉、腰带脉,故带下量多,色黄,质黏腻,有臭气。湿热阻则胸闷口腻,饮食较差。湿热伤津,则小便黄少。舌苔黄腻或厚,脉快,均为湿热之象。偏于湿重者,可见带多色白,质稠如豆腐渣状,阴痒等症。

【基本治疗】

(1)治疗原则:燥湿止带。

(2)治疗方法:刮痧疗法。

(3)操作

1)选地机、三阴交、气海俞、次髎、大巨、关元、中极、隐白、行间等穴。

2)患者选择合适体位,充分暴露刮痧穴位。

3)行间血采用点刺放血,增强泄热效果,其他穴位刮痧,出痧为止。关元、中极、大巨等穴手法不宜过重,并可进行点按手法,其他穴位力度稍重。

十、喜病

喜病是指怀孕后出现恶心呕吐,头晕厌食,或食入即吐的一种疾病,又称之为"害喜"、"子病"、"病儿"、"阻病"。相当于中医的"妊娠恶阻",西医的"孕激素失调所引起的受孕综合征"可参此辨证。

【主症】

(1)肠胃虚弱怀孕后,恶心呕吐不食,口淡或呕吐清水,神疲爱睡觉,舌淡,苔白润,脉慢滑无力。

（2）肝胃不和怀孕初期，呕吐酸水或苦水，肠满排叉骨痛，叹气打呃，头胀而晕，烦渴口苦，舌淡红，苔微黄，脉弦滑。

【辨析】

（1）素体肠胃虚弱，小孩上身以后血盛于养儿肠以养胎，儿肠脉之气上犯，使胃水谷之气不降，反随上犯之气上冲，则呕恶不食或食入即吐，肠胃虚弱，中阳不振，浊气不降，故呕吐清水，口淡，神疲爱睡觉。

（2）素体抑郁，或恚怒伤肝，肝气郁结，郁而化热。孕后血聚养胎，肝血益虚，肝火愈旺，火性炎上，上逆犯胃，胃失和降，随之恶阻。

【基本治疗】

（1）治疗原则：补肠和胃，赶气止呕。

（2）治疗方法：外敷疗法。

（3）操作：取生半夏、生姜、砂仁、丁香适量捣成泥状将制备好的药涂敷在脐部，用纱布固定。每天换药 2 次，起效为度。

【其他治疗】 烧艾疗法：取半夏、吴茱萸、生姜适量，制成药饼，放在脐部，再用艾烧烤，以脐部发热潮红为度，每天 1 次。主要用于胃虚寒者。

十一、怀孕尿不通

怀孕尿不通是指怀孕期间，小便不通，甚至小肚胀急疼痛，心烦不得卧，又称为"胞转"。中医的"妊娠小便不通"、"转胞"，西医的"妊娠尿潴留"可参此辨证。

【主症】 怀孕期间，小便不通，或频数量少，小肚胀急疼痛，坐卧不安，面色㿠白，少气懒言，或见腰腿疲软，畏寒肢冷，舌质淡，苔白，脉慢滑。

【辨析】 素体虚弱，中元气虚，无力举胎，胎重下坠，压迫尿脬，水道不通，蓄而不出，故小便不利，反急量少。下元腰阳虚，不能温煦尿脬化气行水，或孕后肾气更虚，系胞无力压迫尿脬而小便难。

【基本治疗】

（1）治疗原则：补气，温阳，赶气行水。

（2）治疗方法：烧艾疗法。

（3）操作

1）选取气海、膀胱俞、足三里、关元等穴位。

2）患者选择合适体位，充分暴力施术穴位。

3）采用间接灸法或者直接无瘢痕灸法。每穴位 3~5 焦，每天 1 次。

【其他治疗】 热熨法：四季葱，米腊子各 250g，炒热后用毛巾包裹，热熨小肚子。

十二、产后恶浊不净

产后恶浊 21 天以上仍漏下不止者，故又称"恶浊不净"。中医的"产后恶露不绝"、"恶露不止"，西医的"产褥期感染"、"产后子宫复旧不全"、"产妇凝血酶原缺乏症"均可参此辨证。

【主症】

(1) 气虚:产后恶露过期不止,量多,或淋漓不断,色淡红,质稀薄,无臭气,小肚空坠,神倦少语,面色㿠白,舌淡,脉缓弱。

(2) 血热:恶露过期不止,量较多,色深红,质稠黏,有臭秽气,面色潮红,口燥咽干,舌淡红,脉虚细而快。

(3) 血瘀:产后恶露淋漓涩滞不爽,量少,色乌黑挟块,小肚痛怕按,舌青黯,或边有紫点,脉弦涩或沉而有力。

【辨析】

(1) 气虚养儿肠失摄,故产后恶露过期不止而量多,气虚则阳气不振,血失温煦,故恶露色淡,质稀无臭气。气虚下陷,故小肚空坠,神疲少语。面色㿠白,舌淡,脉缓弱,均为气虚之征。

(2) 产后阴液耗损,阴虚生内热,热扰儿肠脉、胞脉,迫血下行,故恶露过期不止而量多,色深红,质稠黏。热邪上扰,面色潮红。热伤阴液,则口燥咽干。舌红,脉虚细而快,均为阴虚血热之征。

(3) 血瘀胞脉,故产后恶露淋漓不爽。血瘀于内,则色乌黑挟块,小肚疼痛怕按,舌青黯或边有紫点,脉弦涩或沉实有力,为瘀血阻滞之象。

【基本治疗】

(1) 治疗原则:活血赶毒。

(2) 治疗方法:烧艾疗法。

(3) 操作

1) 选取中极、关元、气海、血海、三阴交、地机等穴。艾绒中可加行气活血的药物,如当归、川芎、香附、麝香等。

2) 患者选择合适体位,充分暴露施术穴位。

3) 采用间接灸法或者直接无瘢痕灸法。每穴位 3~5 壮,每天 1 次。

十三、脱茄

脱茄又称吊茄带、女人翻花,是指女人养儿肠吊出儿道口,或儿道壁翻出儿道口的一种疾病。中医的"阴挺"、"阴脱"、"产肠不收",西医的"子宫脱垂"可参此辨证。

【主症】

(1) 气虚:养儿肠吊出儿道口外,咳嗽、动则加剧,小肚下坠,四肢无力,少气懒言,尿多,带下童多,质稀色白,舌淡,苔薄,脉虚细。

(2) 腰子虚:养儿肠下脱,腰酸腿软,小肚下坠,尿多,夜间尤甚,头晕耳响,舌淡红,脉沉弱。

【辨析】

(1) 肠肚居中元,中元虚则中气不足而下陷,故肚下坠,养儿肠吊出。中阳不振,则四肢无力,少气懒言。下元气虚则尿脬失约,故尿多。肠虚不能磨化水谷,湿浊下注,则带下量多,质清稀。舌淡,苔薄,脉虚细,均为气虚之象。

(2) 腰为养儿肠之根,藏孕精而系胞络,腰子虚则儿肠脉失养、胞脉不固,带脉失约而致养儿肠脱出儿道口,腰酸腿软,小肚下坠。腰与尿脬相表里,腰虚尿脬气化失司,故小便多,夜间尤甚,孕精不足,脑窍失养,故头晕耳响。舌淡红,脉沉弱,均为腰子虚所致。

【基本治疗】

（1）治疗原则:补虚固脱。

（2）治疗方法:烧艾疗法。

（3）操作

1）选取小肚两侧儿肠脉及肾俞、关元、命门、带脉、中极等穴位。

2）患者选择合适体位,充分暴露施术穴位。

3）采用间接灸法或者直接无瘢痕灸法。每穴位 3～5 焦,每天 1 次。

【其他治疗】　药浴疗法:野胡萝卜子 15g,山栀子 15g;或者煎金银花藤 20g,华口尖 10g,蒲公英 20g,苦参 20g。煎水坐浴。

十四、羞庠

羞痒又称瘙痒病,是指儿道口及羞门瘙痒难忍,伴带下增多的一种疾病。中医的"阴痒"、"阴门瘙痒",西医的"滴虫性阴道炎"、"外阴感染性接触性皮炎",均可参此辨证。

【主症】

（1）湿热火毒羞门瘙痒,甚则痒痛,喜抓搓,坐卧不安,带下量多,色黄如脓,或呈现泡沫米汤样,腥臭难闻,心烦少瞌睡,口苦而腻,胸闷不适,纳谷不香,舌苔黄腻,脉弦快。

（2）下元阴虚儿道灼热瘙痒,或带下量少色黄,甚则如血样,五心烦热,头晕目眩,腰痛耳鸣,舌红,少苔,脉细快无力。

【辨析】

（1）素体多火,爱吃麻辣味,肠中聚湿,肝气郁热,湿热下注,或因虫侵扰羞门儿道,则羞门瘙痒,甚则痒痛。坐卧不安。湿热困聚养儿肠,损伤胞脉,秽液下流儿道,则带下量多,色黄如脓,或泡沫米汤样,腥臭难闻,心烦少瞌睡,坐卧不安。湿热火毒阻于中元,则口苦而腻,肠闷不适,纳谷不香。苔黄腻,脉弦快,为湿热火毒下注所致。

（2）下元阴亏,精血不足,血虚生风化火灼阴,则儿道干涩,灼热瘙痒,带下量少色黄,甚则如血样。下元虚,儿肠脉失约,胞脉失固,阴虚生内热,则带下量少色黄,甚则如血样。脏器阴伤,则见五心烦热,头晕目眩。下元亏则见腰酸耳响。舌红,少苔,脉细快而无力,均为下元阴虚之象。

【基本治疗】

（1）治疗原则:止痒败毒。

（2）治疗方法:药浴疗法。

（3）操作

1）方一:蛇床子 30g,花椒 30g,枯矾 50g,苦参 50g;方二:麻柳叶 1 把,苦参 1 把,核桃树叶 1 把,桃树叶 1 把;方三:苦参 100g,百部 100g,蒲公英 15g,蛇床子 100g。

2）用水煎煮上述药物,将药液倒入浴盆或浴缸中。

3）患者先进行熏洗,待温度下降后进行坐浴。每天药浴一次,每次熏洗半小时左右。

【其他治疗】　烧艾疗法:选取肾俞、太溪、三阴交、水泉、血海等穴;患者选择合适体位,充分暴露施术穴位;采用间接灸法或者直接无瘢痕灸法。每穴位 3～5 焦,每天 1 次。

十五、阴疮

　　妇人阴户溃烂成疮,黄水淋漓,甚则溃疡如虫蚀者,称为"阴疮",又称"阴蚀"。因炎症、溃疡、创伤引起阴道或外阴疼痛者称为"阴痛"。有时阴痒、阴疮、阴痛可合并出现。本类疾病以外阴及阴道红肿溃烂,黄水流出,伴有疼痛或阴部肿块为特点。

　　【主症】　外阴周围起小疹子,色红,高出皮肤,摸之有硬结感,疹子越发越多。小者如粟米,大者如黄豆大小。表面发乌、流清水,行房时有痛感,溃破后出血,病情发展缓慢,时轻时重,反复发作,最后阴门处溃烂流脓血水,小肚子痛,身体瘦溺,四肢无力,饮食减退。

　　【辨析】　由于性生活不检点,湿毒经性接触而入于阴门,进入肌肤,气血与湿毒相结,故见阴门周围有小疹子,奇痒,色红,高出皮肤,有硬结,未经及时治疗湿毒在阴门处流窜发展,故疹子不断增大增多,久之肉腐成脓,故溃烂流脓血水。病情反复发作,湿毒侵入人体三元脏器,导致功能失调,气血亏虚出现身体瘦弱,小肚子痛,头昏四肢无力,饮食减退等一系列症状。

　　【基本治疗】

　　(1) 治疗原则:初期以败毒止痒为主,后期补养气,败毒排脓。

　　(2) 治疗方法:外洗疗法。

　　(3) 操作

　　1) 选取野棉花根 30g,野花椒树根 25g,苦楝树根 20g,蛇袍根 20g,土大黄根 25g,土茯苓 25g。

　　2) 上药水煎 30 分钟后,滤去药渣,把药液盛入特制浴盆中。

　　3) 待温度适宜时患者下半身全部浸泡在药水中,用药水擦洗外阴处,日 2~3 次,一制药用 2 天。

　　【其他疗法】　外敷疗法:取轻扮 3g,铁灯台 10g,陈石灰 10g。铁灯台筋干,与石灰共研细末,再加轻粉用香油调后外涂息处。1 天 2 次。

第十五章 儿 科 病 证

一、抱耳风

抱耳风是一种以发烧,耳下腮部漫肿疼痛为主的病症,又称为蛤蟆瘟、鸬鹚瘟、寸耳风。该病多发生于冬春季节,好发于 3~5 岁小儿。中医学称为"痄腮",相当于现代医学之"流行性腮腺炎"。

【主症】　患儿有高烧,头痛,呕吐,瞌睡多,饮食少,甚或厌食,腮巴子开始长硬块疼痛,红肿,压之有弹性及疼痛。通常先发一侧,继则发另一侧。舌质红,指纹红。

【辨析】　风瘟邪毒从口窍而入,侵犯肌肉,火毒伤及阴脉,导致筋脉阻滞,气血相搏于头,故有两腮的红肿、疼痛。火毒之邪入侵肚肠,故出现高烧,呕吐。本病因瘟气之毒所犯,所以多有传染性和季节性。风瘟入里,故舌质红。

【基本治疗】

(1) 治疗原则:赶火败毒,消肿。

(2) 治疗方法:烧灯火疗法。

(3) 操作

1) 患儿取坐位或由家属抱起,选取患儿两侧角孙穴,先将角孙穴处头发剪短,穴位常规消毒,取灯芯草蘸取桐油点燃,迅速触点穴位,并立即提起,可闻及"叭"的一声。

2) 一般灸治 1 次即可,若肿势不退,次日再灸 1 次。

【其他治疗】

(1) 外敷疗法:鲜蒲公英 20g,捣碎如泥,加鸡蛋 1 个,调匀外敷。每日 1 次;芙蓉叶、积雪草等份,捣烂,敷患处;八角莲,适量,捣烂,外敷患处;下山虎,捣烂,外敷患处;阴沟污泥,敷患处;飞蛾七、蛇苞叶、五爪龙,适量,捣烂,外敷患处;青木香根、青山虎根,适量,加白酒,研磨成浆,外敷,每日 2 次。

(2) 涂擦疗法:生半夏、乌毒各 1 个,加桐油,磨汁,用鸡毛涂擦患处;山慈菇(葱果七),适量,醋磨成糊状,加酒少许,涂搽患处;仙人掌,捣烂,取汁,涂搽患处。

【按语】

(1) 烧灯火疗法治疗本病有较好疗效,但病情严重者,应采取综合治疗。

(2) 本病具有传染性,自起病至腮腺肿胀完全消退期间须注意隔离。

(3) 流行季节针灸翳风、合谷、足三里等穴,可以起到预防作用。

二、着凉

着凉,是指感受风寒之邪,以鼻塞、流清涕、头痛、发热恶寒、全身怕冷为主症的一种病症,又称为伤风、冒风。中医学称为"风寒感冒",相当于现代医学之"上呼吸道感染"。

【主症】　患儿恶寒重,发热轻,无汗,头痛,肢节酸痛,鼻塞声重,时流清涕,喉痒,咳嗽,痰稀薄色白,口不渴或可喜热饮,舌苔薄白而润,脉浮或浮紧。

【辨析】　风寒之邪由皮毛、口鼻而入,当人体虚弱时,抗病能力减弱,当气候剧变时,人体卫外功能不能适应,则阳气郁闭,肺气不宣,毛窍闭塞,引起一系列肺卫症状。

【基本治疗】

（1）治疗原则:赶寒疏风散邪。

（2）治疗方法:土家医赶酒火疗法。

（3）操作

1）患儿取俯卧位,充分暴露背腰部。

2）点燃烧酒或制备好的药酒,医者用手迅速从碗中抓取酒火,速将手中之火焰拍打在患儿背腰部,施行摸、揉、拍、打、捏、推、拿、摇等手法。

3）反复取火,反复揉、拿、捏、按患处及周围组织 10～15 分钟,使患处发红。每日 1 次,3～5次为 1 个疗程。

【其他治疗】

（1）拔罐疗法:在患儿腰背部足太阳膀胱经上行走罐疗法,每次 5～10 分钟,以局部皮肤微红为度。每日 1 次。

（2）刮痧疗法:在患儿额头或大椎穴处刮痧,每次 5～15 分钟,以局部皮肤出痧为度。

（3）蛋滚疗法:在患儿背腰部足太阳膀胱经上用煮熟的热鸡蛋反复按摩擦搓滚动,每天 2 次,每次 10～20 分钟。

（4）提风疗法:利用热蛋、桐油与药物贴敷在肚子上,每天 1 次,每次 10～20 分钟。

【按语】

（1）感冒与某些传染病早期症状相似,临床应加以鉴别。

（2）注意防寒保暖,在流行性感冒期间,避免到人群聚集处。

三、雪口

雪口,是指口中和舌上布满一层白色黏膜,刮之不去,其状如鹅口,色白如雪,重者可出血,又称为小儿雪口疮。本病属中医“鹅口疮”范畴,现代医学研究为白色念珠菌感染所致。

【主症】　口中或舌尖出现粟米大小的白色小疮。初起多见于舌尖,或口两侧,四五天后散布全口,可融合成片。重者可向咽喉处蔓延,小儿不吃奶,吃奶后干呕,哭啼不休,烦躁。舌苔白腻,指纹淡。

【辨析】　小儿正气不足,寒气入口,与口中浊腐混杂,则出现小疮,扩展融合成片,溃烂,流水。故小儿不吃奶,烦躁,哭啼不休。寒气入肚,影响肚肠功能,导致吃奶后干呕。口中浊腐混杂,则舌苔白腻;寒气入内,则指纹淡。

【基本治疗】

（1）治疗原则:赶寒败毒。

（2）治疗方法:土家医赶酒火疗法。

（3）操作

1）患儿取俯卧位,充分暴露背腰部。

2）点燃烧酒或制备好的药酒,医者用手迅速从碗中抓取酒火,速将手中之火焰拍打在患儿背腰部,施行摸、揉、拍、打、捏、推、拿、摇等手法。

3）反复取火,反复揉、拿、捏、按患处及周围组织10～15分钟,使患处发红。每日1次,3～5次为1个疗程。

【其他治疗】

（1）外敷疗法:鲜药克马草、水蒿、三月泡叶各10g,捣烂,贴敷后颈窝。每日1次;獐子皮毛,烧成细灰后撒患处;经霜之茄叶,烧灰,研末,撒患处。

（2）涂擦疗法:天青地白小草20g,捣绒,与淘米水浸泡,擦疮面;板蓝根15g,煎水,反复涂搽患处。

（3）吹末疗法:满天星5g,地虱母10个,焙干,研细末,用小纸筒一端放少量药粉,医生用口从另一端将药吹到患处,每日2～4次;细鱼辣树叶5g,麻柳树叶5g,五爪龙5g,大路黄5g,铁马鞭5g,白蒿5g,三月泡汁5g,韭菜蔸5g,焙干,研细末,加梅片3g,适量吹入患处,每日3次。

【按语】

（1）赶酒火时避免烫伤患儿。

（2）注意防寒保暖。

四、喉蛾

喉蛾,是指一种以喉咙肿大,疼痛,出气困难为主症的疾病,又称为快蛾子、锁喉风。现代医学的"急性扁桃体炎"可参考治疗。

【主症】　喉咙红肿,疼痛,吃东西困难,甚则出气困难,说话困难,发声困难,或伴发烧、怕冷,头痛,身痛等症状。舌质暗红,脉快大。

【辨析】　痰热火毒或瘟毒聚结咽喉,气血凝滞,筋脉不通,气道不畅,则喉咙肿痛,吞东西困难,出气困难,说话困难。若火毒伤及全身,则出现发烧,怕冷,头痛,身痛等症状。舌质暗红,脉快大均是火毒蕴结的征象。

【基本治疗】

（1）治疗原则:清火败毒消肿。

（2）治疗方法:吹末疗法。

（3）操作:蛇皮5g,满天星8g,焙干,加入梅片1g,研细末,用稻草筒将药吹入患处,每日3～4次。

【其他治疗】

（1）拔罐疗法:在患儿腰背部足太阳膀胱经、大椎穴等处拔罐,每次5～10分钟,以局部皮肤微红为度。每日1次。

（2）刮痧疗法:在患儿额头或大椎穴处刮痧,每次5～15分钟,以局部皮肤出痧为度。

【按语】

（1）本病配合内服药物效果更好。

（2）若病情较重,需加用抗生素治疗。

五、鸡咳

鸡咳,是指一种一阵一阵咳嗽,咳时弯腰伸颈,咳后喉中发出鸡鸣一样的声音,直到痰吐出才停止的病症,又称为鸬鹚咳。中医学称为"顿咳",现代医学的"百日咳"可参考治疗。

【主症】 阵发性咳嗽,咳后喉中鸡鸣样声音,反复发作,缠绵难愈,流清涎,痰少,流泪,小便自出,食欲减退,病甚者眼肿。舌白,指纹淡。

【辨析】 小儿脏器娇嫩,风寒侵袭,导致肺虚,则咳嗽,阵发性发作,流清涎。久咳伤及机体,导致气机失常,咳时可流泪,小便自出。久咳损伤肚肠,则食欲减退。

【基本治疗】

（1）治疗原则:赶寒、补肺。

（2）治疗方法:烧艾灸疗法。

（3）操作

1）患儿取俯卧位和仰卧位,充分暴露背腰部和腹部。

2）用点燃的艾团或药物在关元、气海、肾俞、大椎、肺门等穴处直接或间接(隔生姜、盐等)艾灸。

3）每日1次,每次20~30分钟,3~5次为1个疗程。

【其他治疗】

（1）土家医赶酒火疗法:患儿取俯卧位,充分暴露背腰部,点燃烧酒或制备好的药酒,医者用手迅速从碗中抓取酒火,速将手中之火焰拍打在患儿背腰部,施行摸、揉、拍、打、捏、推、拿、摇等手法,反复取火,反复揉、拿、捏、按患处及周围组织10~15分钟,使患处发红。每日1次,3~5次1个疗程。

（2）吹末疗法:硼砂、枯矾、款冬花、石膏、甘草,研末,用竹筒吹于喉中。

（3）拔罐疗法:在患儿腰背部足太阳膀胱经、大椎穴等处拔罐,每次5~10分钟,以局部皮肤微红为度。每日1次。

（4）刮痧疗法:在患儿额头或大椎穴处刮痧,每次5~15分钟,以局部皮肤出痧为度,隔日1次。

（5）蛋滚疗法:在患儿背腰部足太阳膀胱经上用煮熟的热鸡蛋反复按摩擦搓滚动,每天2次,每次10~20分钟。

【按语】

（1）注意防寒保暖。

（2）配合内服药物治疗,疗效更好。

六、长鹅子

长鹅子是以喉咙起灰白色伪膜,吞咽、出气困难为主要表现的病症,具有较强的传染性,又称为白喉。现代医学的"白喉"可参考治疗。

【主症】 喉咙周围长一层白色伪膜,逐渐增厚,肿痛,声音嘶哑,流清涎不止,不能进食,烦躁不安,吞咽困难,气促,舌质紫黯。

【辨析】 瘟毒入内,聚集喉咙,寒与瘟毒相结,在喉咙周围形成一层白膜,肿痛。白膜压迫声门,则声音嘶哑。喉咙肿痛,则小儿不吃奶,啼哭,气促。白膜增厚,则小儿吃不下东西,出气困难。若不及时治疗,可一昼夜封喉,阻塞气道,导致死亡。

【基本治疗】

（1）治疗原则:清瘟败毒、止痛。

（2）治疗方法:吹末疗法。

（3）操作

1）刺黄连 10g,蜂窝球 10g,地牯牛 10g,梅片 2g,前三味药焙干,研末,加梅片研粉,吹入患处,每日 3~4 次。

2）马蹄香 5g,麝香 5 分,青黛粉 3g,焙干,研末,吹患处,每日 3~4 次。

3）地虱母 6 个,三两金、人指甲各 3g,开喉箭 6g,焙干,加入冰片,研细末,吹入患处,每日 4~6 次。

4）九龙胆一份,山岩瓜一份,七叶一枝花 3 份,洗净,切片,晒干,加入冰片、青黛适量,混匀后研细末,吹入患处,每日 3~6 次。

【其他治疗】

（1）拔罐疗法:在患儿腰背部足太阳膀胱经、大椎穴等处拔罐,每次 5~10 分钟,以局部皮肤微红为度。每日 1 次。

（2）刮痧疗法:在患儿额头或大椎穴处刮痧,每次 5~15 分钟,以局部皮肤出痧为度,隔日 1 次。

【按语】

（1）本病具有传染性,病程期间须注意隔离。

（2）病情较重,需结合西医药物治疗。

七、隔食病

隔食病是一种由喂养不当,或其他疾病后导致肚肠功能受损,气、精亏虚的一种病症,又称为走胎。中医学称为"疳证",属现代医学"消化不良"、"营养不良"范畴。

【主症】　小儿身体枯瘦,毛发干枯,头大颈细,肚腹胀大,大便不调,有气无力,有的甚或口舌生疮,眼睛视物不清,重者耳后筋脉有一个"丫"形。舌质淡,指纹淡。

【辨析】　疳症主要是由于喂养不当造成的。饮食无节制,饥饱失常,导致中元脏器功能紊乱,食积日久成疳,小儿营养严重不良导致身体枯瘦如柴,毛发干枯,头大颈细,肚腹胀大,口舌生疮,视物不清。舌质淡,指纹淡,为内虚的征象。

【基本治疗】

（1）治疗原则:消积、补气血。

（2）治疗方法:翻背掐筋疗法。

（3）操作

1）患儿取俯卧位,充分暴露背腰部。

2）医者用双手拇指、食指从患者尾骶骨处开始,沿脊柱两旁（旁开 0.5~1.5 寸）,逐步向上翻转皮肤,直至颈部大椎穴为止,连续翻转 5~10 遍。翻毕,再在患儿双侧两肋下约第 5、6 肋处摸到膈筋,双手用力快速掐提一下,食积患儿或可见背部膈俞穴处有硬结或硬性条索,于此处用力快速掐提硬结或硬性条索。

3）每日 1 次,病情重者,可每日 2 次,一般 7 日为 1 个疗程。

【其他治疗】　药佩疗法:采用油菜籽、青木香等。将油菜籽、青木香等研成细末装于小布袋或纸袋中（一般为柔软的细布）再佩带在患儿胸前或背后腰腹部。

八、厌食症

厌食症是以长期厌恶进食,食量减少为特征的病症。中医学称为"厌食",现代医学由于消化道、胃肠、全身性疾病等引起的厌食症可参考治疗。

【主症】　不思饮食,甚或厌恶进食,懒言,无精打采,面色萎黄,大便中夹食物残渣。舌质淡,脉细慢。

【辨析】　小儿由于喂养失当或先天禀赋不足导致中元肚、肠功能运化失司,水谷精微化生不足,不能运行全身,故脸色萎黄。中元肚肠功能失调,故大便中夹食物残渣。

【基本治疗】

(1) 治疗原则:调补中元,理气化食。

(2) 治疗方法:翻背掐筋疗法。

(3) 操作

1) 患儿取俯卧位,充分暴露背腰部。

2) 医者用双手拇指、食指从患者尾骶骨处开始,沿脊柱两旁(旁开 0.5~1.5 寸),逐步向上翻转皮肤,直至颈部大椎穴为止,连续翻转 5~10 遍。翻毕,再在患儿双侧两肋下约第5、6 肋处摸到膈筋,双手用力快速掐提一下,食积患儿或可见背部膈俞穴处有硬结或硬性条索,于此处用力快速掐提硬结或硬性条索。

3) 每日 1 次,病情重者,可每日 2 次,一般 7 日为 1 个疗程。

【其他治疗】

(1) 外敷疗法:槟榔 2g,良姜 1g。共为细末,用白醋调湿填脐中,以纱布盖好,用胶布固定。

(2) 药佩疗法:采用油菜籽、青木香等。将油菜籽、青木香等研成细末装于小布袋或纸袋中(一般为柔软的细布)再佩带在患儿胸前或背后腰腹部。

【按语】

(1) 小儿长期不思饮食,需查明原因,某些微量元素缺乏也可引起小儿厌食。

(2) 避免小儿吃过多零食,需注意营养均衡。

九、屙稀

屙稀是指小儿因各种原因引起的大便次数增多,粪质稀或水样的一种病症,又称为泄泻。中医学称为"泄泻",现代医学"腹泻"可参考治疗。

【主症】　大便次数增多,粪质稀薄如水,或有乳瓣,食物不化,的或伴有呕吐、肚痛、发热等症。舌质淡,脉慢。

【辨析】　寒气侵袭中元脏器,肚肠功能受影响,或因感受夏季暑湿,邪气入侵,引起肚肠功能失衡,导致大便次数增加,粪质稀薄如水,甚则呕吐、肚痛。

【基本治疗】

(1) 治疗原则:赶寒湿,调中元,止屙。

(2) 治疗方法:翻背掐筋疗法。

(3) 操作

1）患儿取俯卧位,充分暴露背腰部。

2）医者用双手拇指、食指从患者尾骶骨处开始,沿脊柱两旁（旁开 0.5~1.5 寸）,逐步向上翻转皮肤,直至颈部大椎穴为止,连续翻转 5~10 遍。翻毕,再在患儿双侧两肋下约第 5、6 肋处摸到膈筋,双手用力快速掐提一下,食积患儿或可见背部膈俞穴处有硬结或硬性条索,于此处用力快速掐提硬结或硬性条索。

3）每日 1 次,病情重者,可每日 2 次,一般 7 日为 1 个疗程。

【其他治疗】

（1）外敷疗法:吴茱萸 30g,公丁香 2g,胡椒 30 粒,研末,取药末 1.5g,醋或食用油调成糊状,敷于脐部,纱布固定,每日换 1 次。

（2）熏洗疗法:鬼针草一把（干品 3~5 株）,加水浸泡,煎浓汁,熏洗患儿双脚;独根草适量,开水浸泡,熏洗患儿双脚。

【按语】

（1）小儿腹泻若病情较重,需配合补液等治疗;若合并细菌感染,需使用抗生素治疗。

（2）忌食生、冷、油腻食品。

十、风湿疙瘩

风湿疙瘩是以全身出现疹点,伴瘙痒为主症的一种病症。小儿常见的传染病,得病后 1~2 天出疹,3~4 天内消退。中医学称为"风疹"、"瘾疹",现代医学称为"荨麻疹"。

【主症】 初起怕风,轻微发烧,打喷嚏,流清涕,咳嗽,眼睛红。发烧后 1~2 天,全身出现疹点,最先见于脸部、躯干,随即遍及四肢,多数 1 天内疹点遍及全身,但手脚心没有,疹子颜色浅红,疹点细小,稀疏,并发痒。舌质紫暗,指纹青紫。

【辨析】 瘟气之风邪侵入上元,导致阳气受损,则出现怕风,发烧,打喷嚏,流清涕,咳嗽等症。瘟气入里与气血相争,导致邪从皮肤窜出为疹。气血运行不畅则舌质紫暗,指纹青紫。

【基本治疗】

（1）治疗原则:赶风,清热,败毒。

（2）治疗方法:土家医赶酒火疗法。

（3）操作

1）患儿取俯卧位,充分暴露背腰部。

2）点燃烧酒或制备好的药酒,医者用手迅速从碗中抓取酒火,速将手中之火焰拍打在患儿背腰部,施行摸、揉、拍、打、捏、推、拿、摇等手法。

3）反复取火,反复揉、拿、捏、按患处及周围组织 10~15 分钟,使患处发红。每日 1 次,3~5次为 1 个疗程。

【其他治疗】

（1）拔罐疗法:在患儿腰背部足太阳膀胱经、大椎穴等处拔罐,每次 5~10 分钟,以局部皮肤微红为度。每日 1 次。

（2）刮痧疗法:在患儿额头或大椎穴处刮痧,每次 5~15 分钟,以局部皮肤出痧为度。

【按语】

（1）忌食可能过敏的海鲜、虾子等易过敏食物。

（2）可做过敏原筛查。

十一、出痘痘

出痘痘是以发烧,皮肤分批出现红色疱疹,结痂为特征的一种病症,又称为"岩痘"、"珍珠痘"、"高粱痘"。中医学、现代医学均称为"水痘"。

【主症】　低烧,皮肤1~2天出疹,疹色红润,疱浆清亮,根盘红晕不明显,稀疏见于躯干。舌质红,脉浮数。

【辨析】　风毒伤及上元气道,筋脉汗窍失司,则见低热。风毒入内,影响水液运行,风毒挟湿泛于体表,疹出如豆。

【基本治疗】

（1）治疗原则:赶风,赶火,败毒。

（2）治疗方法:土家医赶酒火疗法。

（3）操作

1）患儿取俯卧位,充分暴露背腰部。

2）点燃烧酒或制备好的药酒,医者用手迅速从碗中抓取酒火,速将手中之火焰拍打在患儿背腰部,施行摸、揉、拍、打、捏、推、拿、摇等手法。

3）反复取火,反复揉、拿、捏、按患处及周围组织10~15分钟,使患处发红。每日1次,3~5次为1个疗程。

【其他治疗】

（1）药浴疗法:苦参、芒硝各30g,浮萍15g,煎水外洗,每日2次。

（2）拔罐疗法:在患儿腰背部足太阳膀胱经、大椎穴等处拔罐,每次5~10分钟,以局部皮肤微红为度。每日1次。

（3）刮痧疗法:在患儿额头或大椎穴处刮痧,每次5~15分钟,以局部皮肤出痧为度。

【按语】　本病有一定传染性,病程期间需注意隔离。

十二、抽痉

惊风分为"急惊风"和"慢惊风",是以小儿抽搐、昏迷不醒为主要症状的一种危重症。中医学称为"惊风",现代医学的"小儿惊厥"可参考治疗。

（一）急惊风

【主症】　高烧不退,面色鲜红,口、鼻出气较热,眼睛直视或斜视不动,呼之不应,掐之不动,牙齿紧咬,口噤不开,喉中痰鸣,颈项强直,角弓反张,手足抽搐颤动,大便结,小便溲赤。

【辨析】　由于痰热火毒或瘟毒之气侵入体内未能及时排出体外,从而入内,三元脏器的功能失调,火毒扰乱神明,故眼睛直视或斜视,呼之不答。热灼筋脉而生风,故牙齿紧咬,喉中痰鸣,颈项强直,抽痉。火毒引发表闭、窍闭、腑闭而出现高热不退,大便不通,舌质红,脉快紧等症。

【基本治疗】

（1）治疗原则:赶火,排痰,镇惊,息风。

（2）治疗方法：瓦针放血疗法。

（3）操作

1）患儿仰卧位或由家属抱起，暴露四肢末端。

2）点燃土家苞谷酒，用土家苞谷酒清洗消毒四肢末端后，手持瓦针在燃烧的苞谷酒火焰上烧灼半分钟左右，再在四肢末端快速闪刺几下，使之出血（可刺 1～3 处出血）。

3）瓦针一般刺入 1～2mm，放出 2～5 滴血为宜。

【其他治疗】

（1）利用针推法

1）牙齿紧咬、不省人事可掐人中；如不醒，可再掐地仓、承浆；再不醒，继掐中冲、少商及对拿威灵、精灵；如果较重，仍不醒者再掐涌泉。

2）待小儿醒，哭后退六腑，清天河水，顺运内八卦，平肝，清肺，清补脾，清胃，揉小天心、一窝风。

（2）外敷疗法：鲜地龙捣烂为泥，加适量的蜂蜜敷于纱布上，盖贴囟门以解痉定惊；鲜吴耳草捣烂温热敷肘膝的四大关节。

（3）鲜小钩藤根，去皮后捆于内关穴上，男左女右。

（二）慢惊风

【主症】 枯瘦如柴，脸色苍白，无精打彩，瞌睡多，甚或睡觉时眼睛睁开，抽痉无力，时发时止，无高烧，喉咙中时有痰鸣，有的煦，四肢发冷，后期杂着呕、屙稀等表现，脉细。

【辨析】 久病或高烧不愈，耗伤小儿正气、津液，则出现枯瘦如柴，面色苍白，无精打彩之表现。久病则精血亏损阴阳失调而至风从内生，所以导致肢体震颤抽搐，颈项强直。气血虚弱，故有肢体疲惫，精神不振，四肢发冷等表现。

【基本治疗】

（1）治疗原则：祛风止痉。

（2）治疗方法：拔罐疗法。

（3）操作：在患儿腰背部足太阳膀胱经、大椎穴等处拔罐，每次 5～10 分钟，以局部皮肤微红为度。每日 1 次。

【按语】

（1）惊风病情凶险，需采用综合性治疗。

（2）惊风发作是立即让患儿平卧，头侧向一侧，解开衣领，将压舌板缠上多层纱布塞入上、下臼齿之间，防止咬伤舌头。

十三、哭夜

哭夜是以小儿夜间高声啼哭不已，白天则如常人为特征的病症，又称为"奶哭"、"夜啼"。该病多出现在 1～3 岁的婴幼儿。

【主症】 小儿入夜后突发啼哭，或睡梦中突然惊醒而啼哭，哭时面红或面色青白，手冷，腰曲额汗，眼中无泪，有的睡中突然大哭，舌质红，指纹青。

【辨析】 小儿由于喂养不当或先天禀赋因素至中元失运，或因突受外来因素的惊吓，邪气侵入肚、肠，从而导致小儿气血不和，气不固摄，出现夜哭。舌质红，指纹青是邪入肚肠。

【基本治疗】

（1）治疗原则：赶风,镇痛,补中元。

（2）治疗方法：烧艾灸疗法。

（3）操作

1）患儿取俯卧位和仰卧位,充分暴露背腰部和腹部。

2）用点燃的艾团或药物在关元、气海、肾俞、大椎、肺门等穴处直接或间接（隔生姜、盐等）艾灸。

3）每日1次,每次20~30分钟,3~5次为1个疗程。

【其他治疗】

（1）外敷疗法：五倍子6g,烧存性研末,用母奶、口水调成饼,外用贴小儿肚脐,以布缚定；黑丑（黑牵牛）研末清水调敷脐上。

（2）农村利用多张草纸写上"天惶惶,地惶惶,我家有个夜哭郎,行人读他一千遍,一觉睡到大天亮",让行人读,以治疗因惊吓而成的夜哭。

十四、走尿

走尿主要指3岁以上的儿童在睡梦中小便自遗,醒后方觉的一种病症,又称为"尿床",属中医的"遗尿"。

【主症】　一般为3岁以上的小儿在睡觉时不自觉的将屙在床上,醒后方才知道。病情严重的还可见面色苍白,四肢发冷,无精神等表现,舌质淡,脉细弱。

【辨析】　小儿由于先天生长发育不全,腰子气虚不能约束而出现走尿,腰了气不足而出现面色苍白,四肢发冷,无精神。小儿同时气虚导致中气下陷,统摄失常。舌质淡,脉细弱是小儿腰子之气虚弱的表现。

【基本治疗】

（1）治疗原则：补中元,补腰子,止尿。

（2）治疗方法：烧艾灸疗法。

（3）操作

1）患儿取俯卧位和仰卧位,充分暴露背腰部和腹部。

2）用点燃的艾团或药物在关元、中级、膀胱腧、三阴交、气海、肾俞、命门、大椎、肺门等穴处直接或间接（隔生姜、盐）艾灸。

3）每日1次,每次20~30分钟,3~5次为1个疗程。

【其他治疗】

（1）拔罐疗法：在患儿腰背部足太阳膀胱经上行走罐疗法,每次5~10分钟,以局部皮肤微红为度。每日1次。

（2）刮痧疗法：在患儿额头或大椎穴处刮痧,每次5~15分钟,以局部皮肤出痧为度。

（3）蛋滚疗法：在患儿背腰部足太阳膀胱经上用煮熟的热鸡蛋反复按摩擦搓滚动,每天2次,每次10~20分钟。

【按语】

（1）治疗前需排除器质性病变引起走尿者,应治疗其原发病。

（2）解除患儿心理负担,培养良好习惯,避免过度劳累,晚间适当限制进水量。

第十六章　七窍病证

一、火巴眼

火巴眼是指感受风热火毒之邪,突然眼睛红肿或痒痛,或胀痛,或刺痛,或涩痛,多泪,怕光,生眼屎的一种急性传染性并引起广泛流行的眼病。该病常发于夏秋之季。火巴眼俗称火眼、红眼、红眼病。中医学称为天行赤眼,又名天行赤热、天行暴赤。现代医学急性传染性结膜可参此辨证用药。

【主症】　单侧或累及双白睛红肿,布满血丝,或胀痛,或刺痛,或涩痛,或痒痛,多泪,生眼屎,怕光,口干,心烦,眼皮微肿,舌红,苔黄,脉弦滑。

【辨析】　因感受风热火毒之邪,上熏于眼珠而不走散,伤及血络,血出于血脉之外,则眼珠红肿,布满血丝。风火相搏,则眼痛、痒、涩、泪多、生眼屎。口干、心烦、舌红、苔黄、脉弦滑为风火毒邪内结之征象。

【基本治疗】

(1) 治疗原则:赶火,败毒,明目。

(2) 治疗方法:药物外洗法。

(3) 操作:蒲公英、野菊花、金银花、薄荷、千里光各 15g,外洗患眼,早、中、晚各 1 次。

【其他治疗】

(1) 地麻黄、千里光适量。捣烂,塞鼻。

(2) 点眼法:用满天星点眼液点眼,见眼睛痒痛。

(3) 满天星 30g,红铧口尖 30g,水杨梅 20g,千把刀 30g,水灵芝 30g。捣烂,外敷患眼,屡用屡验。

(4) 菖蒲适量。捣碎绒,塞对侧鼻孔。

(5) 黄瓜香、满天星各适量,鸡蛋清 1 个。将两药洗干净,稍干水气,捣烂,加鸡蛋清,先用温开水洗眼,然后将药贴敷在眼睛上,1 日换 1 次。

(6) 金盆草 12g,马尾莲 3g,北三七 1g。以开水浸泡,取汁点眼。

【按语】　治疗期间须注意眼部卫生,注意隔离。

二、眼睛痒

眼睛痒是以眼睛发痒难受为主要症状的眼病。中医学称为目痒,有"目痒极难忍"、"痒若虫行"之说,与现代医学春季卡他性结膜炎相似,故可参照治疗。

【主症】　眼睛部位发痒难受或痒如虫行,或奇痒无比,但视力尚可。

【辨析】　一般为风气侵袭上元,或中元浊气上冲,聚于眼睛部位,因风善行多变,故眼睛发痒难受,或痒如虫行。舌淡红,苔薄白,脉弦,乃风邪侵袭之征。

【基本治疗】

（1）治疗原则：散风，止痒。

（2）治疗方法：点眼法。

（3）操作：满天星点眼液点眼。

满天星点眼液制法及用法：将鲜药满天星 30g，红铧口尖 30g，水杨梅 20g，千把刀 30g，水灵芝 30g，先用 75% 的酒精浸洗待干后，共捣烂取汁过滤，无沉淀物后置于冰箱低温保存，用时每次 2~3 滴，滴入眼中，每日 6 次。

三、长翳子

长翳子是外感疫病毒邪，黑睛白色翳斑，视物不清，畏光，多泪，眼睑红肿疼痛的一种眼病。中医学称天行赤眼暴翳，与现代医学的角膜生翳、流行性结膜角膜炎相似，故可参照诊治。

【主症】 黑睛白色翳斑，畏光，多泪，眼屎少，眼睑红肿疼痛，舌红，苔白厚，脉弦滑。

【辨析】 本病由多种原因引起，一是火毒入侵导致三元功能失调，内外合邪，气血逆乱上冲眼而致病；二是外伤直接损于眼珠，未及时治疗而致本病；三是腰子气虚，虚火上冲于目而致病，以上原因都可导致气血阻于眼。故见黑睛白色翳斑，畏光，多泪，眼屎少，眼睑红肿疼痛。舌红，苔白厚，脉弦滑，为湿热内蕴之征。

【基本治疗】

（1）治疗原则：赶火散毒，明目止痛。

（2）治疗方法：点眼法。

（3）操作：满天星点眼液点眼。

满天星点眼液制法及用法：将鲜药满天星 30g，红铧口尖 30g，水杨梅 20g，千把刀 30g，水灵芝 30g，先用 75% 的酒精浸洗待干后，共捣烂取汁过滤，无沉淀物后置于冰箱低温保存，用时每次 2~3 滴，滴入眼中，每日 6 次。

【其他治疗】

（1）树豆根籽 3g，人奶汁 2ml。用树豆根籽与人奶一起磨，用磨得之汁滴入患侧眼内，1日 4 次。

（2）雨点莘、鹅不食草各 10g 鲜药捣烂，塞进健侧鼻孔。

四、烂耳朵

烂耳朵是指围绕耳部周围生疮糜烂的耳病。与中医学的耳疖、耳疮及旋耳疮相似，又称黄水疮、月蚀疮，与现代医学的外耳湿疹及外耳道炎相似，可参照治疗。

【主症】 耳部红肿，潮红，灼热，瘙痒，水泡，腐烂，渗液结痂，舌红，苔腻，脉滑。

【辨析】 湿热蕴结，聚于耳部，致耳部红肿，潮红，灼热，瘙痒，水泡，腐烂，渗液，结痂。湿热内结，则见舌红，苔腻，脉滑。

【基本治疗】

（1）治疗原则：赶火败毒。

（2）治疗方法：药物外敷法。

（3）操作

1）地口袋少许研粉,冰片少许,茶树油少许调搽患处。

2）用黄瓜藤烧炭存性,香油调涂患处。

五、灌蚕耳

灌蚕耳是以耳内流脓为主要特征的耳病,又名灌聤耳,是耳科常见病、多发病,尤多发于小儿。中医学称脓耳,现代医学相当于化脓性中耳炎,故可参照治疗。

【主症】　一侧或两侧耳朵内流脓,有腥臭味,耳内痒,微痛,重者耳部肿痛,听力减退,甚至耳聋,舌淡红,苔白,脉滑。

【辨析】　由于洗澡或淋雨,水或虫蚁入耳内,毒气内侵致耳内气血壅结,久而化腐成脓,故见耳内流脓,腥臭。瘀血阻滞耳道,故耳肿痒、痛听力减退或消失。

【基本治疗】

（1）治疗原则:败毒排脓。

（2）治疗方法:药水滴耳法。

（3）操作:紫藤嫩根100g,95%酒精200ml。将药洗净,切片晒干,放酒精中浸泡,用茶叶水清洁耳道后,滴入药酒2~4滴,日3次。

【其他治疗】

（1）地散珠10g,麝香0.3g,将地散珠捣烂成粉,加入麝香,拌匀,用一小棉花球蘸上药粉,放于患耳内,1日1次。

（2）蛇皮烧成灰后,取少许加适量冰片吹入耳内。

（3）陈猪脚爪烧成灰,取少许加适量冰片吹入耳内。

（4）将四季葱捣烂后加少许蜂蜜塞于耳内。

（5）将雄鸡冠血滴入耳内两滴。

（6）将芭蕉树截断后取汁少许滴入耳内。

（7）马钱子磨水滴于耳内。

（8）佛耳草全草捣烂取汁,滴于耳中。

（9）芫荽子略炒,樟脑冰片少许,研细末,每次用少许吹入耳内。

（10）金丝荷叶100g,洗净晾干,用消毒纱布包裹,绞取其汁,加冰片1g调和,将脓性分泌物清洗干净后,滴药3滴,日4次。

（11）紫草3g,芝麻油40g,将药放油中炸焦后去渣滤液,用过氧化氢溶液洗净拭干脓耳,滴入紫草油3滴,日3次,7天为1个疗程,用药1~2个疗程。

（12）鲜蒲公英全草7~10株,清水洗净,晾干后切碎,置盆内捣成糊状,用消毒纱布包拧其汁,用滴管吸取药液滴患耳中3~5滴,日3次。

（13）鲜仙人掌(去皮刺)、鲜蒲公英各50g,用清水洗净,切碎捣烂,用消毒纱布包拧其汁,用3%过氧化氢棉球擦净耳内分泌物后,滴入药液3滴,日3次。

（14）蛇蜕30g,枯矾4.5g,将蛇蜕放碗内明火烧存性,加枯矾共研细末,拭净患耳脓液后吹敷药粉,日1次。

（15）冰片3g,人工麝香1g,猪苦胆1个,药研细末加胆汁调和,洗净患耳分泌物后,滴药3~5滴,日3次。

（16）鸡蛋白 1 个，香油 10g，取蛋白与香油充分搅匀，清除脓液后滴入耳道 5 滴，日 1 次，经济安全，尤其适用于小儿患者。

（17）酸茄子 1 个，用消毒纱布包拧，滤取汁液，滴入患耳后，侧身睡卧 1 小时，日 3 次。

（18）鲜鸡胆刺破，用毛管吸取胆汁滴入患耳中，每次两滴，日 3 次。

（19）活蚯蚓 40 条，白糖 50g，将蚯蚓抹净泥土，加糖搅拌，30 分钟后用纱布滤液，清洗脓液后，滴药 3 滴。

六、红鼻子

红鼻子是指鼻子发红的一种鼻病。因皮肤充血，表面不平，形似酒糟渣而又俗称酒渣鼻。中医学称酒皶鼻、酒糟鼻，又称赤鼻、鼻齄，现代医学亦称酒渣鼻。

【主症】 鼻部皮肤发红，有的红紫色，但无其他不适症状。

【辨析】 本病多因嗜酒，过食辛辣食物，土家族人有嗜辣、饮酒的习惯，故其病多发、或因习惯性便秘、更年期发怒或螨虫寄生，致热毒上熏鼻窍，血瘀肌肤，故成红鼻子。

【基本治疗】

（1）治疗原则：散血除瘀。

（2）治疗方法：药物外敷法。

（3）操作：蛤粉 15g，煅石膏 15g，黄柏 7.5g，轻粉 7.5g，青黛 4.5g，麻油 100ml。共研细末，加麻油调成软膏状，洗净患处后，把药膏涂患鼻处，1 日两次，10 天为 1 个疗程。

【其他治疗】

（1）百部 100g，95% 酒精 200ml。将药浸泡半个月后，用棉花涂患鼻，1 日 3 次，1 个月为 1 个疗程。

（2）生大黄 50g，百部 50g，轻粉 15g，硫黄 15g，95% 酒精 300ml。上药酒浸泡半个月，然后用棉签沾药涂抹患处，日 3 次，1 个月为 1 个疗程。

七、鼻塞

鼻塞即鼻塞不通，流清涕，从口中出气。中医学的伤风鼻塞，现代医学的急性鼻炎可参考辨治。

【主症】 鼻塞不通，流清涕，从口中出气，伴咯，头胀痛，怕冷，四肢关节酸痛。饮食无味，舌淡红，苔白，脉紧。

【辨析】 风寒病气，入于鼻窍，阻塞鼻道气血运行，故见鼻塞不通，流清涕，从口中出气。风寒入肌肤，故见怕冷，四肢关节酸痛，风寒上扰头部，故见头痛。舌淡红，苔白，脉紧为寒侵之象。

【基本治疗】

（1）治疗原则：赶寒通窍。

（2）治疗方法：药物外敷法。

（3）操作：鹅不食草 120g，薄荷 60g，冰片 15g，凡士林适量。药研细末，加凡士林调成软膏，每取适量，涂敷患鼻中，日 3 次，3 天为 1 个疗程。

【其他治疗】

（1）小金刚草全草适量，捣烂塞于鼻内。

（2）山薄荷 9g，樟脑冰片 1.2g，共研细末，取少许吸入鼻孔内，1 日 3 次。

八、流鼻血

流鼻血即鼻中出血，是多种疾病常见的症状。中医学的鼻衄，现代医学的鼻出血可参考辨治。

【主症】 一侧或两侧鼻孔经常反复出血，量时多时少，在晒太阳或过食辛辣之物后复发或加剧，有时发痒，伴头昏，四肢无力，舌淡，苔白，脉细。

【辨析】 肺气亏损，火气旺盛，内外火相结，上冲于鼻而致鼻内细小脉管破裂，故见鼻流血。太阳晒或过食辛辣之物，使火更旺，故在晒太阳或食辛辣之物后复发或加剧。火热损伤精血，故见鼻中干燥，有时痒。虚火上冲见头晕，四肢无力。舌淡红，苔白，脉细为失血之象。

【基本治疗】

（1）治疗原则：赶火益气止血。

（2）治疗方法：药物外敷法。

（3）操作：鲜旱莲草 1 把，将药洗净，捣烂取汁，用消毒药棉浸入药液内，吸透后取出晒干，反复浸晒 5 次，出血时取一药棉球塞于患鼻内。

【其他治疗】

（1）蒿子适量，将铁蒿子在手中揉搓，然后塞于鼻腔内，再用手蘸凉水在颈项、头额部拍打数次，一般 1 次可止血，未止血者可重复 1 次。

（2）枯矾 10g，药研细末，用脱脂棉球沾清水润湿，再沾药物少许，塞于鼻内。

（3）芦荟研细末，每取 1g，加温开水 100ml 搅匀，仰面滴鼻 2 滴，1 日 3~5 次。

（4）大蒜 1 枚，去皮捣烂如泥，作饼如币大，左鼻出血贴左脚心，右病贴右，贴药 1 次，血止去药。

（5）龙骨 1g，药研极细末，用纸筒盛药吹入患鼻中。

（6）患者手足浸泡于尿内，以淹没手掌为度，每次浸 10 分钟~2 小时。

（7）耳治疗法：令患者端坐，头稍后仰，术者用双手将耳道口张开，吸足气，缓慢向耳道内连吹 3 口气，左右耳各 1 次，若血仍未止，间隔 1 分钟后再吹 1 次，施治 1~3 次。

（8）海带 50g，先用冷水浸泡洗净，切细水煎，加白糖适量，分 4 次服，服用期间忌食辛燥、煎炸食物，服用 2~7 天。

（9）鼻出血时，用麻线 1 根，捆扎中指第二节，左鼻出血扎右手，右鼻出血捆左手。

（10）马粪包 1 小块，塞鼻孔。

（11）山栀炭末 10g，香墨块末 10g，枯明矾末 10g，白及粉 15g，以上 4 味粉末合匀，临床用时，先用脱脂棉粘上药末塞入鼻孔，鼻血即止。

（12）冷敷法：医者令其患者仰靠在背椅上，取极冷的泉水或井水，用两条毛巾浸其冷水交换垫在后颈项下数分钟。

九、烂嘴巴儿

烂嘴巴儿指口角生细粒小疮，糜烂，时流黄水，或疼痛，或口角干燥，张口易出血的口腔病。中医学称为口丫疮、口吻疮、燕口疮、燕儿口，亦称烂嘴丫子，现代医学之维生素 B$_2$ 缺乏与之相似。

【主症】　口角生细粒小疮,糜烂,时流黄水,疼痛,或口角干燥,张口易出血,舌红,苔白,脉滑。

【辨析】　该病多为中元湿热或湿浊不化,郁而化热,上攻口唇,故口角生细小烂疮,糜烂、流黄水,疼痛或干燥易出血。舌红,苔白,脉滑为湿热内盛之征。

【基本治疗】

（1）治疗原则:败毒,祛湿,生肌。

（2）治疗方法:药物外敷法。

（3）操作:鲜芭蕉叶 3~5 片。取芭蕉叶适量放炭火上烤热,贴敷口角患处,日 3 次。

【其他治疗】

（1）明矾、冰片、细辛各 10g,延胡索、川芎、甘草各 5g。各药研末混匀,用棉签沾药粉涂敷患处,日两次。

（2）黄柏 10g,野蔷薇 10g。研末,白开水调敷患处。

十、口腔血泡

口腔血泡是指突然口腔内生长血泡,疼痛不适的口腔病变。与中医学的飞扬喉相似。血泡长在上腭者为飞扬喉,长在腭垂处者名为悬旗风。与现代医学的口腔血肿相似,故可参照治疗。

【主症】　口腔内突然生长血泡,呈紫色或暗红色,泡壁薄,易溃破,小者如葡萄大小,大者如核桃。破后流出血水,不染毒则自愈,如感染邪毒后,则可腐烂呈灰黄色,疼痛加剧,流涎口水,常对讲话和伸舌有影响,舌红,苔黄,脉弦。

【辨析】　多为过食辛辣或饮食不慎刺激,损伤血络,或体内火旺,积热上犯口腔,蕴于血分,热伤口腔脉络,血被迫外溢,形成血泡。泡破感邪毒则腐烂,疼痛。火煎津液,则流涎口水,舌红,苔黄,脉弦。

【基本治疗】

（1）治疗原则:败毒散血,消肿止痛。

（2）治疗方法:针刺放血法。

（3）操作:针灸针 1 根,金银花 10g,生甘草 10g 或盐开水适量。针灸针刺破血泡,让其血水流出,然后用冷盐开水或金银花、生甘草泡水,漱口,防止感染毒气。

十一、牙环

牙环是指牙龈周围红肿疼痛,常流涎口水,无溃脓的口齿病。中医学无此记载,与现代医学的牙周炎相似,故可参照治疗。

【主症】　牙龈周围红肿疼痛,流涎口水,无溃脓,舌红,苔白,脉滑。

【辨析】　冷、热之邪上犯或食辛辣厚味之品,上犯牙龈,则牙齿周围气血不过关,瘀滞不通则痛,故牙齿周围红肿疼痛,流涎口水,舌红,苔白,脉滑。

【基本治疗】

（1）治疗原则:赶火,止痛。

（2）治疗方法：药水漱口法。

（3）操作

1）黄蜂窝 10g，金银花 10g，桔梗 10g，生甘草 10g。水煎，漱口，日 3 次。

2）鲜天青地白 30g。捣烂，泡淘米水，漱口，日 3~5 次。

十二、牙齿疼

牙齿疼指牙齿及其周围组织多种疾病的一种共有的症状，是口腔系统中最常见的多发病证，多因风火、龋病所致，包括风牙痛、火牙痛、虫牙痛。其病名中西医皆同，唯有土家医称之为虫牙者，即现代医学之龋齿，可参其辨治。

（一）风牙痛

【主症】　一颗或多颗牙齿疼痛，无红肿，用口吸气牙齿有酸痛感，食酸冷时痛即发，嚼硬物时有酸胀感，伴腰痛腿软，舌淡红，苔白，脉弦紧。

【辨析】　由风寒外受，或过食生冷，病气入内，上扰齿骨，故牙齿痛，因风寒邪气聚齿，故牙齿遇酸冷物时疼痛、怕冷、喜热食。舌脉乃风寒外袭之征。

【基本治疗】

（1）治疗原则：赶风赶寒。

（2）治疗方法：药水漱口法。

（3）操作：枯矾 5g，四两麻 6g，乌苋 6g，水煎后，将枯矾加入药液中漱口，每日 6~8 次。

【其他治疗】　盐芦荟 2g，阳尘 2g，捣烂，用少许放牙上，1 日 2~3 次。

（二）火牙痛

【主症】　牙齿疼痛剧烈，牙根红肿，重者半边脸肿胀，牵引半边头痛，牙根出血，大便干硬，舌红，苔黄，脉弦滑。

【辨析】　因三元火重，火气上逆，熏蒸于牙齿，故牙齿疼痛剧烈，牙根红肿。火热结聚不散，故见半边脸肿胀。火重血旺，故牙根易出血，口干，大便结，舌红，苔黄，脉弦滑。

【基本治疗】

（1）治疗原则：赶火止痛。

（2）治疗方法：药水漱口法。

（3）操作：黄瓜香 10g，犁头尖 15g，鸡爪黄连 10g，竹叶菜 15g，石膏 30g。上药煎水漱口，一日 2~3 次。

【其他治疗】

（1）黄连茎 100g，煎水，频频含漱。

（2）油巴适量，水煎加盐，口噙。

（3）丝瓜络 30g，烧灰研末加水或醋适量，调成糊状，涂敷患处。涂敷 1 次痛止，3 次可愈。

（三）虫牙痛

虫牙是口腔系统中的一种常见多发病，即牙齿组织被龋蚀，逐渐毁坏崩解，形成龋洞的一种疾病,又称"蛀牙"。

【主症】 牙痛持续,不能嚼硬物,吃酸冷食物痛加剧,流涎水不止,难以入睡,虫牙处色灰黑或有空洞、口臭。舌淡红,苔白腻,脉弦。

【辨析】 中下元亏虚,牙齿精血受损,加之口齿不洁,感受邪毒、腐蚀齿牙,故牙齿疼痛,并见黑灰色或空洞,口臭,故有不能嚼硬物,吃酸甜冷热之物,疼痛加剧等症。

【基本治疗】

(1) 治疗原则:杀虫止痛。

(2) 治疗方法:熏法。

(3) 操作:烟果、花椒、雄黄、打火草、信子各适量。将上药焙干,点燃后用一圆罩,将燃烧之药物罩着,中尖一小孔,再用一喇叭形圆筒,小的一端对虫牙处,大的一端对在罩子上的小孔,外熏,1次约半小时,日1~2次。

【其他治疗】

(1) 五倍子10g,冰片1g,药研末混匀,用棉球蘸药粉少许,塞龋洞中,痛止去药。

(2) 半夏30g,90%酒精90ml,药放酒精中浸泡一昼夜后,用棉球蘸药酒塞入龋齿洞中,或涂敷病牙周围。

(3) 两面针15g,徐长卿、樟脑、吴茱萸、丁香各10g,冰片、细辛各6g,75%酒精500ml,药放酒精中浸泡15天后,用药棉蘸药酒塞入龋洞中,涎水吐出,日数次。

(4) 地骨皮50g,青壳鸭蛋3个,药加水1500ml煮沸30分钟后,放入鸭蛋同煮,蛋熟后敲碎蛋壳再煮,使药液充分吸收后,去壳食蛋,严重者可加用药液含漱,日3次。

(5) 露蜂房、川椒各15g,食盐3g,加水浓煎,去渣取液含漱,每天5~6次。

(6) 家花椒两粒,药放齿蛀孔中,用力咬住。

(7) 里麻花7朵,水煎口含。

(8) 桐杆(即通天大黄)根皮研末,塞于齿缝内。

(9) 家花椒茎皮含痛处。

(10) 樟树根、皮加食盐少许,捣烂敷痛处。

(11) 天泡子,研末清油调,将其放在烧红的铁器上即冒烟,用竹筒导烟熏患牙。

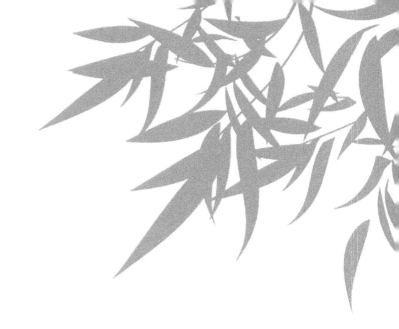

附篇
小儿推拿

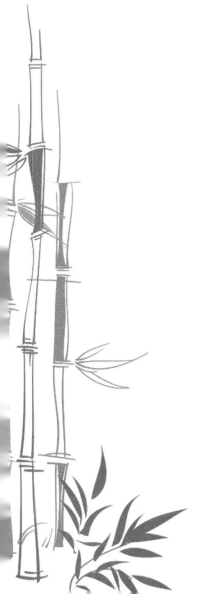

附一 小儿推拿的适应范围和注意事项

一、适应证和禁忌证

小儿推拿疗法,对小儿一般的常见疾病都能治疗。古人曰:"用推即是用药。"虽然不能说它是万能的,但对小儿外感、烧热症、咳嗽、气喘及屙稀、呕吐、疳积等,都有良好的效果。而且对小儿急性惊风、慢性惊风、麻疹、水痘、麻痹等症,也有开窍镇惊、透发解肌及增长肌肉的功能。在禁忌证方面,但凡皮肤破裂、烂疤子(即溃疡)创伤等外科疾患都不宜采用推拿治疗。

二、推拿操作注意事项

(1)推拿室要保持清洁,温度适宜,空气流通。

(2)医者要经常修剪指甲,长短适宜,以平滑不触及皮肤为度,以免操作时伤及患者皮肤。同时要保持手的清洁暖和。

(3)治疗过程中,要操作认真,态度和蔼,尽量取得患儿的信任。操作时要镇静,不能有急躁和厌烦的情绪。做到辨证准确,选定适当,手法适宜。施术时,必须全神贯注,做到手到、眼到、气到,切不可用蛮力,才能收到良好的效果。

(4)推拿时的体位,在临床治疗中,一般多取患儿仰坐位,或卧位,婴幼儿父母抱其怀中即可,而医者一般均取坐位操作。

(5)操作时,医者必须先以拇、食、中三指摄取药物制作的润滑剂(又称介质)抹在选定的穴位上,然后进行操作,以免擦伤患儿皮肤。一般选用姜、葱白、苏叶、滑石粉、炒糊米、酒精、水或其他药物煎汤等。介质要因病、因时、因地取用。如冬春选用生姜、葱白、苏叶之类的温性药物;夏秋则选用滑石、酒精等;脾胃虚弱,消化不良则选用炒糊米、生姜煎汤备用。以上选药之法不可拘泥,应视病情所需灵活掌握。

(6)不论男孩、女孩,一律推拿在左手。凡未满12岁的患儿,均属小儿科。但经多年临床实践,凡小儿推拿的穴道,应用于大人推拿亦同样有效,不过年龄越大,则推拿的次数须相应增多,用力要重,速度也要快。每次推拿的时间不宜过长,一般在10~20分钟,每日或隔日1次,3~7次为1个疗程。每个疗程之间应间隔3~5天,至于每个穴道的推拿次数,有云二百、三百、五六七百不等。清代土家名医汪古珊则主张以子午分界,九六用功,即子后午前用阳九,午后子前用阴六。数少时速,法简易行。又有主张推拿次数按二十四节、十二月,脾主五、肾主六、心主七、肝主八、肺主九,按此数在每个穴道上反复3遍,均法简易行,数少时速。但这只是大体要求,而不能绝对化。因此,在实际操作过程中,还须根据患儿体格的强弱,病情的轻重程度,灵活掌握,酌情增减施术次数。

附二　推拿手法

一、推法

医者左手托住患儿的左手,用右手拇指桡侧或食、中指并拢,在选定的穴道上,轻度适宜地向上或向下推拿,称作推法(图1)。推法又分为补法(即由指尖推向指根)、泻法(由指根推向指尖,也叫清法)、清补法(由指尖至指根,又由指根至指尖,来回的推拿)3种。

由于推拿的方向不同,所起的作用也各不相同,这主要是由于病情的寒、热、虚、实等情况而区分如清肺、补中元、清补大肠等。

二、拿法

医者在选定的穴位上,以拇、食二指方向,同时相对地反复增减用力(如拿列缺);或医者以右手拇指和其他四指拿取某一部位的肌肉或筋膜,同时相对用力,一起一落地松紧对拿(如拿肩井)称作拿法(图2)。

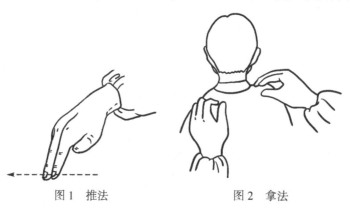

图1　推法　　　　　　　　　　　图2　拿法

三、揉法

医者以拇指或食、中二指,按在患儿选定的穴位上,不离其处,左右旋转而揉按,称作揉法(图3)。

四、运法

医者以左手托住患儿左手,以右手拇指或食、中指并拢,由此次位到彼入伍作弧形或环形反复运转,称为运法(图4)。

五、捣法

医者以左手托住患儿左手,以右手食指或中指屈指,以屈指关节背面捣(打)选定的穴位,称捣法。

六、掐法

医者以右手拇指指甲或拇、食二指甲掐压患儿的某一穴道,称作掐法(图5),刺入之意,是一种强烈刺激手法,能使患者产生酸、麻、胀的感觉。

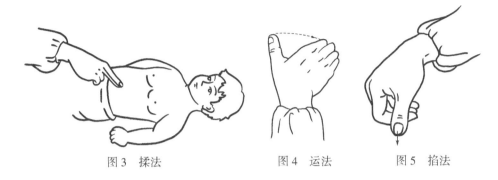

图3　揉法　　　　　　　图4　运法　　　　　图5　掐法

七、搓法

医者以右手大鱼际或掌心,在患儿选定的穴道上,来往或旋转地搓动,称作搓法。

八、捻法

医者以拇、食指捏患儿皮肤微用力捻动,即如捻线状,称作捻法。

九、分法

医者以双手拇指从选定的穴道上,向两侧分推,反复操作,称作分法(图6)。

十、合法

医者以双手拇指或右手拇、食指由选定部位的两侧向里合拢,如此反复操作,称为合法。

十一、按法

医者以拇指端或中指尖,在选定的部位上,施加压力,力度要适中,称为按法(图7)。

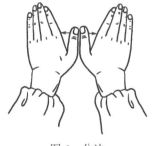 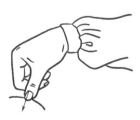

图6　分法　　　　　　　图7　按法

十二、摩法

医者以右手食、中、无名三指的螺纹面或掌心,在患儿的体表由上至下或由左至右的摩转,即为摩法(图8)。

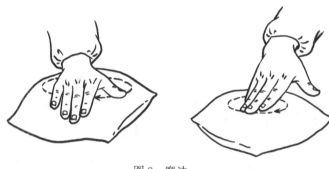

图 8 摩法

十三、提捏法

医者双手半握拳状,以拇、食、中三指在选定的部位上,相互提起皮肤,用力提捏,作连续不断的操作,称作提捏法(图9)。

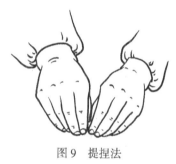

图 9 提捏法

十四、分筋法

医者右手或左手在患儿肢体,做左右扭转捏拿等动作,称为分筋法(能舒筋活血,用于肢体瘫痪等症)。

十五、刮法

医者以右手托住患儿手掌(掌心向上)由此处刮到彼处为刮法。

十六、震颤法

医者右手食指按在选定的穴位上,做轻微的震颤,以激发神经的兴奋,起到气血畅通的作用。

十七、捏脊疗法

捏脊疗法在民间广泛使用,对于治疗小儿的某些疾病有良好的疗效。对小儿积滞、腹泻、呕吐、便秘等病,疗效显著。兹将其操作手法介绍如图10所示。

捏脊是用双手操作的,即令患儿俯卧,伸直两腿,暴露脊背。医者以双手的中指、无名指、小指握成半拳状,食指半屈、伸直,拇指腹对准食指的第二指关节的挠侧,两者保持一定的间距,虎口向前,然后以双手的拇、食二指从尾能部长强穴处开始,把皮肤捏起,右手食指腹紧紧顶于左手的食指甲上,沿着脊柱由下而上地随捏、随拿、随起、随放,一直到大椎穴处为止(有时也可以捏至风府穴处)为1遍。这样捏3~5遍为1次。当捏至第2~3遍的过程中,每捏2~3下,将肌肉斜向上方稍提起2~3下,称作拿法。捏完1次,双手拇指在肾俞入伍处揉按3~5下,6天为1个疗程。一般的轻病,如肩稀、感冒夹食和乳积,捏3~5次即愈;如慢性病,如疳积一类疾病,捏

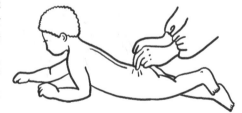

图 10 捏脊疗法

6~7次左右,就可以取得比较显著的效果。如治疗1个疗程后,需要继续治疗时,可休息3~5天后,再进行第二个疗程。

十八、保健疗法

运胸腹法,开胸3次,揉中脘顺24次逆3次,揉脐顺24次逆3次,补脾土15~30次,运八卦7次,揉外劳24次,运外八卦24次,补肾水(补6清1、反复3次)。卧龙伏虎法,运揉足三里法。

此疗法健中元,补下元,调和气血。适用于小儿素体虚弱,易感冒,厌食,汗多,消化不良,疳积,多动症等病证。

附三 常用穴位及主治

一、头面部穴位

（一）开天门（又名攒竹）

【部位】　两眉中间至前发际成一直线。

【操作】　两手拇指自下而上交替直推24次，名为开天门(图11)。

【功能】　开关窍,醒神。

【主治】　外感内伤。

注：①在目前小儿推拿临床上,将开天门、推坎宫、运太阳、按总筋、分推大横纹作为常例看待。②又有将开天门,分阴阳,天庭逐掐至承浆,掐揉耳后高骨、推三关、退六腑、掐肩井作为常例。

（二）分推太阴太阳

【部位】　太阴在右眉外稍后凹陷处;太阳在左眉外稍后凹陷处。

【操作】　于开天门后,再以两拇指从眉心向后分推至眉梢太阴、太阳,称分推太阴太阳(图12)。

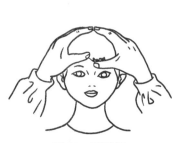

图11　开天门

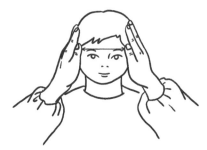

图12　分推太阴太阳

【功能】　开关窍,醒神。

【主治】　头晕,脑壳痛。

（三）掐天庭至承浆

【部位】　天庭在额上,眉心在两眉夹界,山风在鼻洼,延年在鼻骨,延年、准头在鼻尖,人中在鼻下口上,承浆在唇口下低处。

【操作】　于分推太阴太阳后,再于天庭、眉心、山风、延年、准头、人中、承浆各穴,皆用拇指甲逐一掐之。

【功能】　开关窍,醒神。

【主治】　头晕,脑壳痛。

（四）揉两耳摇头法

【部位】　两耳下垂。

【操作】　于掐天庭各穴位后,再用两手捻患儿两耳下垂并揉之(图13)再以两手捧患儿头摇之(图14)称为揉两耳摇头法。

【功能】　开关窍,醒神。

注:凡推法,均用以上四法,可起到疏经活血的作用。至于开天门和分推太阴、太阳,施术次数的多少,可灵活掌握。

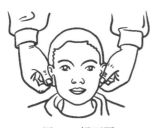　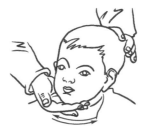

图 13　揉两耳　　　　　　　　　图 14　摇头法

（五）百会

【部位】　头顶前后正中线与两耳尖直上连线交点处。

【操作】　以左手扶住患儿头部,右手中指端固定在穴位上。施行轻度地旋揉并震颤(图 15)。

【功能】　镇惊升阳。

【主治】　脱肛,走尿,惊泻,脑壳痛。

（六）太阴

【部位】　右眉外稍后凹陷处。

【操作】　女揉太阴发汗,若发汗太过,可再揉太阳数次以止之;男揉太阴反止汗。

【功能】　赶风赶寒。

【主治】　女孩外感头痛。

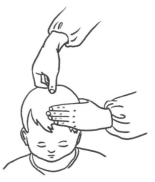

图 15　揉颤百会

（七）太阳

【部位】　左眉外稍后凹陷处。

【操作】　男揉太阳发汗。

【功能】　发汗、赶风清热,无汗等症。若发汗太过,可再揉太阴数次以止之;女揉太阳反止汗。

【主治】　男孩外感脑壳痛,发烧,无汗等症。

（八）风池

【部位】　颈后枕骨下大筋外侧凹陷处。

【操作】　以拇、食二指对拿 3~5 次。

【功能】　赶风赶寒。

【主治】　外感脑壳痛,发烧,目眩等。

（九）大椎

【部位】　在第一胸椎棘突与第七颈椎之间。

【操作】　以两手半握拳,食、中二指提捏选定穴位上的皮肤,待皮肤发红或呈紫色为度。作连续不断的灵活动作。

【功能】　赶风赶寒。

【主治】　感冒脑壳痛,发烧无汗,头晕等。

（十）天柱

【部位】　入后发际 5 分（哑门穴）旁开 1.3 寸，于斜方肌外缘处。

【操作】　用右手拇、食二指自上而下地直推。

【功能】　赶气降逆。

【主治】　后脑壳痛，项强直，咽痛，鼻塞等。

二、上肢部穴位

（一）脾穴

【部位】　在拇指外侧缘赤白肉际处，由指尖到指根。

【操作】　屈患儿拇指，向里推为补中元（图 16）；直指向外推为清中元；直指来回推为清补中元。

【功能】　补中元用于虚症，能补中元、壮气血；清中元用于实症，能泻中元火；清补中元用于虚中挟实，调和中元，活血顺气。

【主治】　食少，倦怠，嗜卧，四肢清冷，肚子响，溏泻，麻疹隐而不透，肚起青筋，面黄等虚症，宜用补法；胸闷，食少，积食不化，大便秘结，小便赤黄等实证，宜用清法；若中元不健运，则食难，吞酸，嗳腐，肚子痛胀满等，宜清补兼施。

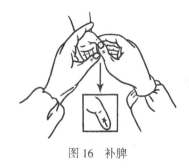

图 16　补脾

（二）胃穴

【部位】　板门外际。

【操作】　由掌侧横纹处，沿红白肉际向外推至大拇指根横纹处，为清胃（图 17）。一般只清不宜补。

【功能】　降中元上逆之浊气，清中元之热。

【主治】　呕吐，呃逆，食欲不振等症。

（三）板门

【部位】　在大拇指根下平肉地（图 18）内有筋头，模如豆粒，瘦人揉之即知。

【操作】　以拇指或中指按在穴位上左右旋揉，或上下往来揉之。一般揉 200~500 次但如霍乱吐泻，需揉 5000~10 000 次，以达止吐、泻的目的。

【功能】　通达中元积气，赶火，止呕降逆。

【主治】　呕吐，霍乱吐泻，溢奶。

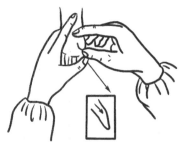

图 17　清胃

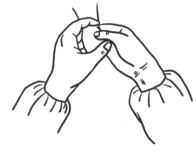

图 18　揉板门

注：胃穴多用清法，并与脾穴同用者多。胃主纳谷，脾主健运。若胃气不和，则上逆而呕吐，用平胃气的作用，使胃气下降则呕吐可止。但呕吐有寒热不同，若胃寒气逆呕吐，应佐以揉外劳宫（热性）有补火生土之意；若胃热气逆呕吐，则应佐以六腑之穴，以泻其热；若中元不和，应清补兼施，以助消化。

板门入主治呕吐、心里痛，即所谓脾虚则泻，胃虚则吐，故对胃虚呕吐，有良好的效果，并对一般胃病都有较好的作用。但揉的时间较长(在 5000~10 000 次以上)。除治一般消化道疾患外,并对急性心里痛亦有良效。若治霍乱吐泻,即以此独穴治疗,长按时间在 30~60 分钟,即可痊愈。

(四) 肝穴

【部位】　在食指掌面,由指根到指尖。

【操作】　由食指根推向指尖名为平肝,即清肝(图 19)。

【功能】　平肝息风,赶火镇惊,疏肝郁除烦躁。

注:此穴只清不宜补,如肝虚可。

【主治】　急、慢惊风,伤风感冒,伤寒发高热,目赤,昏闭,中元虚而泻热。

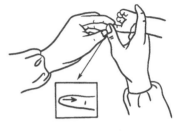

图 19　平肝

(五) 心穴

【部位】　中指掌面。

【操作】　本穴既不宜清也不宜补,只能清补兼施。

【功能】　赶心火,利小便,补心血。

【主治】　血虚,失血,心脏衰弱。

(六) 肺穴

【部位】　无名指掌面。既由指根到指尖来回推之。

【操作】　由指根推向指端为清肺,由指端推向指根为补肺(图 20)。

【功能】　赶火解表,止咳赶痰;补益上元。

【主治】　感冒,咳嗽及肺热咳嗽,喉痛,痰结;补肺治肺虚及肺寒咳嗽(如慢性气管炎)。

注:清肺不仅能清肺中蕴热,又能引热外散。因肺主皮毛,故此穴为治感冒发热与平肝必配之穴。如发疹前发热,平肝、清肺、清天河水三者配用,又能起到透发的作用。

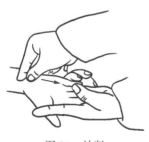

图 20　清、补肺

(七) 肾穴

【部位】　小指掌面。

【操作】　由指端推向指根为补肾(图 21)。

【功能】　补腰益脑,止虚火。

【主治】　先天不足,小便频数,走尿,虚火牙痛,下元虚之咳嗽。

(八) 小天心

【部位】　掌根横纹上正中处(图 22)。

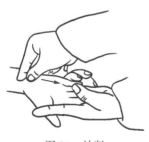

图 21　补肾

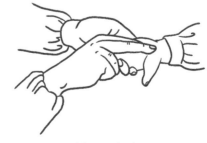

图 22　小天心

【操作】　揉法、捣法或掐法。

(1) 揉法:以左手托患儿左手,用右手食指或中指按在定位上,左右平衡旋揉(即左、右次数相等)或按在穴位上震颤之。

　　(2) 捣法:以左手托患儿左手,将右手食指或中指屈曲,以屈起之手指背关节捣之(打法)。

　　(3) 掐法:医者以拇指甲在穴道上掐之。

　　【功能】

　　(1) 揉能安神定惊。

　　(2) 捣能赶火明日,为治眼疾的主要手法。凡眼球向上翻者向下捣之,向下翻者向上捣之,左翻右捣,右翻左捣。

　　(3) 掐能通窍散邪,疏通经络。

　　【主治】　急惊风,癫痫,睡卧不宁,实热急喘,目赤,翻眼等症。

(九) 肝顶

　　【部位】　在食指尖端正中,指甲前1分许处。

　　【操作】　用三棱针刺出血,然后再于手掌根部横纹上2寸许的两筋间内关穴上揉搓4~5次。

　　【功能】　疏肝降逆。

　　【主治】　呕吐不止,呃逆等。

(十) 分阴阳

　　【部位】　在小天心之两侧,靠拇指侧者为阳穴,靠小指侧者为阴穴。

　　【操作】　以两拇指侧从小天心处,分向两侧推之,即称分阴阳(图23)热盛则分向阴穴从重,阳穴从轻;寒盛则分向阳穴从重,阴穴从轻。

　　【功能】　调和三元,平衡阴阳。

　　【主治】　寒热往来,烦躁不安,肚胀厨稀,呕逆,惊风痰喘等症。

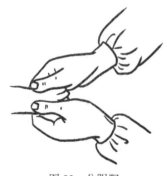

图23　分阴阳

(十一) 合阴阳

　　【部位】　同分阴阳。

　　【操作】　医者以两手拇指或一手拇指与食指从阳穴、阴穴两处向中间合之,称为合阴。

　　【功能】　赶痰散结。

　　【主治】　痰涎壅盛。

(十二) 内八卦

　　【部位】　手掌面,以掌心为圆心,从圆心至中指根横纹约2/3处为半径所作圆周,分为乾、坎、艮、震、巽、离、坤、兑八宫(图24)。

　　【操作】　先以拇指端履按离宫(离宫属心火,不可妄动)再以右手食、中二指夹住患儿拇指,然后以医考之拇指自乾宫起向坎宫施运至兑宫止为1遍,称作顺运内八卦或右运内八卦;如果从艮宫起以逆时针的方向旋运至震宫止,周而复始的旋运,称为逆运内八卦(图25)。

　　另一操作手法,医者除仍先以左手持患儿左手之四指,使掌心向上外,同时医者将右手食、中二指并拢,然后进行左或右的旋运。此法适用于较大点的儿童。

　　【功能】　顺运赶寒,开胸脯,和三元;逆运赶火,降胃气,赶宿食,进饮食等。

　　【主治】　胸闷胀满,呕吐,厨稀,咳嗽痰喘,心烦内热等,宜用顺运;食欲不振等宜用逆运。

　　注:掌心为内劳宫,劳宫为心之穴(心包络)八卦穴环绕劳宫周围,有似脏腑以心为主,故运内八卦具有调节三元脏器的作用,气血畅通了,则诸病自愈。

(十三) 四横纹

　　【部位】　掌面食、中、无名、小指第一指尖关节横纹处。

　　【操作】　以左手托住患儿的四指,掌心向上,再以右手拇指横在患儿四指根部横纹处往来横搓之。

【功能】 调和气血,退热消胀,散风结。

【主治】 肚胀,腑积,瘦弱,不思饮食,气促胸满,脚软不能站立等。

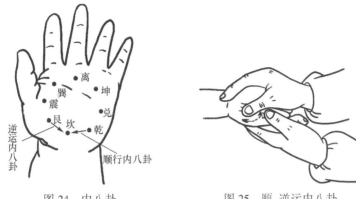

图 24 内八卦　　　　　　图 25 顺、逆运内八卦

(十四) 小横纹

【部位】 掌面食、中、无名、小指掌指关节横纹处(图 26)。

【操作】 用右手拇指或中指按在患儿小横纹上,不离其处的左右平衡旋揉之。

【功能】 开胸赶寒,祛除痰涎。

【主治】 口疮,流口水,咳嗽。该穴为治咳嗽、鸡咳、上元之火的要穴。

(十五) 内劳宫

【部位】 掌心中央,屈指时中指、无名二指所着之处中间,即是此穴。

【操作】 以右手拇指端揉,称揉内劳宫(图 27),将其余四指全屈,然后以中指背关节凸骨浸沾凉水滴患儿掌心内劳宫处,以拇指右运,随运随以口气吹之,称运内劳宫(水底捞月)。

【功能】 赶火解表,镇惊。

【主治】 受惊抽搐,感冒发烧及一切实热证。

根据临床应用,左揉发汗,效果不显著;右揉泻上元之火除烦躁。

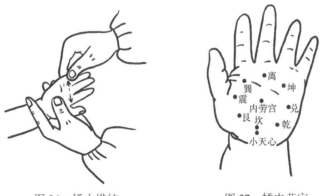

图 26 揉小横纹　　　　　　图 27 揉内劳宫

(十六) 运土入水

【部位】 由拇指端少商穴至小指端,沿手掌边缘作一条弧形曲线。

【操作】 左手握住患儿左手指,使其掌心向上再以右手拇指侧面由患儿拇指端起沿手掌边缘运至小指端止,称运土入水(图 28)。

【功能】 补腰子,有止屙作用。

【主治】 屙稀及小肚子胀。

（十七）运水入土

【部位】　由小指端至拇指端少商穴,沿手掌边缘作一条弧形曲线。

【操作】　用拇指侧面由患儿小指端沿手掌边缘运至拇指端少商穴,称运水入土(图29)。

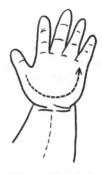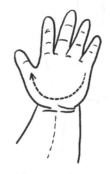

图28　运土入水　　　　　图29　运水入土

【功能】　润肠通便。

【主治】　消化不良,大便燥结,屙痢里急后重等。

（十八）乾、坎、艮入虎口

【部位】　乾、坎、艮(图24);虎口在拇指与食指的交叉处。

【操作】　自乾宫运起,经坎、艮二宫入虎口穴止为1遍。

【功能】　运之能赶气。

【主治】　食积、饮食不进及停滞乳食的同稀等。

（十九）从中指尖刮到横门

【部位】　横门在掌与腕交界之横纹中间。

【操作】　以拇指尖从中指尖刮到横门。

【功能】　降逆。

【主治】　呕吐。

（二十）艮宫

【部位】　在大鱼际内下方(见图24)。

【操作】　以拇指或中指按在艮宫上重揉之。

【功能】　赶气散结。

【主治】　饮食不进,纳呆等。

（二十一）大肠

【部位】　食指桡侧缘,自虎口至指尖成一直线。

【操作】　由食指尖直推向虎口为补,称补大肠;反之为清,称清大肠;来回直推为清补,称清补大肠(图30、31)。

【功能】　有调理中元的作用。

【主治】　补法治中元作泄,脱肛;清法治大便干燥,便秘,痢疾等;清补法治赤白痢疾,消化不良的屙稀,肛门红肿等。

注:大肠穴对肠部疾患疗效显著,用清法能使浊气下降,补法能使清气上升,清补兼施则气血和畅,为治屙稀之要穴。

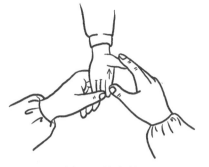
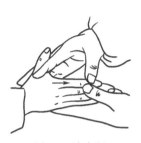

图 30　补大肠　　　　　　　　图 31　清大肠

（二十二）小肠

【部位】　小指尺侧缘,自指根至指尖成一直线。
【操作】　以拇指或食指由指根直推向指尖为清,称清小肠(图 32)。
【功能】　有利尿作用。
【主治】　尿闭,小便不利,屑稀。
注:此穴宜清不宜补。

（二十三）天门入虎口

【部位】　从拇指端沿内侧面到虎口。
【操作】　医者以拇指侧面从患儿拇指端内侧推至虎口止。
【功能】　赶气活血。
【主治】　汗不出,口噤不开,喉痛,痰喘等。

（二十四）列缺

【部位】　手腕两侧凹陷处,即两手虎口自然交叉,当食指尖所到处是穴。
【操作】　医者拇指与食指相对且向里用力对拿,称为拿列缺。
【功能】　赶风发汗。
【主治】　伤寒、诸惊等症。

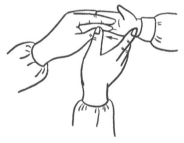

图 32　清小肠

（二十五）三关

【部位】　前臂桡侧,腕关节起直上至曲池成一直线。
【操作】　以右手拇指或食、中二指并拢由桡侧腕关节起,上推至曲池止,称为推三关(图 33)。
【功能】　有大热大补之功,既能培补元气,又能熏蒸取汗。
【主治】　阴虚,气血虚,自汗,盗汗,体温不足,疹毒内陷,疹出不透等。

（二十六）六腑

【部位】　前臂尺侧,肘关节横纹头至腕关节横纹头成一直线。
【操作】　以右手食、中二指并拢,由肘关节下推至腕关节止,称退六腑(图 34)。

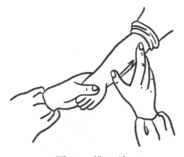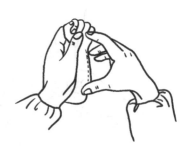

图 33　推三关　　　　　　　　　图 34　退六腑

【功能】　赶火凉血,祛除热痰。

【主治】　高热,急惊风,实热痰喘,大便秘结,热痢,痘疹,抱耳风,鹅口疮等热症。

(二十七) 天河水

【部位】　前臂正中,总筋至曲泽成一直线。

【操作】　以右手拇指侧面或食、中二指并拢,由总筋起推向肘,称清(推)天河水(图 35)。

【功能】　赶火解表,祛除燥痰。

【主治】　伤风感冒,发烧,急、慢惊风,痰喘咳嗽,热泄,口疮,尿少等症。

注:此穴宜清不宜补。

(二十八) 总筋

【部位】　掌后腕横纹中点。

【操作】　以拇指掐或揉之(图 36)。

【功能】　赶瘀败火。

【主治】　口疮,肠鸣,霍乱吐泻,退潮热。

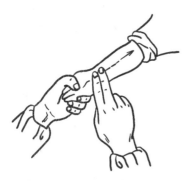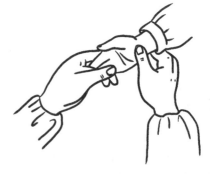

图 35　清天河水　　　　　　　　图 36　掐总筋

(二十九) 神门

【部位】　仰掌,在豌豆骨后缘尺侧,当掌后第一横纹上。

【操作】　以拇指掐或揉之。

【功能】　安神镇惊。

【主治】　惊风,失眠,睡卧不宁等。

(三十) 内关

【部位】　仰掌,在腕横纹上 2 寸,桡侧腕屈肌肌腱与掌长肌肌腱之间。

【操作】　医者以拇指揉动与点按。

【功能】　开胸利膈,促进气血运行。

【主治】　心里痛,呕吐,心脏疾患及胸腔诸疾患。

(三十一) 二马

【部位】　手背无名指及小指掌指关节后凹陷中,正对手心兑宫穴。

【操作】　以拇指或中指端按在穴道上,左右平衡旋揉之。

【功能】　温补下元,补命门真火。

【主治】　腰腿酸痛,虚火牙痛,自汗,盗汗及一切虚证。

(三十二) 外劳宫

【部位】　掌背正中与内劳宫相对处。

【操作】　以拇指或中指端按在穴道上,左右平衡旋揉之(图 37)。

【功能】　温中赶寒。

【主治】　下寒肚子痛,脏腑积有寒风,伤寒脑壳痛,遍身潮热,肚起青筋,粪白不变,五谷不消,肚腹膨胀等。

注:在揉外劳宫前,医者先将患儿的小手指屈入掌内而后再揉。

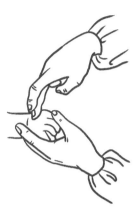

图 37　揉外劳宫

(三十三) 一窝风

【部位】　手背腕横纹正中凹陷处。

【操作】　医者以拇指或中指端按在穴道上,左右平衡旋揉之(图 38)。

【功能】　解表赶寒。

【主治】　伤风感冒,鼻塞,流清涕,肚腹寒痛等症。

注:二马,亦称二人上马。能大补肾元,治自汗虚症及一切虚火上炎疾病,有如中成药中的八味地黄丸中的功用,故对一切虚症可多用之;外劳宫属于热穴,有温中赶寒的作用,能助火以生土,如少腹寒痛,揉之甚效,但此穴需多揉;一窝风,有解表赶寒的作用,能治感冒,肚子痛,一般在体弱受感冒的患儿,独揉此穴亦可,但揉的时间要长。

(三十四) 阳池

【部位】　在手背一窝风之上寸许凹陷处。

【操作】　以拇指或中指端按在穴道上,左右平衡旋揉之。

【功能】　清脑降逆。

【主治】　脑壳痛目眩,鼻塞及头部疾患。

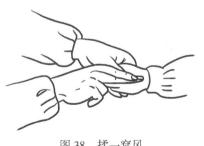

图 38　揉一窝风

(三十五) 二扇门

【部位】　掌背中指根本节两侧凹陷处。

【操作】　以两手拇指或食、中二指端置于穴道上,上下揉动,称揉二扇门(图 39)。

【功能】　发汗解表,舒筋活血。

【主治】　伤风,伤寒无汗,痰喘,胸闷等。

(三十六) 威灵

【部位】　手背二、三掌骨歧缝间。

【操作】　用掐法,称掐威灵(图 40)。

【功能】　开窍醒神。

【主治】　急惊暴死。掐此穴,儿哭亦治,无声难治。

（三十七）精宁

【部位】 手背第四、五掌骨歧缝间。

【操作】 用掐法,称掐精宁(图41)。

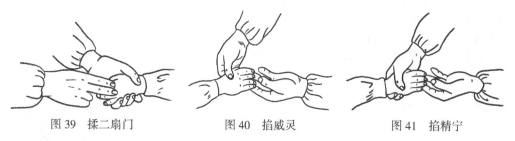

图39 揉二扇门　　　　图40 掐威灵　　　　图41 掐精宁

【主治】 痰喘气吼,干呕痞积。

（三十八）合谷

【部位】 在拇、食二指歧骨间凹陷中处。

【操作】 医者以右手拇指或中指按而掐之。

【功能】 赶瘀散结。

【主治】 咽喉痛,胃火牙痛等。

（三十九）外八卦

【部位】 掌背外劳宫周围与内八卦相对处。

【操作】 采用顺运法(即由乾宫运至兑宫),称运外八卦。

【功能】 通一身之气血,开脏腑之闭结。

【主治】 胸满闷,肚子胀等症。

（四十）中冲

【部位】 中指尖端。

【操作】 以右手拇指甲掐之。

【功能】 开窍散结。

【主治】 急惊暴死,为急救常用之穴。掐之有哭声者易治,无哭声者难治。

（四十一）少商

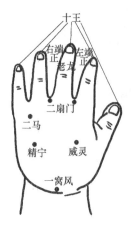

图42 十王

【部位】 拇指桡侧,距指甲根1分许处。

【操作】 以拇指甲掐之。

【功能】 通窍散结。

【主治】 急惊厥(掐之有哭声者亦治,无哭声者难治),虚脱,咽喉肿痛等。

（四十二）十王(十宣)

【部位】 十手指尖端正中,距指甲正中约0.1寸处(图42)。

【操作】 以左手握住患儿之左手腕,使手掌向外,手指向上,再以右手拇指甲逐一掐之,称掐十王。

【功能】 开窍醒神,退热降火。

【主治】 急惊抽搐,神呆多啼等。

（四十三）端正

【部位】 中指甲根两侧赤白肉处,桡侧称左端正,尺侧称右端正。

【操作】　以右手拇、食指甲掐或以指端揉之,称掐、揉端正。

【功能】　掐左端正,有升提作用;掐右端正,有降逆作用。

【主治】　掐左端正治屙稀及屙痢;掐右端正治呕吐及鼻出血等。

三、胸腹背部穴位

（一）天突、俞府、膻中

【部位】　天突在胸骨上凹窝正中处;俞府在胸骨两旁(旁开 2 寸),锁骨与第一肋软骨附着部之间;膻中在胸骨中线上,平第四肋间隙,于两乳中间处。

【操作】　以右手拇、中二指端,点按两俞府,食指端点按天突,称点天突、俞府同时稍用力施加点颤 1~2 分钟后,再用右手诸指由腹中向下抚摩 20~30 次,称摩膻中。

【功能】　宽胸赶气,降痰定喘。

【主治】　咳嗽,喘息,鸡咳等症。

（二）左右胁

【部位】　左右胁在胸腹两旁肋膊处。

【操作】　以两手拇指或大鱼际由胸骨下端剑突即胸口处,斜向左右胁抚摩,称摩左右胁(图 43)。摩 50~100 次。

【功能】　调顺胸腹气血。

【主治】　食积痰滞等。

（三）丹田

【部位】　脐下 1.3 寸处。

【操作】　以右手掌从胸口处直向下轻摩至丹田处,称摩丹田(图 44)。施术 50~100 次。

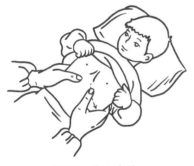　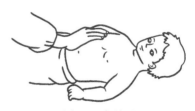

图 43　摩左右胁　　　　　　　　　　图 44　摩丹田

【功能】　赶气和血。

【主治】　少腹胀痛,食积气滞等。

（四）中脘

【部位】　脐上 4 寸,于胸骨体下缘到肚脐正中(神阙)连线的中点。

【操作】　用指端由喉尖下推至中脘下,由中脘向上直推至喉尖,称推中脘;按在穴位上左右平衡旋揉。

【功能】　由喉间下推至中脘下,降逆;由中脘上推至喉间,升阳;按在穴位上左右平衡旋揉,健中元,赶食导滞。

【主治】　食积腹胀,消化不良,呕吐,难吐等症。

注:本穴由于推揉的手法,有上推与下推之分,因而就有止吐和催吐的功能。

（五）俞府

【部位】　胸骨之旁,锁骨与第一肋软骨附着部之间。

【操作】　以右手拇、食二指八字分开,按而揉之。

【功能】　宽胸赶气。

【主治】　胸闷痰喘,咳逆上气,胸中痛,呼吸困难等。

（六）彧中

【部位】　胸骨外缘第一肋骨间凹陷处。即由俞府往下按一肋间凹陷处,当第一肋骨之下取之。

【操作】　同俞府。

【功能】　宽胸赶气。

【主治】　咳逆不得喘息,咳嗽,哮喘,呃逆,呕吐等。

（七）神藏

【部位】　胸骨外缘第二肋间,由彧中往下按一肋间凹陷处,当第二肋之下取之。

【操作】　同俞府。

【功能】　宽胸赶气。

【主治】　呼吸困难,胸满,咳逆,呃逆,呕吐等。

（八）灵墟

【部位】　在胸骨外缘第三肋间,即由神藏往下按一肋间凹陷处,当第三肋之下取之。

【操作】　同俞府。

【功能】　宽胸赶气。

【主治】　痰喘,咳嗽,呕吐不食等。

（九）神封

【部位】　在胸骨外缘第四肋间,即由灵墟往下按一肋间凹陷处,当第四肋骨之下取之。

【操作】　同俞府。

【功能】　宽胸赶气。

【主治】　胸胁满痛,咳逆不得息,鼻孔闭塞等症。

（十）步廊

【部位】　在胸骨外缘第四肋间,即由神封往下按一肋间凹陷处,当第五肋之下取之。

【操作】　同俞府。

【功能】　宽胸赶气。

【主治】　胸满,咳逆,呃逆,呕吐等。

注:按以上俞府、彧中、神藏、灵墟、神封、步廊等6穴,都以胸骨正中与乳头之连线,取得中央线为准,不必拘泥于距胸中2寸,每穴之间距离,亦皆以每肋间为准。

（十一）神阙

【部位】　肚脐正中处。

【操作】　以右手拇指或手掌按在肚脐上左转旋揉,称揉神阙,逆时针方向为补,顺时针方向为泻。揉100~200次。

【功能】　泻法赶食导滞,补法温阳赶寒。

【主治】　泻法治大便干结,乳食停滞;补法治一切屙稀疾患。

（十二）气海

【部位】　脐下1.5寸处。

【操作】 以拇指或食、中指并拢,按在穴位上施行点颤,称点气海。点3~5分钟。
【功能】 升阳赶寒。
【主治】 痰结及夜间走尿等。

(十三) 关元

【部位】 脐直下3寸处。
【操作】 以右手拇指面或掌心在穴道上施行点颤3~5分钟。
【功能】 培补元气,温腰壮阳。
【主治】 肚寒痛,尿闭等。

(十四) 肺俞

【部位】 第三与第四胸椎棘突下旁开1.5寸处。
【操作】 以两手拇指按在患儿左、右两穴道上,同时施揉。外揉为清肺,内揉为补肺(图45)。
【功能】 通宣理肺,赶痰止嗽。
【主治】 痰喘咳嗽,胸闷,气喘等。

(十五) 命门

【部位】 第二、三腰椎棘突间,与脐相对。
【操作】 以右手掌大鱼际按在穴道上横搓之,待生热感时,即按住不动,同时施以震颤手法1~2分钟后,再搓揉之,如此连续施术3~5次即可。
【功能】 温补下元。
【主治】 脊髓病变,身体衰弱,腰痛,小便频数,走尿等。

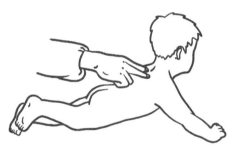

图45 揉肺俞

(十六) 龟尾及七节骨

【部位】 脊骨尽头处至第四腰椎之间成一直线。
【操作】 以右手掌自龟尾上推至第四腰椎为补;由第四腰椎下推至龟尾为泻。
【功能】 调理中元机能。

(十七) 长强

【部位】 尾骨尖端与肛门之间。
【操作】 以拇指或食指 按在穴道上揉而点颤3~5分钟。

【功能】 理肠败火。
【主治】 屙稀,痔疮,脱肛等症。

四、下肢部穴位

(一) 足三里

【部位】 外膝眼直下3寸,距胫骨前缘1横指。
【操作】 以拇指或中指在穴道上作点颤法3~5分钟。
【功能】 疏通气机,消除挡气的作用。
【主治】 中元疾患,如消化不良,便秘,急、慢屙稀等症。

(二) 三阴交

【部位】 内踝尖直上3寸,胫骨后缘。

【操作】　以拇指由本穴上推为补,下推为泻(图46)。

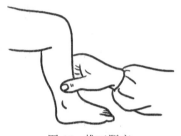

图46　推三阴交

【功能】　通经络,活血脉。

【主治】　慢惊风,小儿瘫病。夜间走尿用补法;急惊风用泻法。

(三) 涌泉

【部位】　足掌心中,当足五指屈曲时,在足掌心前正中凹窝处。

【操作】　以拇指掐在穴道上,左右旋揉后,再以手掌搓之。

【功能】　左旋揉止吐,右旋揉止泻。女则相反。如以手掌上下搓之,能引热下行。

【主治】　呕吐,屙稀,目赤,痰壅。如遇急惊暴死,即以拇指甲用力掐之(图47)则可治,否则急危难治。

(四) 阳陵泉

【部位】　腓骨小头前下5分处。

【操作】　以拇指端掐揉之。

【功能】　舒筋展络。

【主治】　小儿下肢瘫病。

(五) 环跳

【部位】　侧卧位,屈上腿,伸下腿,以拇指指关节按在大转子高点,拇指指向脊椎拇指尖处。

【操作】　以拇指端点揉之。

【功能】　舒筋活血。

【主治】　小儿下肢瘫病。

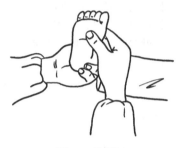

图47　掐涌泉